# 子どもたちの「食事スケッチ」

「今日の食事はどんな食事でしたか？　人も食べ物もわかるように絵にしてください」と呼びかけて描いてもらいました。教室には私たち調査者と子どもたちだけで、自由に描いてくれたありのままの気持ちや食事の様子です。「朝食」「夕食」「学校給食」などの現実の食事のほかに、「理想の食事」を描いてもらったときもあります。
あなたはこの絵に、なにを感じますか？　どうとらえますか？

※くわしくは86～95、114～115、151～156、281～285ページ参照。

## 「今日の朝食はどんな食事でしたか？」

**全国規模初の「食事スケッチ法」調査：1981年／小学５年生／1067名**(出典①)

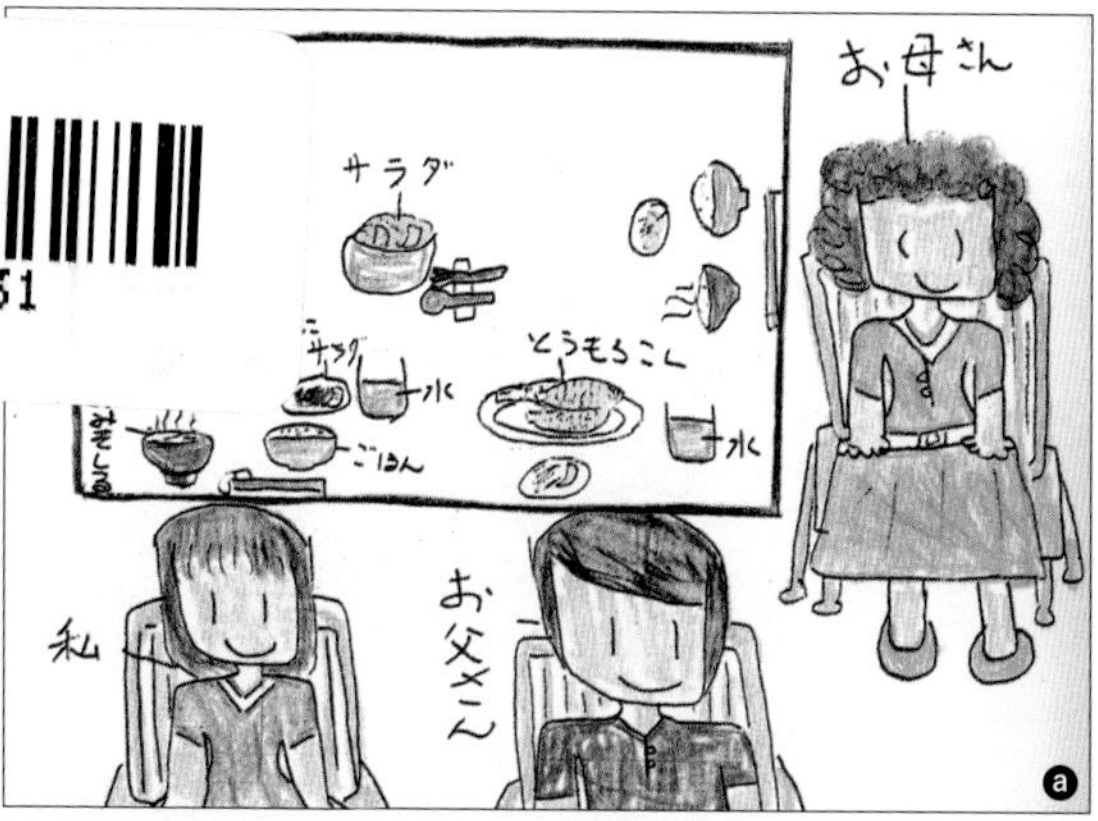


朝食は「家族全員で食べます」「食事はとても楽しい」。その理由に「お父さんがいつも、私を笑わせるんです」と回答し、一人ひとりの笑顔が見えるように描いている。みそ汁には湯気。

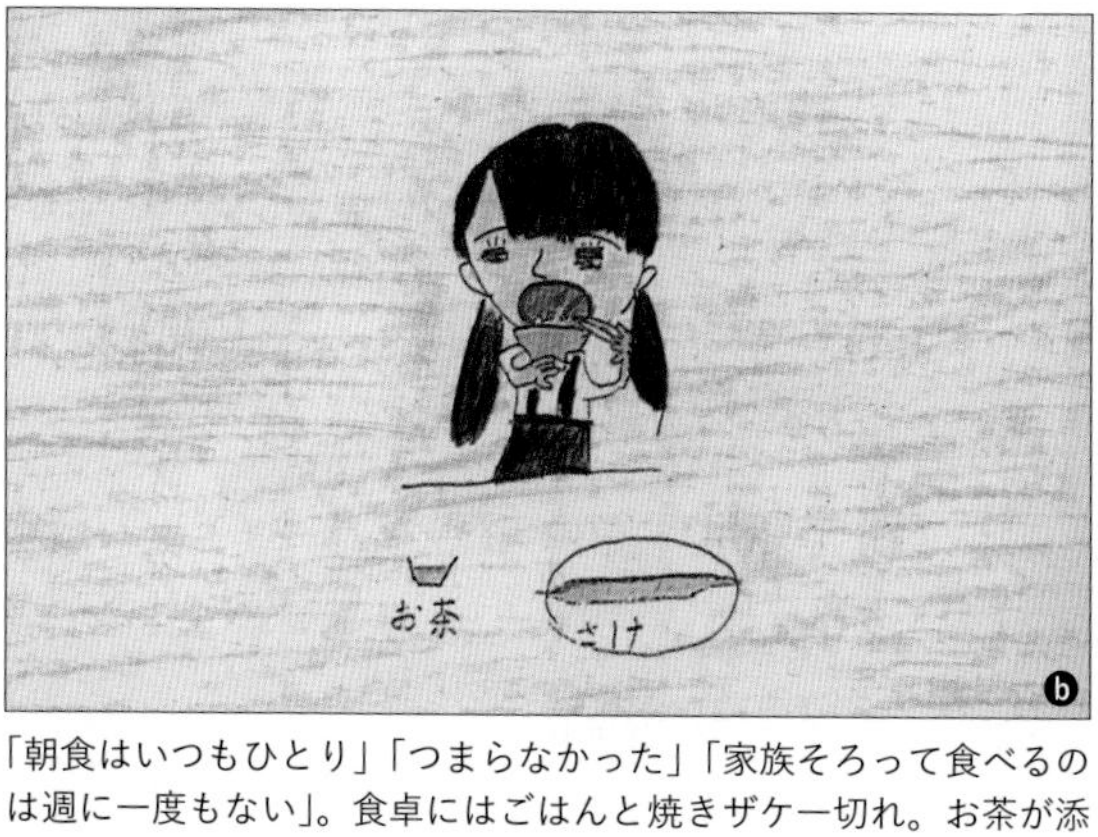


「朝食はいつもひとり」「つまらなかった」「家族そろって食べるのは週に一度もない」。食卓にはごはんと焼きザケ一切れ。お茶が添えられていたことに、ややほっとする。

出典①：参考文献（巻末）の第２章19）

## 「今日の朝食はどんな食事でしたか？」
### 全国規模初の「食事スケッチ法」調査：1981年／小学５年生／1067名(出典①)

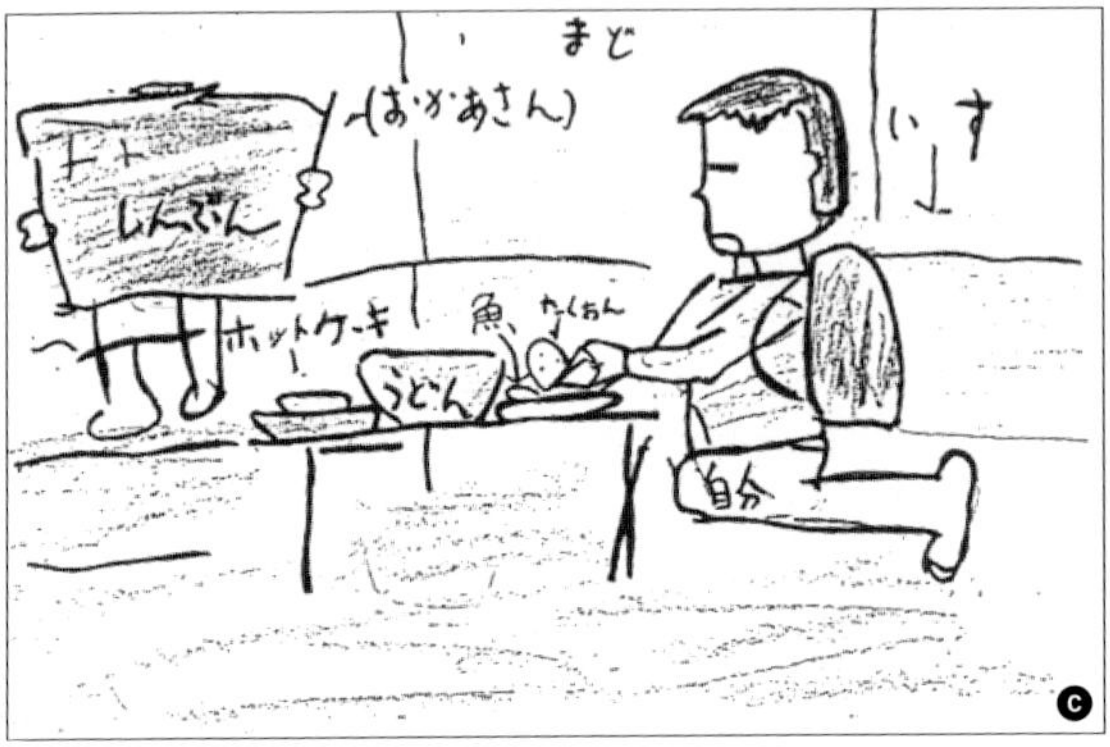


母はちゃぶ台のすぐそばに座って子どものほうを向いているのに、最新ニュースをぎっしり詰め込んだ１枚の新聞紙が、母と子を断ち切っている。「ひとりで食べた」と回答。

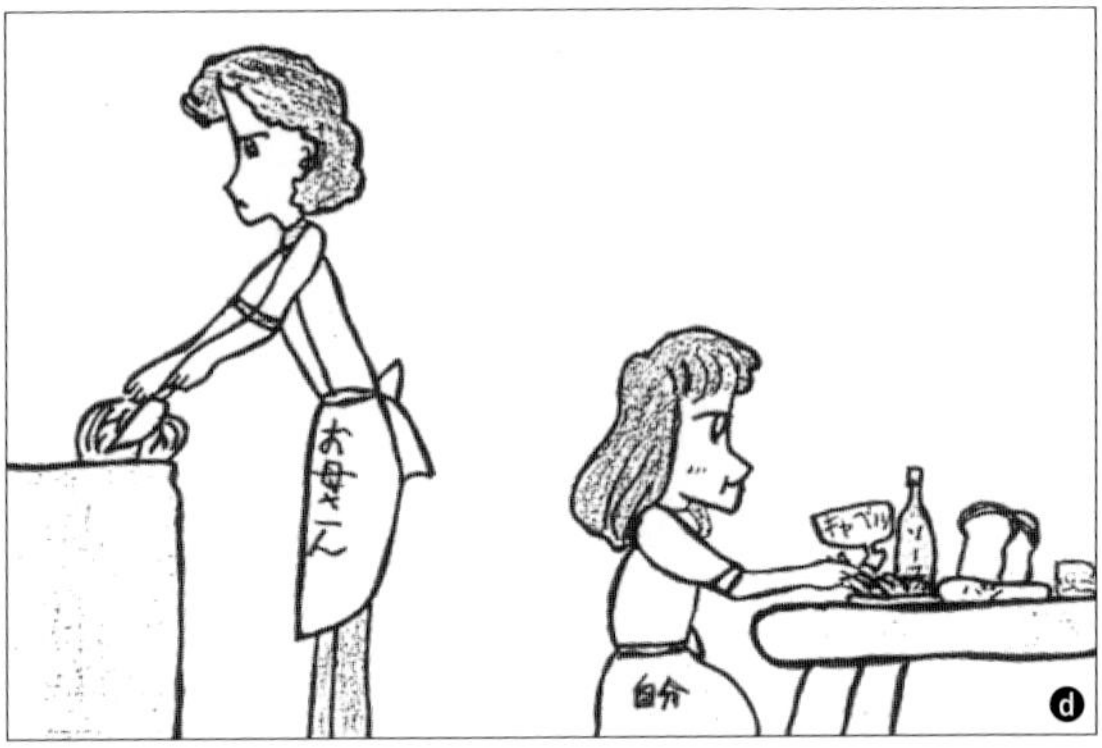


母子は50cmも離れていないのに、背中合わせで、姉の食事の準備をしている。「相談事があるのにできない」。母は「塾から帰ってからね」と。塾の相談なのに……。

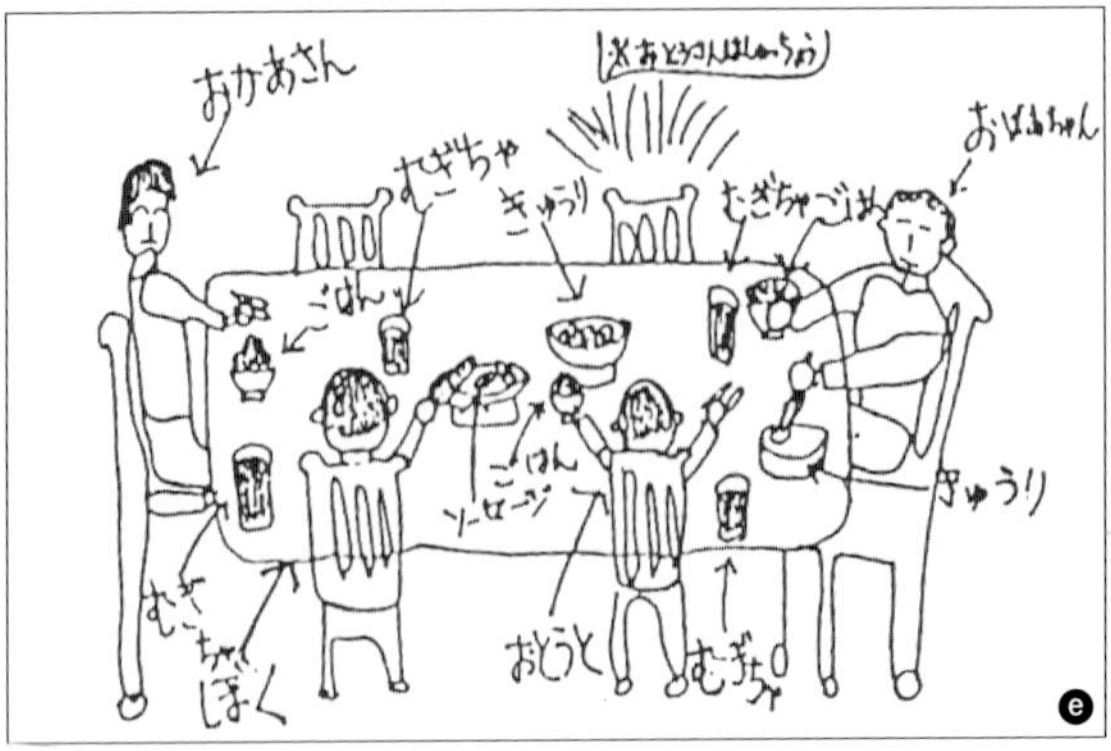


1981年の全国調査をテレビで見た保護者たちが、学校に同じ調査を申し出て実施したM小学校の調査から(出典②)。お父さん不在の朝食。でも、一緒にいるみたいな朝食なので「楽しかった」と。僕も弟も後ろ向きだが、だれかをちゃんと説明している。

出典②：参考文献（巻末）の第２章21）

## 「あなたの“おうちの食事”の理想は？」

**調査：1985年／S小学校5年生／146名**(出典③)

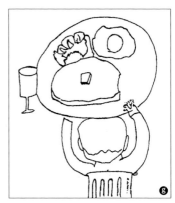

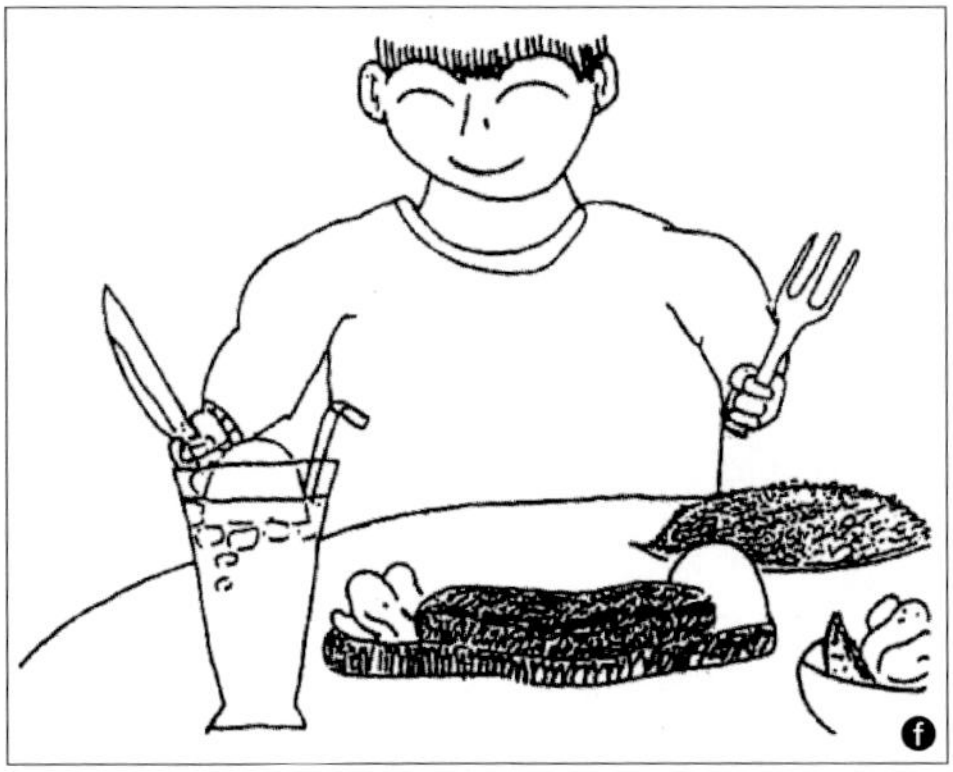

問いかけに対し、「描けないよー」と一斉に声が上がった。ほぼ6割が大きめのステーキやハンバーグなどのレストランメニューだった。毎日この“理想”がかなえられると肥満が心配!?（89ページ）

## 「どんな給食が食べたい？」

**調査：1986年／K養護学校／小学部児童10名**(出典④)

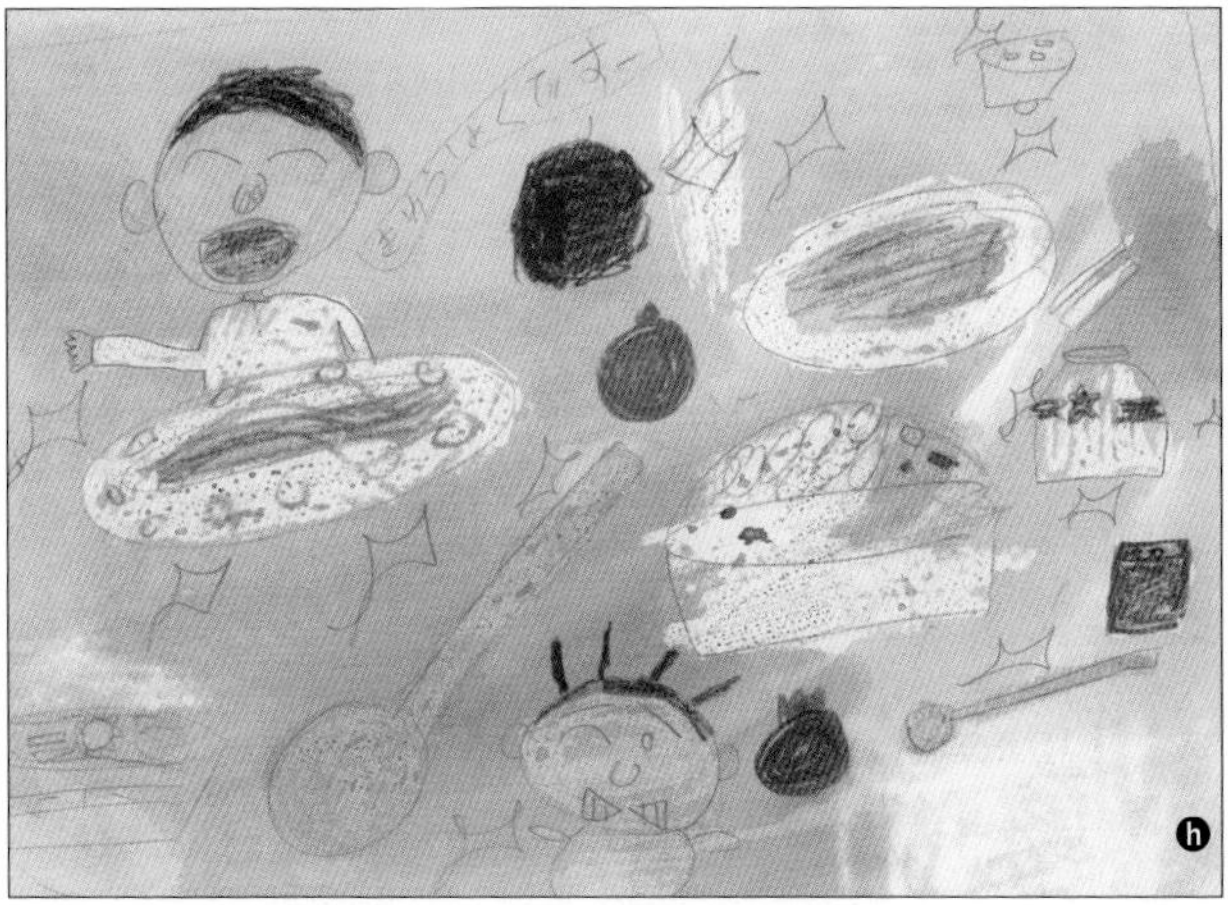

食事の大切さを実践しているK養護学校の図工の時間に、「どんな給食が食べたい？」と問いかけて描いてもらったスケッチ。真ん中下の大きなスプーンが印象的。このスケッチが、子どもたちと食事の工夫などについて話し合うきっかけになった。

出典③：参考文献（巻末）の第2章23）　出典④：参考文献（巻末）の第2章24）

## 携帯電話やスマートフォンが食卓に登場

**調査：2013年／愛知県N市内小学校5年生／249名**(出典⑤)

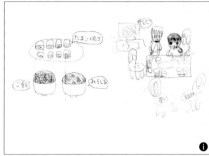

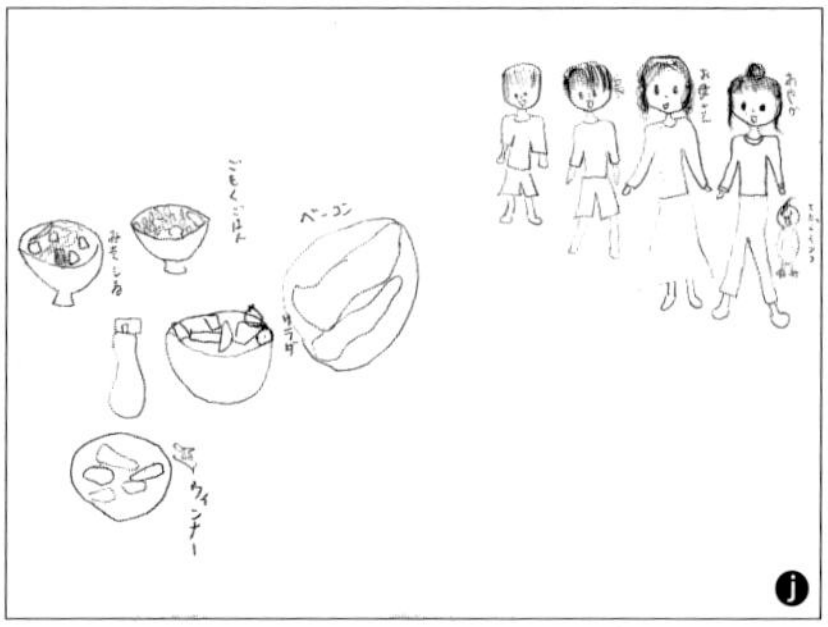


1981年の調査内容に自発的コミュニケーションの視点（157～166ページ）を加えて行った、愛知県内の小学5年生の結果から。食事スケッチ直後の質問紙調査では、食事中に食卓やそばに携帯電話があったのは朝食77%、夕食74%。最高は4台だった。しかし、食事スケッチに携帯電話を描いていなかった子がほとんどだったことから、子どもにとって携帯電話は、食事のイメージには入っていないのかもしれない。

## 海外の子どもたちの食事スケッチ❶

**調査：1977年／トンガ**(出典⑥)

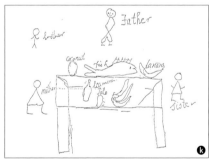

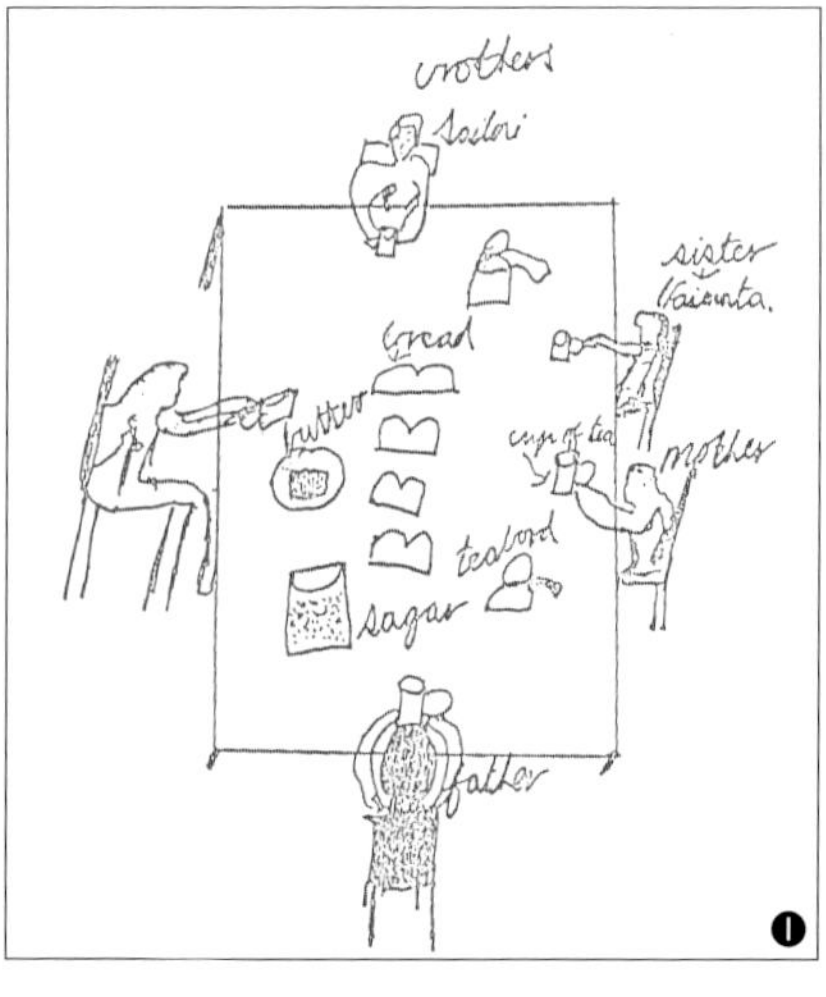


南太平洋のトンガ王国（74ページ）の首都地域では、伝統的な「大量の芋と魚とココナツを組み合わせた食事」ⓚが少なくなり、「大量のパンと大量の砂糖入り紅茶だけの食事」ⓛが日常化し、健康状態を害している子どもが増えている。1977年に、12歳の子どもが描いてくれた。

出典⑤：参考文献（巻末）の第6章44)　出典⑥：参考資料（74ページ）

## 海外の子どもたちの食事スケッチ❷

**調査：1981年／アメリカ・韓国／各100名、NHK特派員の協力で実施**(出典⑦)

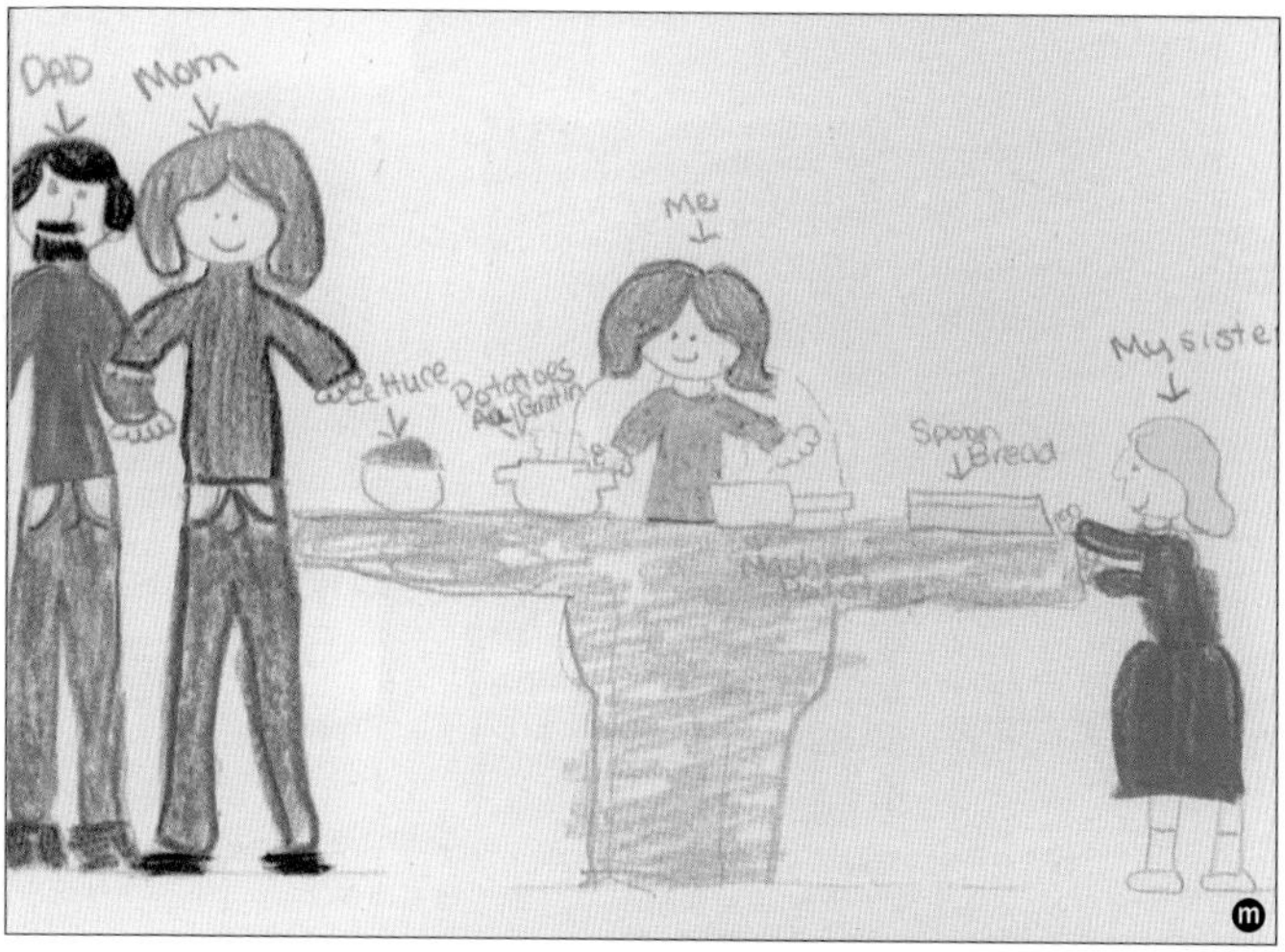


アメリカ・ワシントン郊外の小学校に通う12歳。朝食は簡単だが、夕食は「家族全員そろって楽しい」と。一人ひとりの顔や気持ちがわかるように描かれている。

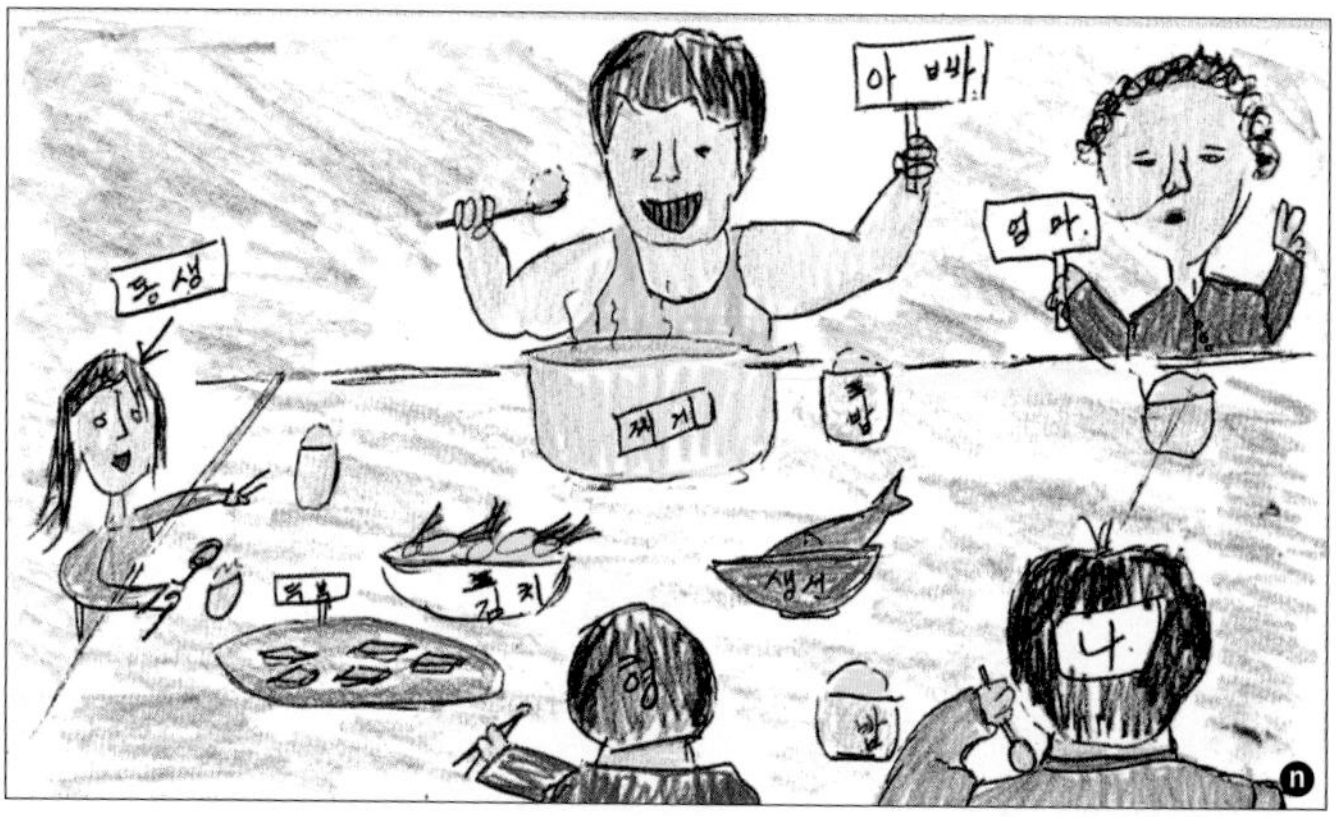


韓国・ソウル市郊外の小学生12歳。大好きなキムチ、みそ鍋などを分けあって、箸とさじの両方を使っておいしく食べる家族全員の夕食。もちろん「楽しい」と。

出典⑦：参考文献（巻末）の第2章19）

今の給食

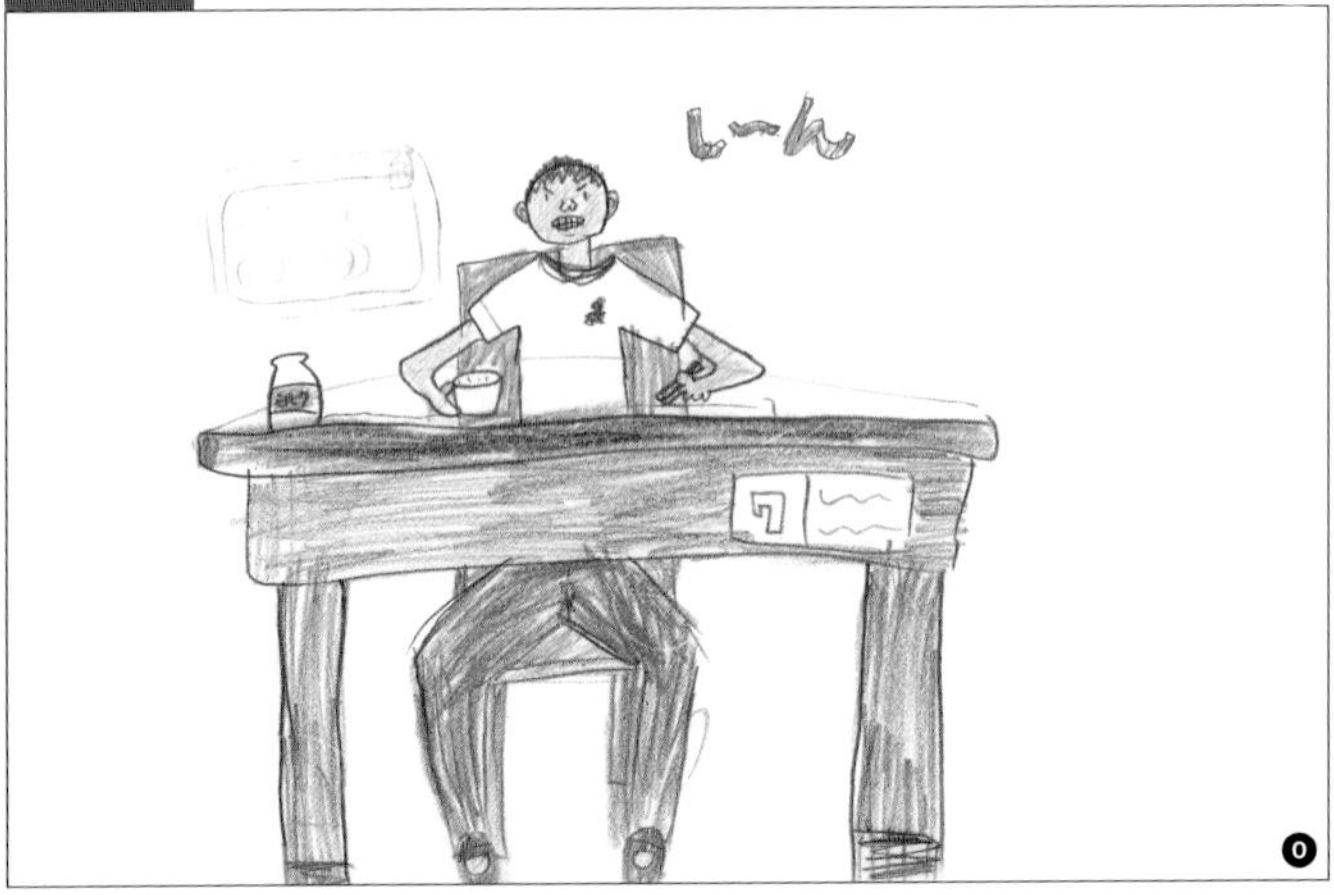


友だちから「とても元気がある」と思われていると自己評価する、小学5年生男子が描いた今の給食。小さめの文字で「しーん」。

理想の給食

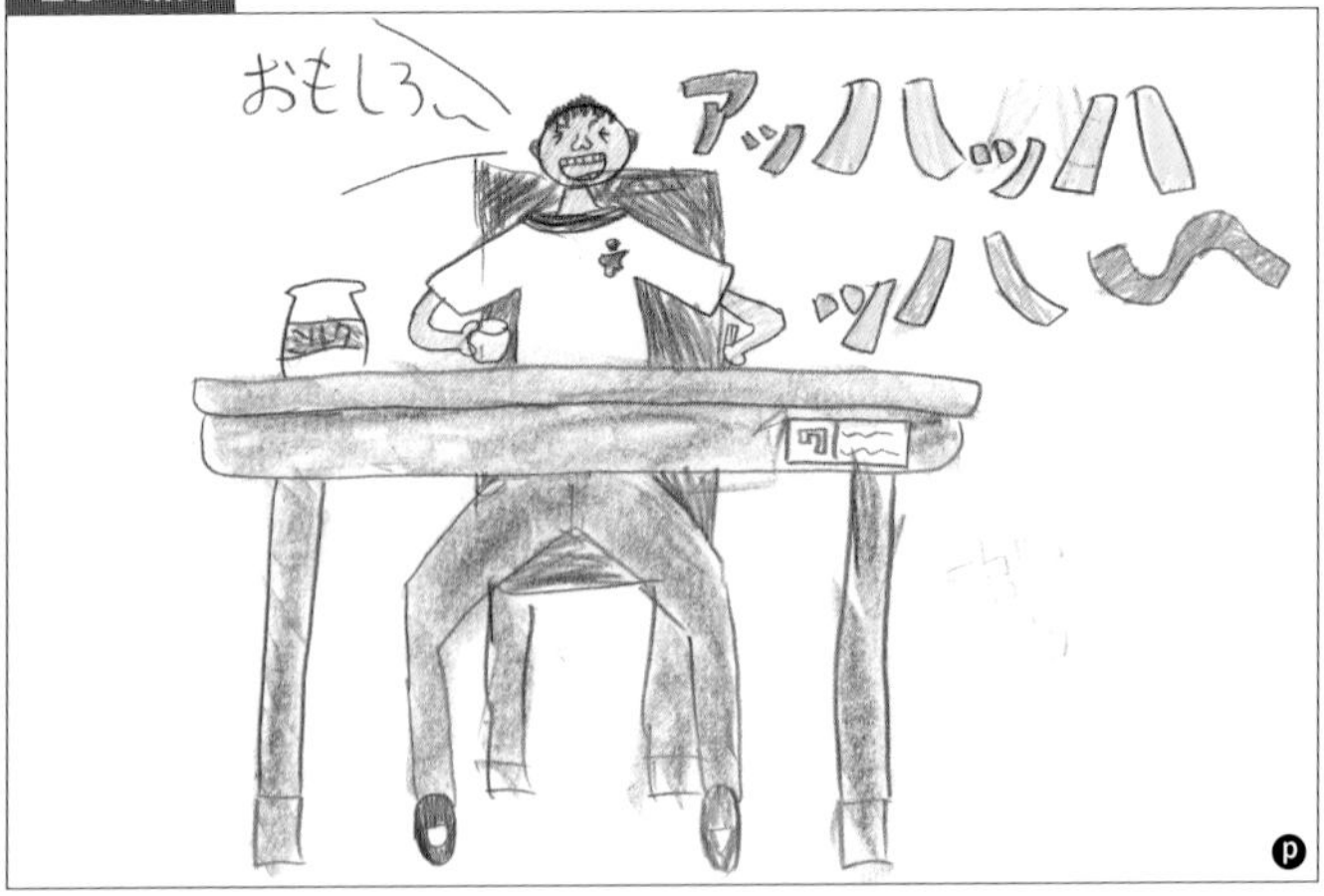


理想の給食では、色つきで3倍以上の大きな文字で「アッハッハッハ～」。吹き出しに「おもしろい」と添えられている。明快な理想へのメッセージ。

出典⑧：参考文献（巻末）の第6章44)

**今の給食**

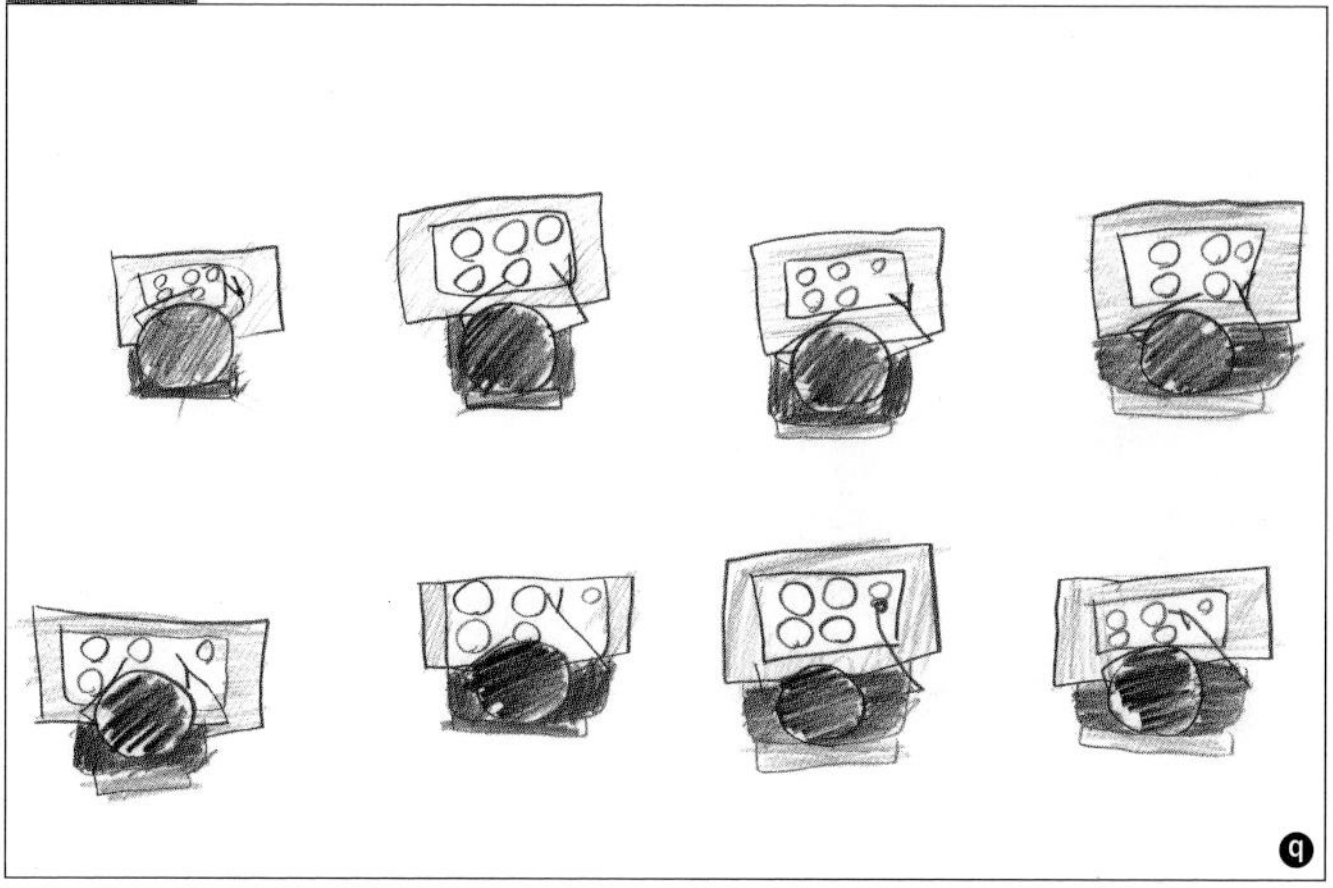

「落ち込むことがあってもすぐに立ち直ります」と答える女児の食事スケッチ。全員後ろ向きで、食器にはなにも料理が描かれていない。

**理想の給食**

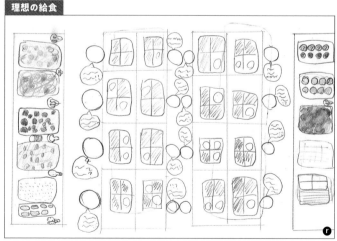

16 人全員がそれぞれにおしゃべりをしている。バイキング料理は 10 皿に色とりどりの異なった料理が準備されている。一人ひとりの個性を大事にしている気持ちが伝わってくる。

# 「共食の地球地図」の白地図

第 6 章で紹介する「共食の地球地図」の白地図です。自分の「共食」をマッピングしてみませんか？さらに「孤食」もマッピングしてみると、新たな発見があることでしょう（くわしくは 10 ページ）。

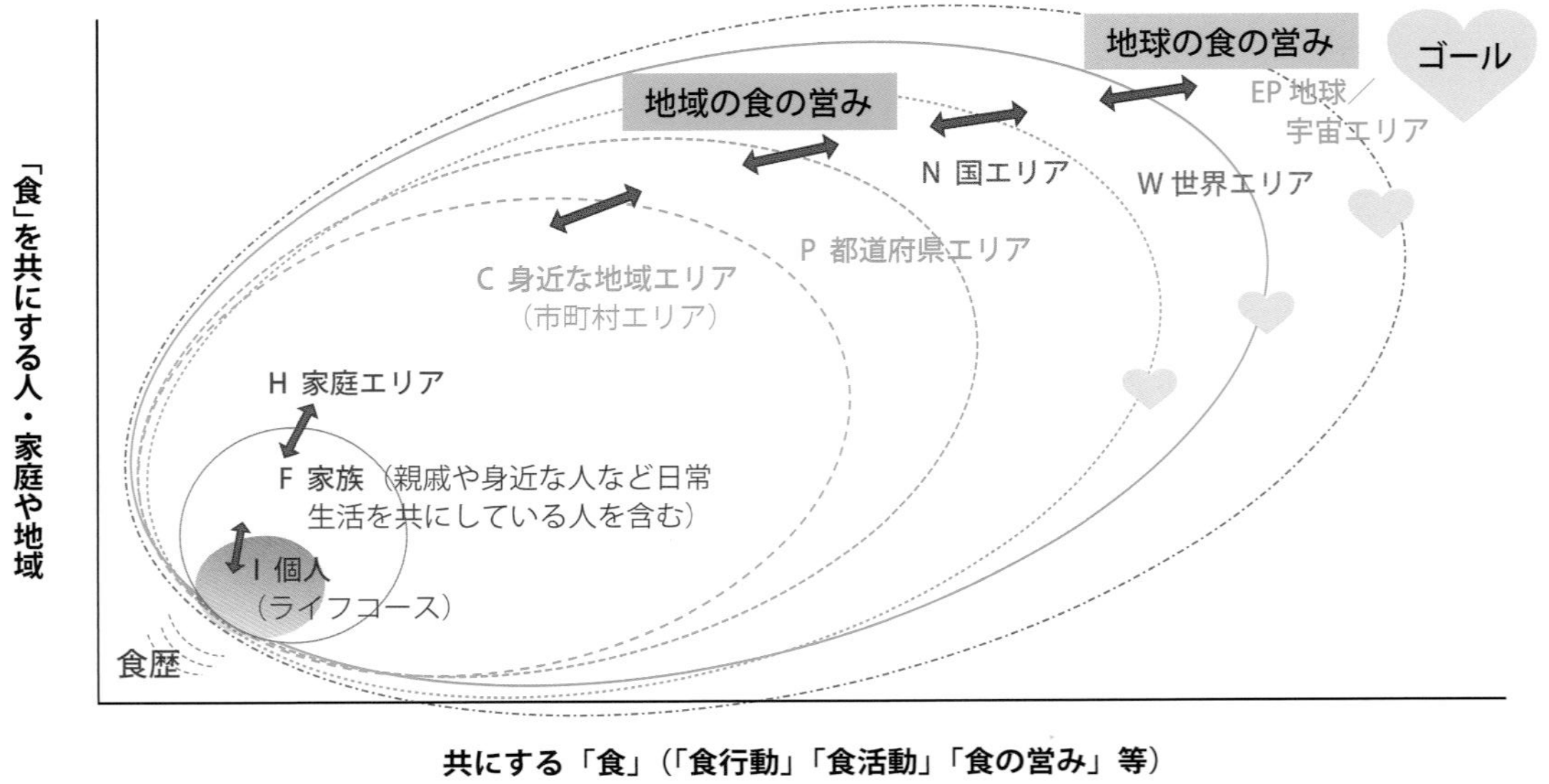


出典：足立己幸、第 6 章 11）の一部改変

# 共食と孤食

## 50年の食生態学研究から未来へ

編／足立己幸

著／足立己幸　女子栄養大学名誉教授・名古屋学芸大学名誉教授
衞藤久美　女子栄養大学准教授

女子栄養大学出版部

# はじめに

## コロナ下の「黙食」は、地球サイズの「共食」体験でもあった

２０２０年3月、ＷＨＯは新型コロナウイルスパンデミック（以下、コロナ）と公表し、その感染拡大阻止への協力要請をしました。私たちにとって、自分・家族・身近な人々だけでなく、世界中の国々や地球とのかかわりの視野で、自分自身の食事の仕方を考える体験にもつながりました。

それは「黙食」推奨の日常生活の中で、私たちは「地球サイズの共食」を実体験したと言えるのかもしれません。「一緒に食べていないのに共食？」と不思議に思われるかもしれませんが、「共食」は、単に一緒に食べるだけではなく、「食事を作る」「食情報の交流」などを含めた、もっと広い概念であると考えられるからです。※

コロナ前には食事について、料理の味、食材に含まれている栄養素の種類や量、調理の簡便さなどを中心に選択していた人々が、コロナになってからは、自分たちの日常の食事様式や他国とつながる食料問題なども視野に入れ食料品選びをするなど、「食事観」や「共食観」が揺さぶられ、変化した人も少なくないようです。

一方で、行政からの「黙食励行」等で、心身の健康状態や人間関係がうまくいかなくなった人、閉店に追いやられた飲食店や生産者を含む事業者、職場を失い、生活困窮に追いやられた人々等、計り知れないマイナスの連鎖とその拡大が今も回復できないなどと報じられています。

このような厳しい現状、そして、食料問題を含む持続可能な「人間らしい食」への不安に直面している今、

※共食、共「食」、の定義については、276 ～ 277 ページを参照。

あえて「一人残らずの人間らしい、持続可能な食」を課題と捉え、今こそ、皆で、地球サイズの視野で「食」、そして「共食」を考える必要があると感じています。

## 「共食」「孤食」が狭く捉えられることへの危機感

「共食」「孤食」とはなにか？　抽象論としてだけでなく、日常生活とのかかわりで知りたい。

この問いは、今さらなぜ問うのかと思われるかもしれません。私は、1960年代から、「家族と一緒に食べる」ことや「ひとりで食べる」ことにこだわり、前者を「家族との共食」、後者を「ひとり食べ」―「孤食」と名づけた張本人でもあります。だからこそ、今改めて、食生態学の観点から、それらの概念を問わねばならないという責務を感じていました。

「共食・孤食」を重視する実践や研究は、1970～1980年代の苦難（第2章）を経て、国際的には1992年の世界栄養宣言、日本では2000年の食生活指針や2005年の食育基本法制定を公的な起点に、本書の執筆中にも、第4次食育推進基本計画や健康日本21（第三次）など、国内外でその重要性が注目され、推奨され、より質の高い実践計画が検討されています。

そのように社会の期待が大きくなるほど、改めて「共食・孤食」の概念の検討や概念形成のプロセスの共有が必要と考えるのです。それには以下の理由があります。

○「共食」を単に「一緒に食べること」という狭い概念で捉えられてしまうことへの危機感。改めて「共食」の定義を整理し、再確認する必要がある。

○共食の場が「家庭」から、「地域」へ広がる活動が多くなってきたため、各組織体（学校、医療施設・福祉施設、子ども食堂等）の活動理念や活動目標達成とつながる「共食・孤食」の概念の検討や共有が必要。

○ＳＤＧｓに代表される地球規模の行動計画、とりわけゴールの多様な実現方法が具体的に検討される中、「人間らしい食」との関係を吟味した「共食・孤食」の概念も明確にされなければならない。

○そして、これらのことを日常生活での個々人の行動や、それを可能にする環境づくりの協働をするときには、懐の広い、上記で吟味された概念等を包括するようなゴールの吟味が重要になる。

## 心髄を探ることで、誰ひとり取り残さない持続可能な「共食」が見えてくる

本書の構成は、いわば〝「共食と孤食」の心髄探し〟のプロセスです。

**第1章**は、85年余の自分史から、「共食・孤食」を探ります。「共食・孤食」の内容・要因や背景、これらの生活や環境とのかかわり・形成を知りたい。そのためには詳細な実態（矛盾や葛藤を含めて）を知りたい。可能なら長期にわたる変遷が知りたい。これが可能なのは、だれかの生活史、いわば、共食・孤食から見た自分史だということに気がつきました。そこで、私の赤裸々な「共食・孤食」の自分史を書いた次第です。恥ずかしいできごとや行動の連続ですが、大小さまざまな発見につながることを期待しました。

**第2章**は、「共食・孤食」研究の源流に着目し、数歩先んじて構築をしてきた「食生態学」の流れと、同じ流れを両面から支えながら構築をすすめてきた「共食・孤食」実践と研究の流れ、その総括の一つ「地域における共食と食育と生きる力の形成の循環図」を記しました。

**第3章**は、国内外の「共食・孤食」に関する研究と実践と課題について、２０００年以降を中心に、その動向を紹介し第２章までの研究や実践の位置づけ、新たに共有すべき課題を得たいと願いました。

執筆を、大学院修士課程の学生時代から一筋に、「共食・孤食」研究と実践を共にしてきた衞藤久美博士に託しました。国内外の「共食・孤食」研究と実践を全体俯瞰できる文献レビューの総説論文は、今、全国的な共食実践の教材に活用されています。国際比較研究等の共同研究者としても、活躍している信頼できる研究者の1人です。

**第4章**は、第3章の国際的動向をふまえて、衞藤久美博士の得意分野であるコミュニケーション論から、「共食・孤食」研究における質的研究、とりわけ当事者主体のコミュニケーションの視点から、共食の質にとって重要な要因を検討します。

**第5章**は、「地域で育つ共食、地域を活性化する共食」の双方向の視点で、地域・環境の細やかな重層構造を見直しました。プロセスや背景を含めて、共同や連携の輪が広がっていく、「地域の食の営み」について深く考えます。

**第6章**では、勇気を出して「共食の地球地図」を描きました。多様な共食の全体俯瞰により、目の前の課題や今後の「共食や食の未来」を考える共通の枠組みの提案です。

こうして考えてくると、「共食」と「孤食」は対立する関係ではなく、多様な共食様式の両側面と捉えることが、現実に合っているように思われます。一つひとつの共食様式がひだ深く、広く、自由度の高いものですから。

本書を、一人ひとりが、自分（たち）・食事・生活・社会・地域・地球に合った共食様式を選び、育てあう新しい時代到来へのたたき台にしてほしい、と願っています。

足立己幸

# もくじ

口絵　子どもたちの「食事スケッチ」／「共食の地球地図」の白地図
はじめに …… 2

第1章
「共食・孤食」を85年の自分史から読み解く　足立己幸
1　共食の原体験をたどる
大家族の子ども時代・農学部学生時代 …… 12
2　学問と現場の溝
保健所・都衛生局の管理栄養士時代 …… 17
3　「人間食べること学」を目指して
「食生態学研究室」を創設、女子栄養大学教員時代 …… 23
4　子育て期の共食
仕事と子育てが混乱する中で …… 32
5　二つめの「食生態学研究室」
名古屋学芸大学へ …… 49
6　高齢期の共食で向きあう
親のこと、夫婦のこと …… 53
［1］父と母の高齢期の共食から …… 54
［2］定年退職後の夫の大変化 …… 61
［3］私の80歳からの共食 …… 64
［4］コロナ到来で家族の共食の風景が一変 …… 69

第2章
50年の実践と研究から見えてきたこと　足立己幸

1　研究の中で大切にしてきたこと
目的やその方法について……76
2　時代とともに変化する「共食・孤食」とその課題……82
［1］1967～2006年　女子栄養大学を研究拠点に……82
［2］1975年「1週間の食事カレンダー」調査から
――「家族一緒の食事」のほうが家族それぞれの栄養バランスの良好な食事が多い……82
［3］1981年、1999年「食事スケッチ」調査から
――日本中に問いかけた食事への期待の多様さと孤食の「悲しい連鎖」……86
［4］2002年　高齢者の食生態調査から
――「共食・孤食」は積極性や社会活動にもつながっている……95
［5］2006年～現在（2023年）名古屋学芸大学を研究拠点に……98
［6］2009年、2012年、2019年　小・中学校での食生態調査から
――「携帯電話」の食卓登場が問いかける、「共食」の質……99
［7］「いただきます」のあいさつの影響力
――身近な共食の質を高める循環の可能性……104
［8］共食・孤食の国際比較研究
――「食事スケッチ法」を用いて……106
3　人間重視・地域重視の食施策づくりへの大きなうねり……108
4　共食・食を営む力・生きる力を「循環」の中で考える……110

# 第3章　国内外に広がる研究と共食の力

衞藤久美

1　近年の「子ども」と「大人」の共食・孤食の現状……118
2　国の健康・栄養施策における共食の位置づけ……123

3　子どもの共食・孤食に関する研究……126
［1］心の健康との関係は？……127
［2］体格との関係は？……128
［3］家族関係への影響は？……129
［4］食生活への影響は？……130
［5］栄養バランスへの影響は？……131
4　大人の共食・孤食に関する研究……133
5　海外における共食・孤食研究……137
6　共食を増やすために効果的な方法は？……141

第4章　コミュニケーションの視点から見た共食　衛藤久美
1　出発点は「家族コミュニケーション」への関心から……148
2　「食事スケッチ法」から見えた多様な共食・孤食……151
3　「自発的コミュニケーション」に着目……157
4　コロナで考えた共食とコミュニケーション……174

第5章　地域で育つ共食　地域を活性化する共食　足立己幸
1　「地域の食の営み」で育ちあう「共食」の可能性……180
2　自然から食卓まで「子どもの食事づくりセミナー」……187
3　高齢者福祉施設を拠点に育つ多様な地域の共食……204
4　被災地、南三陸町での「共食会」……215

5　地域の共食で育った世代が地域を活性化する共食づくりを　237


## 第6章　持続可能な社会に向けて「共食の地球地図」の提案　足立己幸

1　新型コロナウイルスが問いかける緊急課題　244
2　人間から地球までを視野に入れた「共食」の俯瞰図を描く　250
3　「共食の地球地図」から見た「共食様式」の多様性と重層性　257
［1］各エリアのおもな共食様式と、ほかの共食様式との関係　259
［2］「共食の地球地図」を広げて　268
4　再度、「家庭と一緒に食べる」の位置づけを問う　269

おわりに　多様に可能な「共食・孤食」様式の中から、自分たちの「生活・地域・地球」に合った様式を選び、育てる時代へ　289

「共食の地球地図」を描いてきた道のり　294
参考文献・資料　303

ADACHI EYE
海外の多様な共食①　トンガ王国　74
海外の多様な共食②　オーストラリア　116
海外の多様な共食③　韓国　146
「食事スケッチ法」誕生秘話　115
『共「食」手帳』の開発を目指して　241
「3・1・2弁当箱法」について　242

## 「共食の地球地図」に自分の共食・孤食をマッピングしてみませんか？
（口絵８ページ解説）

**「共食の地球地図」（口絵８ページ）に自分の食事の場所等をマークし、ながめてみると、改めていろいろの気づきがあります。地図を拡大コピーして、直接描きこんだり、付箋や小さなカードに記入して、該当するエリアに貼りつけたりしてみましょう。**

### 「共食」をマッピング

どんな共食ですか？　当てはまるエリアの共食を思いつくままにマッピングします。これらのつながりを線でつないでみます。同じエリアの同じ人との共食の中に、共有している「食」の内容が異なることやつながりを発見するかもしれません。それぞれの内容はどうですか？　同じ食物でも時によって、気持ちやつながりはどうですか？　異なったエリアへつながることがありますか？

さらに、「現実の共食」だけでなく、「やりたかった共食」や「理想の共食」も書き出してマッピングしてみましょう。該当するエリアに貼ってながめると、「現実の共食」と同じエリアにつながっていることも多くあります。

共食は、たくさんの形や、やり方（共食様式）があり、エリアを超えてつながっています。

### 「孤食」をマッピング

共食と同様に、マッピングして、ながめてみましょう。
食べる行動だけを見ると“ひとり”に見えますが、本当にそうでしょうか？　その「食事を準備する行動」や必要な「食情報」は、どのエリアのどんな人々と共有して、あなたの食事になっているでしょうか？　それらもたどってみると、共食と同じようにつながりや広がりが見えてきませんか？

自分では「孤食」だと感じている食事は、本当に孤食なのでしょうか？

# 第1章

# 「共食・孤食」を
# 85年の自分史から読み解く

# 1 共食の原体験をたどる

## 大家族の子ども時代・農学部学生時代

### 貴重な1個の卵、どう分ける？

私は生後3か月から、宮城県仙台市で育ちました。6人兄弟姉妹の長女で、一番下の弟とはひとまわりの歳の差があります。父母と子どもたち6人の計8人家族。父は柳条《りゅうじょう》湖《こ》（当時の満州）で左大腿骨関節に爆弾を受け、摘出できないまま帰国した重度傷病者[1]であったため、収入は少なく、母がアルバイト（医学博士論文審査用論文の清書。当時はコピー機がなかったので、全文ペン書きの清書）をして家計を支えていました。

経済的に困窮した一家でしたが、寄りそいあっての食事は、私の原点になっています。限られた条件の中で、限られた食べ物を、大家族が「公平」に分けあって食べていました。「公平」というのは、「同じ量」ということではありません。「その子の状況に合わせた分配」ということです。例えば、受験生には庭で飼っていた1羽の鶏が生んでくれる鶏卵1個を添えるのでした。そして、このような分け方をするためには、「一緒の食事」でなければ成り立たなかったのです。貧乏であるがゆえにせざるを得なかったことが、受験の人を優先したり、一番弱っている人のことを考えたりという、思いやりの食事になったようです。この家族単位の食事が、私の食事の原風景です。このことは、「みんなと分けあうから、みんなと一緒に食べるのがあたり前」という、食事の原風景の一部になったようです。

## 助けあう共食から得られる充実感・達成感

食事を準備するうえでの小さな工夫や、その考え方も、子ども時代の経験が基礎になっています。前述のように母がほぼ終日アルバイトをしていたので、長女の私が母親代わりに食事を作っていました。貧しい経済状態の中で、大家族の大量の食事を工夫しながら、みんながおいしく食べられるように作る、そういうやり方が自然に身についていきました。例えば、計量カップを買うお金がなかったので〝鍋ごと調味〟。「8人分だから、この鍋がちょうどいいサイズ」「みそは、この鍋だとこのしゃもじ1杯でちょうどいい」と母から教えられ、鍋やしゃもじなど食具単位で調味して作っていました。このことがのちに食生態学構築で中心となる、「減塩から適塩へ[2]」の視点転換や、弁当箱で1食の全量把握をして主食・主菜・副菜料理を割合で詰めあわせるという「3・1・2弁当箱法[3]」（242ページ）の発想につながっているのでしょう。

父の故郷・志津川町（現・南三陸町）から父のいとこたちが、バケツ1杯の雑魚を届けてくれると、父は脚関節が悪く座れないので、寝そべった状態で、器用に自分から率先して魚の処理をしてくれました。食材が大量であるがゆえに、父もごく自然に食事づくりに参加。つられて弟たちも手伝います。貧乏でしたが大家族での食事は、準備することも食べることも、皆で一緒に助けあうことで、一緒の行動で、楽しく、充実感・達成感を共有していたように思います。

## 農学部でしみ込んだ「生物」が「食物」になるまで

高校卒業後、東北大学教育教養部を経て農学部に入学します。キャンパス内に農場もある農学部に入って、食物の視野が、見通しきれないほど大きく広がり、目が覚めたような思いでした。

一つめは、いろいろな学科があって、「生産」から「加工」「流通」そして「食べる」へとたくさんの人がかかわる中で、生物が人間たちの食物に仕上がっていくことを、日常的に学んだことです。

大雨が降れば、授業そっちのけで畑を見に行く農学科の学生がいるなど、気象変化にこまやかな対応をしつつ作物が作られ、私たちに届くことを目のあたりにします。教科書や専門書に書いてある手順に沿っているのに、現実には、ささやかな条件変化の積み重ねで、予想を超えて、多種多様な変化をしていく。いわゆる学問と現場は両輪だけれども、その間の説明しきれないほど大きなひだの深さを実感しました。

## 生活は学問に成るか――「生活科学科」での学び

二つめは、当時、東北大学農学部に文部省の特別プロジェクトの一環で、「生活科学科」(学科長は有山恒教授）が設置され、この中に栄養学系が位置づいていたことです。これは、「生活が学問として成り立つか」ということを、教育と研究の両面から探究するために特設されたもので、10年限定の学科でした。[4)] のちにこの学科からは、木村修一東北大学名誉教授（のちに私らと『食塩――減塩から適塩へ』〈女子栄養大学出版部〉を執筆）等かなり多彩な研究者が輩出されることになります。

人間らしい生活とは？　その実現をどうしたらよいか？　これらを学問として体系化できるか？　する必要があるか？　そのためには、「研究でわかったことを実践に適用する」という通常とは逆の方法「実践から研究へ、そして実践へ」というやり方が必要ではないか等々。これらの検討のためには、農学系だけではなく、医学、建築学、教育学、福祉学等生活に関連する多分野の教授たちが、他学部から集められ、カリキュラムが構成されていました。授業は各専門分野の内容に加え（中にはそれよりも多くの時間を）「生活学」要・不要の答え探しの論争・共有の授業になり、大いに刺激を受けました。それはまさに科学論・学問論・実践論とでも言いましょうか、のちに「食生態学」の構築や「食事を共有する考え方・共食観・共食論」に大きく影響していくのでした。

## たんぱく質の研究を続けながら中学・高等学校の教員に

農学部での卒業研究「豆類たんぱく質の消化度に関する研究」の成果が評価され、大学院への進学を勧めていただきましたが、大学を卒業した私の収入をもとに弟妹たちは大学へ進学することになっていたので、それはかないませんでした。そこで、指導教授の有山恒先生が秋田県の聖霊女子短期大学を紹介してくださり、中・高校教員をしながら研究も継続できるよう、必要な機器類も特注し研究室環境を整えてくださいました。研究成果が評価され[5)]、大学婦人協会（現・一般社団法人大学女性協会）から研究奨励金を授与されました。

一方、秋田での生活は新鮮でした。私にとって初めての日本海側での暮らしでした。冬が長く冬場の保存食が欠かせない、つまり1食や1日単位でなく、1年単位の食事計画・食事づくりに出会うのです。

また両親から下宿を許されなかったので、学生たちと一緒の寮に住むことになりました。共同風呂での教室では見られない学生たちとの付きあい、食堂での会話から、同じ料理でも地域で呼び名が異なり、原料や作り方、食べ方、保存法等が違い、生活の中での食事や食の位置づけが、地域やそれぞれの家庭で違うことを知ります。

## 神との共食にふれて

さらに、ドイツに本部を持つカトリック系の学校法人だったので、日曜日にはミサがあり、「寮生」として参加していました。信者たちはお祈りをして、神の分身としてのパンをいただき、こちらを向いて自席に戻ってくるときに、別人のように見えました。食べ物が、からだの一部になるだけではなく、心も含めた一部になる可能性を強烈に実感しました。まさしく「神との共食」でした。意識や態度、心の矛盾が、食欲や食べ方とつながっているのだということを、毎日曜日に教会の後部座席から、繰り返し考えた時期でもありました。

１年後に食事のつかない下宿に転居し、ひとり暮らしをはじめます。それは生産者が直接搬入し、売買が行われる市営生鮮食品市場のそばでした。生産・加工・流通・小売りへ、生活者へと売り渡されている現場の渦の中に、毎週早朝から入り込むことができたのです。現場の人々が自分の「作品」を声高らかに自慢しあって、一緒に盛り上がっていく、「生鮮市場」の原風景になっています。

# 2　学問と現場の溝

## 保健所・都衛生局の管理栄養士時代

### 学校で学んだことが通用しない!?

25歳のとき、結婚のため東京に転居することになりました。東京都立衛生研究所の実験系技術職員に応募しますが、配属先は保健所栄養士として、地域の公衆衛生活動の一端を担うことになります。

乳幼児健康診査で保健所に来た親子が、健康や発育面での検査を経て、食からのアドバイスを求めて栄養指導室に回ってきます。1日120名ぐらいの相談を受けていました。

大学では、子どもの発育や発達にとって必要な栄養素の生理機能や含有量などを学んできましたが、実際に相談される内容はそこからかけ離れたことがほとんどでした。

「うちの子どもは牛乳が嫌い。それを見て姑は自分の息子（子どもの父親）は牛乳を飲まなかったが、今は立派に育って銀行の支店長をしているので、無理に飲まさなくてもよいと言う。どうしたらよいか？」などです。

つまり、食べ物に含まれている栄養素や、子どもにとっての必要な栄養素の種類や量という知識を求めるのではなく、「これらについては理解しているが、現実の生活では実行できない現状をどう解決したらよいか？」「家族内の意見の違いをどう調整できるか？」といった相談なのです。そのほか「経済的に困窮しているので、1日2本の牛乳を飲ませることができない、どうしたらよいか？」などさまざまでした。大学では学んでこなかった別世界の質問にすら見えました。

しかたなく（というのは失礼な言い方ですが、ほかにすべがなく）、私はちょうど長女が離乳期を過ぎていましたので、自身の生活体験を事例に、相談者と一緒に答え探しを共有していました。数日後、「やってみたらできました。パパがおいしそうに飲んだらまねをして飲んでいます」などと電話がきて、喜びを共有することもしばしばでした。しかし、科学的根拠なしに、身近な生活体験を頼りにアドバイスをしている状態は、専門家としての資格がないと、うしろめたさを感じていました。

## 現場の問題について給食関係者と研究会を発足

さらに、集団給食施設等への栄養管理についても、企業や組織の活動理念、仕事の内容、給食に要する経費や人的関係の多側面からの検討が必要な中、栄養素摂取中心の評価や指導にとどまることへの矛盾を感じていました。

給食利用者のニーズや給食に関することを後まわしにする組織の経営方針への対応等を含め、さまざまな悩みを募らせている栄養士、関係者が多い実情も知りました。そこで、皆と相談して勉強会をはじめました。次第にニーズが高まり、さらに私の専門を超えた難題であることもわかり、「杉並東保健所集団給食研究会」を組織し、月1回くらい開くようになりました。

悩みの共有、解決法模索の共有、成功例の共有、それらの喜びの共有等の場であり、いつしか私にとっては、現実と学問・研究成果の大きな溝の複雑さや多様さを学ぶ、貴重な場となっていました。

## 東京都衛生局に異動し、さらに悩みは大きく

日々、保健所での私の風変わりな発言や栄養活動を見ていた当時の庶務課長が、私を東京都全域の栄養活動や施策を担当する東京都衛生局公衆衛生部栄養課へ推薦してくださり、異動することになります。

ここでのおもな仕事は、都内の保健所などで、栄養指導や研修会で使う教材作成と、都内で活動

する管理栄養士・栄養士の研修会の企画・実施などでした。

そしてここで、保健所時代に露出してきた「研究と実践のギャップの大きさや深さ」が都全域にあること、さらに大きく埋められない現実に直面し、悩むことになります。

## リーフレットづくりで「人間不在」の栄養学と直面

例えば、3歳児健康診査で配布する「偏食矯正」のリーフレットの作成を指示されたときのことです。

保健所時代を思い出すと、私は母親の顔を見て、体系だった解説を求めているタイプの人には、まずリーフレットを出して説明し、自分の家族に合った方法選択をうながしていました。逆に自分に合った方法の選択に迷いが多く悩んでいる養育者には、先にリーフレットを渡さないで、悩みの整理を一緒にしたうえで、帰りがけに「こんな考え方や、やり方がありますが、必要なときに見てくださいね」と言って渡していました。しかし、都庁から各保健所へ一括配布するリーフレットの場合は、現場での多様な使用法別には作成できませんから、どちらのタイプにも使える工夫が必要でした。

また、偏食についても、常識とされている「偏食は悪いこと」を前提に「矯正」指導をする管理栄養士が多い中、私自身のように、子どもの発育や保護者の気持ちを第一に考え、前向きに偏食と付きあうことを重視して、「偏食は食べ物の好き嫌いがわかるようになってきた、ちゃんと成長している証拠です。むしろ喜んで、どうしたらよいかを子どもと一緒に話し合ってみましょう」と話しかけてから、子どもが食べたくなる対策探しを一緒にすすめました。しかし、全都の多様なタイプに使える教材を作成する力量はなく、苦悩していました。

ある日、こうした気持ちをそのままタイトルにした「偏食って悪いこと？　味わう力が発達している証拠です」（表現は少し異なりました）のリーフレット案を上司に提出しました。しかし、当然ボツになりました。保健所時代に実際に対面で行った母親らと一緒に「答え探し」をする栄養相談のときには、大変有効な行動変容への動機につながったのでしたが……。求められる仕事に応えるのが勤め人と思われるかもしれません。ただ、このとき私は、大げさかもしれませんが、人間不在の栄養指導が自らの手で文字化され、全都に発信されることに、恐怖に近い感情をいだいてしまったのでした。

## 目指すゴールはなにか？

さらに、研修会企画・実施などを通して、自治体（区町村）・学校・病院・福祉施設・食関連企業・専門家養成施設等で活動する管理栄養士・栄養士とかかわる中で、同じ悩みを抱える仲間が少なくない（私が一般的な栄養士養成施設での教育を受けてこなかった特殊事例でない）ことを知ります。住民・生活者たちが求めている食行動変容や環境変化に役立つ情報を専門家として発信できていない、発信できる学問的根拠・研究成果が見つからないままでいること、こうした悩みを共有していることを、知ることとなったのです。

そこで、管理栄養士・栄養士研修は、研究と実践のギャップを少しでも埋めたいと、心理学、社会学、経済学、家計論等の研究者や、「話し方」など人間関係スキルの専門家を研修会の講師にお願いし、研修会を企画、実施しました。

そのような中で、当時、国立公衆衛生院衛生行政学部衛生教育室長だった宮坂忠夫博士[6)]に出会います。厚生省からの派遣で、ハーバード大学で世界トップクラスの公衆衛生学や健康政策論を学び、帰国後、日本の保健所を拠点とする公衆衛生システム構築に貢献されていました。

「なにをゴールにするかがすごく大事。〝やりました〟の実施報告をゴールにするのか。都民の〝一人ひとりが自分からやりたくなるような状態につなげること〟をゴールにするのか？ 食は身近な行動だから、自分でゴールを決め、実行する可能性がたくさんある」

宮坂博士のこの言葉がとても響いてきました。私が願っているのは、一人ひとりの生活者が、自分たちで食や健康のゴールを決め、実行する力が育つような社会になることだ、と。しかし私にはそうした方向に、教材作成や専門家養成を科学的根拠を持ってすすめる力はないことがわかっており、もしやるなら、そうした分野の基礎からのやり直しが必要でしょう。それは現実的にはできないと思いました。

# 3「人間食べること学」を目指して

## 「食生態学研究室」を創設、女子栄養大学教員時代

### 「栄養指導が学問かを確かめたいの」香川綾学長との出会い

さて、そのように東京都衛生局での仕事に限界を感じていた折に、大きな転機が訪れます。東北大学農学部からの恩師、有山恒教授の計らいで、念願だった「豆類たんぱく質の消化度に関する研究」に復帰できるようにと、女子栄養大学の教員の採用面接を受けることになったのです。

香川綾学長には都庁の栄養課でお目にかかったことはありましたが、個人的にお会いするのは初めてのことでした。しかしその面接で、突然、「私はね、栄養指導が学問かどうか確かめたいの。あなたは基礎的な分析化学をしっかり有山先生に仕込まれて、一方で保健所の現場で地域の人々に寄りそう実践活動をし、東京都で専門家研修や栄養行政の計画立案にかかわるという形で、個人指導から施策までやってきたのでしょう。栄養指導が学問かどうかの答え探しを一緒にできるのは、あなたしかいない」と、その後の人生を変える言葉をかけられたのです。

当初は「食品栄養学」の道に復帰する予定でしたがこの言葉に負けてしまい、なんと逃げ出してきた「栄養指導」（当時の教科名。現在は「栄養教育」）へ所属することになったのです。有山先生

も急遽「君は敷かれた線路を歩くよりは、線路を敷くほうが生き生きするね」と賛成されたのでした。

当時、栄養指導研究室では、日本を代表する実績をお持ちの保健所栄養士の大先輩A専任講師と優秀な卒業生B助手が教育と研究をすすめておられましたが、いわば綾先生の鶴の一声で、突然、私が仲間に入れていただくことになったのでした。

## 逃げ出したはずの「栄養指導」の授業の中で

しかし「栄養指導」の授業がはじまると壁に直面します。当時、授業の多くは、先達者たちによる栄養指導の成功事例の紹介でした。保健所時代に思うような実践ができずに逃げてきた私にとって、成功事例中心の授業はできませんでした。そこで、保健所時代の失敗事例を出して、自己反省も含めて、今もう一度同じ場面でやるとしたらどうするか、その理由と解決策提案という授業でした。くらいついてくる学生とそっぽを向く学生とに評価は二分されました。

そこには、こんな背景や理由があったと思います。

当時の「栄養指導」は、食べ物側からのアプローチが基本でした。なにをどう組み合わせるのか、その結果どういう栄養素がとれるのか、それはからだにどう影響するのか、健康を害するのか、病気になったりするのかなど、栄養素をバランスよくとる利点とその方法を話し、頑張りましょうと伝えることが中心でした。しかし、いかにそれを指導するかの方法は「だれに、なんのために」「なにをゴールにするか」が明確でないとできないはずです。「栄養指導」の授業のためには、「その人にとってどんな食事・食生活がよいか？」の答えやその方法が必須なのに、教科書や文献には書かれていませんでした。一方で私の授業も、その重要性を感じつつも体系化して伝えるには至っていませんでした。明確な正解を求める学生にとっては、一緒に答え探しをする授業はわかりにくかったのだと思います。

ですが、２〜３割の学生には少し届いたようです。「栄養指導の授業がある金曜日から考えはじめて、次の金曜日を迎える。金曜日はじまりの週間サイクルになってしまった」、そんな学生たちが研究室に出入りするようになりました。いわば「栄養素摂取優先」ではないもっと広い栄養学を求めている学生、または二部（夜間開講）の学生などのように、現場での悩みを抱えている学生でした。ときには現職の悩める管理栄養士・栄養士仲間たちが週末になると研究室に寄ってくることもありました。

## 栄養学・動物学・教育学者等との活発な議論――「栄養指導研究会」

このように試行錯誤しながら、「栄養指導」の授業を行う中で、事例編だけでなく「栄養とは？指導とは？　栄養指導の特殊性とは？」を明確にする「基礎理論編」が必要だ、そんな思いが募っていました。

繰り返しになりますが、それまでの「栄養指導」はほとんどが食べ物側からのアプローチで、なにをどう組み合わせるのか、その結果どういう栄養素がとれるのか、それはからだにどう影響するのか、健康を害するのか、病気になったりするのか等の理解優先で、こういった栄養素バランスのよい食事を食べる利点方法を話し、頑張りなさいと伝える指導が中心のように思いました。

そこで、「栄養とは？　栄養指導とは？」について、人間側から議論する場となる「栄養指導研究会」を企画し、教授会でメンバーを募りました。

驚いたことに参加してくださったのは、香川綾学長[7]（医学）をはじめとする、吉川春寿教授[8]（栄養生化学）、柴田義松教授[9]（教育学）、小原秀雄教授[10]（動物生態学）など、当時、各分野の学問をリードしていた大ベテランの教授陣でした。

1か月に1回程度、教授会終了後などに研究会を開きました。私が、事前に取り上げたテーマについてその背景、研究・実践の現状と課題、それに対する試案や課題等を資料にして渡し、当日は「自由に」語りあっていただきます。

東京大学医学部栄養学講座の初代教授であられた吉川春寿教授は、「栄養生化学、栄養生理学、人体（病態）栄養学はあるが、人間の行動や社会活動など生活している人間そのものを対象にする栄養学は国際的に発達していないと思う。もしかすると君がほしがっているのが、それだろう？これが本当の栄養学かもしれない」と示唆していただきました。

柴田義松教授は「今の日本の心理学は、脳の仕組みや機能やいわゆる異常行動の仕組み解明に矮《わい》小《しょう》化《か》している。その結果を教育に活用しようとするので、子どもたちが求めていることとずれていく。栄養学と栄養指導との関係と同じかもしれない」と言われ、スミルノフのソビエト心理学[11]についての本を読むことを勧めてくださいました。

動物学者の小原秀雄教授は「人間も生物だ、ということを忘れてはならない。まだ、生物学的にはわかっていない生物が山とあるし、生息環境によって同じ種でも適応しつつ変化しつつ、進化していく。ヒトも同じである」と、生態学の視点から見る大切さを教えていただきました。

そして香川綾学長はそんな厳しいやり取りを、楽しそうに聞いておられたのです。

## 栄養素中心ではなく、人間から見るということ

すばらしかったことは提出した私の質問文をそっちのけで、自分たちの興味・関心で話が地球全体や未来へと広がってしまうことでした。そして廊下でお会いすると、「先日の会のことだけどさ、よく考えると、逆かもしれない」など立ち話で続きがあることでした。

議論の結果や課題を私なりに整理して、次の研究会のテーマや資料にする繰り返しは難しいが、全身にしみいるようで、人間側から栄養の世界を見ることのおもしろさと難しさを実感するかけがえのないひとときになりました。

人間生活につながる「栄養指導」を考えるときには、栄養素中心で人間の精神的なニーズや行動を後まわしにするのではなく、人間側から見ていくこと、さらには、「人間と食物と環境とのかかわり」で見ることが大事であること。「栄養素摂取優先」の栄養指導だけでは、栄養や食行動の発達や変容につながりにくいこと。そして、こうした認識や実践は1人ではできないため、家族や身近な人や地域の人々とのかかわりあいで、試行錯誤を繰り返して、段階的に実現していくこと。

こうした人間の食、人間たちが支えあう食の原点の基本学習をした時期と言えましょう。

## 矛盾こそ発展のモーメント

一方で、柴田義松教授が中心になり「現代科学講座[12)]」が開講されました。食は一つの学問ではできないから、横断的な総合講座が必要との考えからです。もちろん私もこの講座の担当になり、学内外の生態学、社会学、経済学や美学等いろいろな分野の人たちとかかわり、もっと具体的な人間寄りの学問、これらを統合して考える「人間学論」にかかわることになります。

「食が経済活動の6割以上を占める」というあたり前のことを知らなかったことにも衝撃を受けます。そして、やはりこれからの栄養学は、環境とのかかわりを入れなければならない。いちばん身近な環境は、生体内環境であり、自分をめぐる環境であり、家族をめぐる環境であり、組織をめぐる環境、地域をめぐる環境といった、環境の重層性にも気づかされます。

これら人間の食が具体的になってくる中で、「一緒に食べること」は、同じ食欲の人はありえないから、異なった食欲、異なった食への期待を持った人が一緒に食べることによる矛盾が多いこと。その矛盾を調整し、うまくやらないと食事が成り立たない、という日常生活での問題点とのつながりも見えてきました。昔から言われている、家族みんなから文句が出ないように、喜ぶような食事にするためのやりくりは、「栄養指導研究会」のキーワードであった「矛盾こそ発展のモーメント」「矛盾こそ創造の起点だ」の日常的な、人間らしい行動の一つなんだ、と。

## 「人間食べること学」――「食生態学」の誕生

そこで私はこれらの研究会と並行して、栄養指導の充実のためには、狭義の教育技術の向上だけでなく、その内容である「人間食べること学」が必要であることをたびたび教授会に提案していきました。いろいろな意見が交わされる中、香川綾学長の勇断を得て、「栄養指導」研究室と「栄養学」研究室の間にあたる、もう一つの研究室の設置が認められることになります。

研究室名は「人間食べること学」。しかし、当時ひらがなの入った研究分野は文部省研究分野の範疇に入らず、研究費を受けることができないと説明を受けダメでした。

検討を重ねる中、以下の三つが候補に残りました。身近な食の営みを研究や実践の対象領域にするので「食生活学」。食料生産や加工・流通等生産活動と、食生活との関係性が重要な検討課題に入るので「食社会学」。逆に社会学という概念で、個々人の日常生活の営みが軽くなるのを恐れて、別名がよいと考えた結果が「食生態学」。

実はそのとき、吉川副学長が入院中で面会謝絶・声が出せない重症状態でした。吉川夫人のご高配で担当医と相談してくださり、特別の場を作ってくださいました。私はB4版の用紙にこの3語を書いて、指をさして選んでいただくことになりました。吉川副学長は「食生態学」を指さしてくださり、「なにがなんだかわからないからいいね」とお声も出してくださったのです。感謝いっぱいで、深く頭を下げ、病室を出ました。念願のもう一つの栄養学「食生態学[13]」が生まれました。1972年4月でした。

英語名は、一般的にはNutrition ecologyですが、人間に中心を置くFood and human ecologyも考えられました。さらに、人間と食物の双方向的な関係を重視する点を強調してEcology of human and foodと名づけました。この英語名はその後、外国人研究者の関心が高く、なにをやりたいかがわかりやすいと評価され、自分紹介や討論のネタになります。

また前述の「栄養指導研究会」の際の検討資料や、毎回の議論「人間にとって食とはなにか、どんな構造をしているか」の答え探しの軌跡は、その後の「食生態学構築の理論的基礎」として多くの人と共有したく、何冊かの著作[14,15,16,①,②,③,④]になります。今読み返すと未成熟ですが、当時の勢いと情熱を感じます。

## 「だれと食べたか」の視点が生まれる

その後、食生態学研究室では、人間を食物、環境のかかわりからとらえ、さまざまな研究・実践を重ねていきます。その中で「人間重視の食事観」のシンボルとして生まれたのが、「だれと食べるか」の視点だったのです。

それは、ふだんの食事について本人が感じる自己評価（おいしかった、楽しかった、よかった、つまらなかった、など）に大きく影響する「だれと食べたか」（のちに、共食・孤食と名づける）の視点です。その現状把握や、「食事・食生活・食活動」とのかかわり、そしてその実践方法等の研究が必要だと気がついたのでした。

一方で、食物側からの食事評価には、日常的に、すべての人が食べる食物の形態である「料理、その組み合わせの食事」レベルでの研究や実践が必要だと確信していきました。

１９８０年代には、「だれと一緒に食べるか」がＮＨＫ特集「こどもたちの食卓――なぜひとりで食べるの」[16)⑤⑥] 等で放映されるなど、社会的な関心が高まります。社会・大衆の課題として、「食生態学＝一緒に食べる研究」と言う人がいたほどです。

以後、「人間側」と「食物側」、その両者のかかわり・営みの舞台になる「地域（食環境）」の視界や内部構造を明らかにして、その望ましい方向を探りあう、そんな3側面からのアプローチで食生態学の研究と実践がすすむことになります。その軌跡は第2章でくわしく説明したいと思います。

## 文化栄養学科の新設

その後、バイオ系・栄養系の人体中心ではない、人間と社会とのかかわりから栄養学を考え、実践する専門家を育てる「文化栄養学科」（現・食文化栄養学科、１９９３年設置）の構想・新設にかかわりました。それまでは、医学＋農学で栄養学を基盤に成り立っていた人体栄養学が中心でしたが、人間や地域からのアプローチの社会的な認知でもありました。30年近く経った今では全国的にあたり前になっています。香川綾先生がこだわっていた「医学系、農学系に栄養指導は並ぶのか？」つまり「栄養指導は学問か？」に対する答えの一つと思っています。

# 4 子育て期の共食

## 仕事と子育てが混乱する中で

### 保健所時代に長女を出産

さて、ここからは少しときを戻して、私自身の子育て時代の食を振り返りたいと思います。

私は杉並区内の保健所時代に、長女を出産しました。26歳のときでした。当時は、保健所前の商店街を通り抜けた住宅地の親戚の家（徒歩10分ぐらい）に住んでいました。保健所では医師や保健婦（今は保健師）さんが個人的な相談にのってくださり、産婦人科も自宅からすぐそばで、出産時は夫と母、妹も立ち会ってくれ、安心して出産しました。産休を経て、日中は信頼できる近所のTさんが家族の一員のように世話をしてくださいました。職場からの帰路、迎えに行くとその日の長女の様子などを教えていただき、午後5時半前には帰宅できるという恵まれた子育て環境でした。

しかし、親戚の家にいつまでもお世話になるわけにはゆかず、国が推進していた公営集合住宅へ応募中に、東京駅近くにある東京都庁への転勤が決まりました。倍率の高い中、幸運にも職場から乗り換えなしの1時間以内で帰宅できる、そして新式のダイニングキッチンがある埼玉県U市M団地への入居も決まりました。

## 保育所がない！

当時、団地のそばに、保育所がなかったため、引っ越しと同時に、団地内の拠点に２種類の貼《は》り紙をしました。１枚は「日中、子どもを見てくださる方はお知らせください。３歳のかわいい女の子です。連絡先は……」というシッターさんを探すもの。もう１枚は「団地内か近くに市立保育所設置運動をする仲間を探しています。連絡先は……」というものでした。今考えると、向こう見ずの勇気に驚いてしまいます。

ありがたいことにすぐ、シッター探しの貼り紙には問い合わせがあり、保健婦としての活動経験がある母親と男子小学生２人のＵ家族に、お願いできることになりました。その後、長男を出産。朝、出勤時に２人の子どもをＵ家にお願いし、帰宅途中で迎えに行く。ときには子ども２人だけで帰宅する日もありました。とてもよくしていただき、感謝しています。

一方、子どもたちが一緒に育つ保育所への期待は大きく、団地内または近隣への公立保育所建設について、市役所へ執念深く陳情を重ねていました。週末や夜間に作戦を練り、職場の時間休を取って市役所へ陳情を繰り返しました。うるさいおばさんグループの来訪は嫌われたようで、市上層部の責任者は、そっと席を外して居留守を使う場面も少なくなかったようです。

やっと議会で取り上げられ、次年度の予算案に計上されたとき、思わぬことが起きました。団地内の同じ世代の母親グループによる、保育所建設反対運動でした。建設予定地周辺の騒音問題と、「母親自身が子育てをするべきだ」の２点がおもな理由でした。市としては、建設を希望する地域はほかにもたくさんあるので、地域の合意がある場所を優先するとのこと。団地内保育所建設は、白紙に戻りました。

## 保育所設置運動からつながって

後日談です。長女が中学生で長男が小学3年生のときだったと思います。すでに私家は現在のS市に転居していました。U市市議会議員の方から電話をいただきました。「足立さん。やっと保育所ができたよ。団地内が無理なので、俺たちが代替地を提供して団地の入り口、駅からいちばん近いところに。明日が開所式だ。伝えたくて電話番号を探してかけたんだ」と。うれしくて、ありがたくて、言葉に尽くせないほどの感謝でした。残念なことに翌日は授業と重なり開所式には参加できませんでしたが、その後、久しぶりにM駅で下車、団地エリアに行きました。立派な保育所で、子どもたちの楽しそうな声が聞こえてきました。思わず門の外からですが、感謝の合掌をした次第です。帰路、その市議会議員さんの自宅を訪問しようと思いましたが、電話をくださったあとに他界されていることを知りました。感謝でいっぱいでした。

現在も地域によって待機児童が多い、保育内容や環境が充実していないなど保育所問題は山積みですが、全国的に保育所の数が少ない、女性の就業への理解が極めて低い時代の悲しい、厳しい典型事例の一つと言えましょう。

実らなかった保育所設置運動でしたが、今、振り返れば、当時の行政機関への陳情書作成のために、なぜ「集団での保育」を求めるかの理論的・具体的検討になり、子どもたちや保育者や関係者の人々とのさまざまな共有、とりわけ日常的に繰り返される「食事の共有」を考えるきっかけになりました。のちに述べる私の共食・孤食研究の出発は「保育園児の共食調査[17]」からはじまっていることとつながっているようです。

## 仲間が寄りあって共同保育をはじめる

話題が前後しますが、個人保育だけでなく、日中は可能な限り、子どもたちの集団生活が望ましいと考える中、当事者たちが寄りあって運営する共同保育をはじめました。

まず、個人保育のときと同じに、団地内の要所に「共同保育の仲間を募集しています。くわしいことは○○へ」の貼り紙を出し、仲間を募りました。

すぐ集まった3家族で、共同保育のねらい・必要性や大事にしたいこと、特徴、要員、大まかなスケジュール、経費見積り、仲間の条件等を検討して、再度具体的な条件を書き込んだ貼り紙「共同保育の仲間になりませんか？」を出し、ありがたいことに10人の幼児（2～5歳）とその6家族が集まりました。担当してくださる専門家も決まりました。

そして、保母（現・保育士）としての経験が豊富なO先生と、家事ベテランの保育補助者Kさんの総勢12人になりました。それぞれの家族を入れると23人。さらに時々現れるO先生のお兄ちゃんとお姉ちゃん(子どもたちは大好き)とKさんの夫さんも入れると、親戚みたいな27人になりました。

問題は共同保育の場所の確保でした。出発時は幸運にも、団地内で中期出張中の空き家を使わせていただきましたが、その後は話し合いの結果、1家族が1か月単位で、自宅を開放する当番が回ってくることになりました。家賃を払う経済的ゆとりはなかったことと、子どもたちの「自由な1日」を保証できる条件が難しかったからです。

1か月ごとに引っ越しをしました。毎日の生活に「共同保育としての必需品」（絵本やおもちゃ、文房具、食器、調味料、昼寝の寝具、お掃除用品、古新聞紙、衛生用品など）と一緒に。

私家が当番の場合は壊れやすいガラス製品や飾り物、書きかけの原稿・資料、危険物などはそれぞれ大きな箱に入れ、本棚の最上段や当番期間中だけ特設した収納場所に入れ、帰宅・夕食をすませてから、もとに戻して仕事に取りかかるといった感じでした。

## 子どもたちが一緒に育つ場から生まれる魔法

2人分の共同保育費用は、合算すると私の月収を上回っていました。が、子どもたちにとっては10人きょうだいのような大家族生活で感じる、感じあう、楽しい、心地よい、うれしい、悲しい、矛盾に苦しむ、がまんする、ほめてもらいたい、勇気を持ってほかの子を守る等々、かけがえのないたくさんのことを共有できる場となっていました。

ほぼ同じ年齢の子どもたちですが、一人ひとりの食欲・健康状態・行動スタイル等が異なります。でもいつの間にか、年上の子が、小さな子の世話をする、食べず嫌いをすると（自分もそれほど好きでなくても）「おいしいよ。食べてごらん。ほら、おいしいでしょう」と話しかけながら、自分もいつの間にかおいしく食べている。それを見ていた保母さんが食事後に、年上の子を抱きしめて「すごかったね。A君が食べられるようにしてあげたのね」とほめる。そしてそんな日々のできごとが連絡ノートで、家族に伝えられる……。「一緒に準備して、一緒に食べて、お当番が片づける」のいわば共食によって生まれる「循環していく魔力」のようなものを共有しながら、子どもも家族も育っていたことに感謝しています。

その魔力は大人たちのパワーにもなりました。保育補助のKさんが、「保母」資格を取得して、この道で自分を活かしたいと決心され、通信教育で学びはじめたのです。お迎えのときや週末に保護者がそれぞれの得意分野を発揮して、レポートの仕上げを手伝ったり、私は必修科目の一つピアノ伴奏の練習を手伝ったりしました。子どもたちは、食事のあいさつのときに「Kせんせいが合格できますように」と大きな声で、手を合わせてお祈りしました。そして無事合格の知らせがあったときは、皆大喜びで飛びはねました。しばらくお会いしていませんが、今はどこかの保育所で「共同保育マインドやスキル」を発揮しておられると思います。

## 子育ては１人ではできない

乳幼児期の子育てでは小さなことから大きなことまで、ほぼ日常的に事件や事故が勃発しました。子どもたちの人数が多くなると、問題は数倍に増え、複合的になり、重層化し、予想をはるかに超えていきます。そして早期の対応が必要になります。私の子どもたちに関係したことだけでも無数に発生し、多くの方々に助けていただきました。そして、それらの一つひとつが、実践課題の発見・解決のための研究仮説・実験や実証・理論・実践への大事な素材になっていったのです。

共同保育の仲間はもとより、離れた仙台市に住む実家の父と母、関東在住の兄弟姉妹、近所の方、職場の関係者などに助けていただき、都庁勤務時代は、前向きにワーク・ライフ・バランスを調整しつつ仕事をすることができました。

また、職場の保健所は医師や保健婦など母子保健のベテランの専門家がそろっていましたから、私は困ったことをすぐ相談し、複数の専門家が私家の事情もふまえながら、助言・指導してくださいました。大変恵まれた子育て環境でした。

## 私自身が乳幼児だったころ

さて、家庭の中での乳幼児期の子育ての共食を振り返ってみたいと思います。改めて考えてみると、私の子育ての基本は生家の父母が育ててくれた方法のまねっこでした。

6人兄弟姉妹だったので、自分を含めて6人6様のやり方でしたが、共通していたのは、子どもが泣いているときは、ぎゅーっと優しく抱きしめてくれることでした。少し落ち着いてから、泣いている原因探しをします。「おむつが汚れている」「どこかが痛い」「おなかがすいた」「ほかの人が食べているものがほしい」「食べたくない」「だれかにいじめられた」など。そうしていると、ほかのきょうだいが寄ってきて一緒に泣きだし、２人とも抱きしめてくれたこともありました。そのうちにいじめた犯人が名乗りを上げて、事件が解決することもありました。

　母のやり方は、自分の母親（私の祖母）のやり方にプラス、愛読していた雑誌『婦人之友』※の「友の会」仲間から学んだ、人間や生活が大事の摂理に合った合理的なやり方を取り込みながら、試行錯誤する自分流のやり方と言えるかもしれません。私は長女でしたので、５人５様の試行錯誤を手伝っていたので、まねっこがしやすかったのだと思います。

　しかし、それでも自分の子の育児では、難しいことや判断に困ることが多発し、それは保健所の栄養指導や東京都庁での教材作成等で悩んでいた「学問と日常生活での実践のギャップ」と共通する課題でもあったのです。

　前述したように、栄養指導を受けに来られた母親たちに、私は自身の子育ての悩みや、その解決の試行プロセスを事例にしながら、一緒にその人に合う答えを探してきました。そのプロセスから多くを学び、結果として私自身の子育てにとってもよりよいヒントや改善への勇気を得て、いわば双方向性で「食からの子育てマニュアル」を充実させることにつながりました。

　さらにありがたいことに、日中の保育を担ってくださった方々（共同保育も）が、毎日保育交換ノートを書いてくださったことです。帰宅して、夕食づくりの前に読み、「お昼のシチューをお代わりしたのね。今度の日曜日にうちでも作ってみようか。とすれば、今夜は予定どおり焼き魚にしましょう」などとさっそく参考にして、準備をはじめることができました。子どもたちが眠ったあとにまた保育交換ノートを開き、返事や自宅での様子、ときには願いごとを書くのでした。このノー

※ 1903年に羽仁もと子が創刊した雑誌。「友の会」は、その愛読者から生まれた団体。

トのやり取りも、先の「食からの子育てマニュアル」の充実に貢献してくれたことは言うまでもありません。成長過程に伴う貴重な「食情報の共有」でした。

## 研究にのめり込むにつれ、子育ての時間が減っていく

2人の子どもは、多くの方に支えられながら、授乳・離乳食・幼児食へと順調にすすみ、すくすくと育ってくれました。

当時、都庁の退社時刻は17時。係長をはじめ同僚の管理栄養士たちが協力してくださり、17時3分有楽町駅発の電車に乗るために、17時即退席を支えてくれました。課の部屋から駅のホームが見通せたので、私が前方傾斜で走る姿が職場内の話題になり、仲間内の物まねのネタになるほどでした。職場の皆さんに支えられて、当時の私家の「子どもたちと一緒の食事」(父親は残業で不在でしたが)できていたのだと感謝しています。おかげさまで私のワーク・ライフ・バランスをうまく回すことができていたのでしょう。しかし、女子栄養大学に移り、そのバランスは一転します。

大学専任講師となり、自由な仕事時間が多くなったことはありがたいことでしたが、前述の「栄養指導研究会」の日や、現職の栄養士たちの研究室訪問などはほとんど週末でしたので、帰宅時間が遅く、かつ不定期になりました。共同保育の終了時刻を過ぎる日が多くなり、先生方に特別の時間外保育をお願いすることもありました。

そこで、職住を接近させることで、少しでも子育ての時間を捻出しようと考え、大学からのアク

セスがよい場所に引っ越しすることにしました。

## 妹家族と庭続きで助けあう共食

埼玉県S市とT市が隣接する広い一角に、900戸ほどの住宅エリアが新設され、転居します。

転居の条件は、①私の職場から近いこと、②都市の雑踏から離れた自然豊かな場所がいいこと、そして③同じく共働きの私の妹家族と助けあうために2軒隣り続きで居住できること、④大人数で食事や話し合いができる大きな食卓が置けるリビングルームがあること、でした。４条件がそろうことは少ない中、大学のH教授が「静かでいい」と教えてくださり、見学に行きました。手入れの行き届いた茶畑と、自然保護地域で人手が入っていない雑木林のコントラストが魅力的なエリアで、即決定しました。地図上に自宅と大学を直線で結んだ最短コースの道なら、朝の出勤時間帯でも車でほぼ1時間以内、夜間なら29分で帰宅できるので、ほっとしました。

ただ、恥ずかしながら、当時、小学3年生の長男の通学条件を配慮していませんでした。紹介チラシに「小学校からほぼ3キロ強あります。低学年生の通学は難しいかもしれない」と表示されていることに気がつかなかったのです。

長男は、集団登校の上級生とともに、里芋や野菜畑の広がる道路を通いました。毎日農家の人々が「もう少しだから頑張ってね」など、声をかけてくださったようです。時々、泥つき、葉つきの大きな大根を1本丸ごといただいて、ランドセルの上に乗せるように担いで帰宅しました。まず、大根おろし、ふろふき大根、長い新鮮な葉っぱを油揚げと一緒に炒め煮にするなど、ありがたい贈り物でした。もちろん隣に住む妹家族へおすそ分けし、その代わりに厚いステーキ肉が返ってくるなど、両家の食事も豊かになったのです。

次の日には長男が「おいしかったよ」と、農家の人に大声でお礼を言うので、かわいい小学生だとPTAの会合でほめられたこともあります。今で言えば、毎日「農業現場見学」をさせていただいたことになります。

おかげで長男は健脚な、健康優良児に育ちました。中学生ではバレーボール部で大奮闘し、腹ペコで帰宅。しかし自宅に私はいませんから、隣の妹家のベテラン家政婦さんのおいしい料理をたっぷりいただく日が続きました。夕食の料理が足りなくなり、妹家族より先に食べることの禁止令が出たほどです。いつの日からか、妹家族の食事の準備に、私の長男の分が加わるようになってしまったのです。

また、妹家族の子どもたち2人は、わが家の子どもたちと4人きょうだいのように育ちました。自分の父・母を「お父さん」「お母さん」と、私と夫を私家の子どもと同じに「ママ」「パパ」と呼び、お互いの都合に合わせて、甘えたり、叱られたりして育ちました。ジュースを飲みすぎて止められると、私家へ移動してくる。私は麦茶をたくさん作って、ワインの空き瓶に入れ「ママジュース」と名づけていました。「ママジュースは甘くないね」と言いながらも「ママジュースをください」と自分でコップを持ってきた子どもたちの姿が忘れられません。さまざまな形の共「感」のひとときと言えましょう。

## 「研住一体」の日々で研究室スタッフとの共食

私の子育ては多くの方々に助けてもらいました。研究室のスタッフ、大学院生や学生たち（以下、メンバー）との共食もその一つです。

毎日、私自身も含めてメンバーのだれかが、データ分析が終わらない、論文の結果は書けたが目的に合った考察になっていない、明日発表会なのにリハーサルをしていない、あるいは予想される質問への返答の準備ができていない、など数えきれないほどの問題点が残ったまま、研究室は夕方を迎えます。でも、子育て中の私は、帰宅しなければならない。しかし自分だけ帰宅することはできない！

そこで、緊急課題を抱えて困っているメンバーとそれを手伝うメンバーが、手回し計算機（当時はまだ電卓が普及していなかったので、研究室では手回しの機械式計算機を使っていた）や、図表仕上げの文具類を箱に詰め、私の車に乗って私家へ移動する……という（各自がパソコンを持ち、各自宅から交信できる現代では考えられない）状況が続いていました。

帰宅途中で、移動人数を見計らって夕食と朝食の食材を購入し、トランクには計算機と食材が一緒に詰め込まれる状態です。私家に到着するとすぐ、得意技で役割分担をします。分析や原稿書きを続ける人、夕食の準備をする人などがそれぞれの役割を果たし、ほぼ徹夜で（交代で仮眠をし）やれるだけやって、朝食を食べ、私の子どもたちは学校へ、研究室のメンバーは私の車に再度乗り込んで、研究室へ帰る……という「職住一体」ならぬ「研住一体」でした。このような緊急事態を乗り越えるために、各自の宿泊用歯ブラシや着替えを入れる引き出しも決まっており、眠れないときのウイスキーを確保していたメンバーの引き出しもありました。

長女も長男も大喜びで、「明日の発表会に間に合うの?」「足りない文房具がありますか?」などと一緒に心配し、ごみ集めを手伝う。「うちの食卓は大きくてよかったね。パパが単身赴任でいないから、部屋が使えてよかったね」など心配もしてくれました。いつの間にか研究室の小さなメンバーにさせていただいていたと言っていいかもしれません。

そして、幸いにも研究室メンバーはそれぞれが個性豊かな背景を持っていて、得意な生活スキルも多様でした。このような緊急合宿時の役割分担もみごとでした。今はやりの時短調理が上手な人、調理の専門家でおいしい料理を作る人、子どもを巻き込んで片づけ方を教えてくれる人、これらの全体マネージメントが得意な人など、食事の計画から実行まで、みごとなチーム力でした。2人の子どもたちはそんなダイナミックな食事づくりの渦の中で、体験を重ねることができました。おかげさまで、私以上にハイレベルの食事づくり力が育ちました。

一方、私自身にとっても、自己流だった包丁使いをプロに教えてもらったり、食材の特徴を活かした保存食づくりやおしゃれな盛りつけのコツなど、学ぶことが多くありました。この共「食事づくり」の体験が、第5章で述べる「食事づくりセミナー」(187ページ)の開発・展開へもつながっていきました。

## 思春期の危機を乗り越えさせてくれたのも食卓

さて、このように超多忙ながらも充実していた私家の共食ですが、１９８１年、長男が高校生になったころ、状況は一転します。一つは義理の母の認知症、もう一つは長男の反抗期でした。

当時、義父が脳卒中で倒れたのを機に、義母がアルツハイマー型認知症になっていることがわかり、住み慣れた福島の自宅から、私家に同居しはじめました。徘徊性があり、交番や地域の方々に迷惑をかけることも多くなり、私の留守中に義母の話し相手として、アルバイトの主婦の方をお願いしていました。実はその方がいち早く長男の気持ちの変化に気づき、心配りをしてくださっていたことがあとでわかりました。夫は単身赴任で月に1～2回だけの帰宅で、私は大学の仕事に追われるまま、その変化に気づけなかったのです。

希望の高校へ入学した長男でしたが、私はある日、自宅のガレージに長男名義のバイクの免許証が落ちているのを見つけ、初めて長男の苦しみや無断休校を知ったのでした。仕事優先、研究優先で突きすすんで、母親としての基本的な役割を果たしていなかったのです。

この家族にとっての重要な危機を抱擁するように受け止めてくれたのが、居間の大きな食卓[18]でした。私は当時、2階の書斎で仕事をする時間が長かったのですが、長男の変化に気がついてから、子どもたちの出入りの様子や食事前後の時間をゆっくりともにできるように、家族が寄りあう食卓のそばで、調べ物などの仕事をするように変えました。そして改めて、子どもたちの心身の小さな変化を見逃していたことに気がつく中で、食卓を拠り所に、自然とささやかな声かけや会話やつながりあうひとときが増えていったことに、感謝しています。

当時の「大きな食卓の抱擁力の大きさ」について、その後、共食・孤食と人間生活とのかかわりの深さを世に問いかけた、初めての1冊と評される『なぜひとりで食べるの――食生活が子どもを変える[16)⑤]』の序文の一部に、次のように加筆したのです。

**【すぐにはキレない、食卓がつなぐ複数の糸】**

私たちの居住地埼玉県でも、当時はオートバイについて「3ナイ」で、買わない・(免許を)とらない・乗らない、の通達が全高校に出されていたころ、「オートバイが欲しい、だから夜間のバイトをしたい」という、長男の申し出にびっくりしてしまいました。申し出を拒否すると「何でもだめだと言う」と大暴れ。日ごろはとてもやさしく、素直で、元気なスポーツ好きの高校生だったので、その急変ぶりに私たちのほうがパニックになったのです。「夕食はいらない」「朝食もいらない」ですので、どうやって生きていくのかと心配でオロオロするばかりでした。二階の仕事場での仕事をできるだけ子どもたちの出入りが見える階下でするようにして驚いたことは、変化がさらに深刻で多方面に及んでいることでした。

この状態を救ってくれたのが食卓。急変ではなく、小さな変化の積み重ねであることを教えてくれたのも〝食卓とその周辺〟でした。

学校から帰って、また出かけようとするとき「夕食は?」と問いかけると、「いらない」「いちいちうるさい」だったのが、「ごめん、今日はいらない」「○時ごろ帰るから、間に合うかな」「今日はいらないけど、明日は食べるよ」と返ってくる言葉が少しずつ変わってきました。

食事どきも、「いただきます」も「ごちそうさま」もない状況、気に入った料理だけ手をつけてさっと立ち上がる状況から、食卓の料理を全部平らげる、おかわりをするといった摂食量の変化。食卓に斜に構えていた状態から真正面に座る、落ち着いて味わって食べる、と変わっていきました。

こうした変化はいっしょに食べる人との人間関係にも現れ、自分の都合で食卓に着く状態から、ほかの家族に時間を合わせて食べる、または時間が合わせられないと断ることへ。さらに、あいさつをする、食事がおいしいとかおいしくないとか気持や意見を言う、ほかの人が困っていると手助けをする、自分が困ると「取って」と頼んだりしてやってもらう……。特に痴呆症（現・認知症）の祖母の状態の変化に早く気づかって、さっと手を出すなど世話をよくしてくれていた状態の復活でした。

さらに、時間があれば台所に現れて「手伝うことある？」と聞いてくる。食後の後片づけも祖母の分をいっしょに片づけたり、逆に「ぼくの分、ばーちゃん頼むよ」等々、いつもの〝わが家の食卓〟の復活が長男自身の精神的な自立の復活と並行していたのです。

食卓をめぐる具体的な行動は、その日の当人や家族の条件で異なってきますが、行動へのプロセスを心身両面から詳細に表現するといえましょう。このとき、母子二人だけよりきょうだい、父母、祖父母と異なった世代が組み合わさると関係がさらに多様に、現れる面も多様になります。異世代いっしょの食事（共食）の家族にとっての意味深さがここにあります。

今、〝キレる〟というきびしい言葉がよく使われます。食卓は、それを囲む複数の人の実に多くの行動（心身のそれへのプロセスも含めて）から成り立っているので、たとえ一本の糸が切れていても、ほかの多くの糸との多様なつながりの可能性があるところだと思います。要は、この多様なつながりがよく見える食卓を互いに囲まなくなると、互いのつながりが生まれにくくなり、かつその変化が見えにくくなることです。まだ何本か糸がつながっているのに、全部切れてしまったと錯覚することが恐ろしい。何がどのようにつながっているのか、キレそうなのか、キレそうなのに少しずつつながり

がもどっているのかが見えるのが〝食卓〟なのに、これが軽んじられているようで残念です。(後略)

足立己幸ほか『なぜひとりで食べるの――食生活が子どもを変える』[※]第16刷、日本放送出版協会、1998年
※1998年発刊の16刷で著者が加筆した序文。

一緒に食卓を囲む人が多ければ多いほど、そのつながりも多様になります。食卓こそが、日々の家族の食事の営みやその背景をしみ込んでいることを実感したのでした。

後日談ですが、それから約20年後、すっかり成長して立派な親となった長男の新居を訪れたとき、リビングの真ん中に大きな食卓(中くらい？　私には大きく見えました)がありました。「いちばん大事なところだから大奮発しちゃった」との言葉に、胸が熱くなりました。

# 5　二つめの「食生態学研究室」

## 名古屋学芸大学へ

### 思いがけない使者

私が70歳直前で、女子栄養大学定年退職の準備をはじめたときのことでした。これからは自由にＮＰＯ活動など社会活動ができると、ひそかに喜んでいたある日、研究室に名古屋から使者が来られました。心から尊敬し、著作などを積極的に読ませていただいていた名古屋学芸大学学長で、厚生労働省の長寿社会に向けて介護保険制度の構築に関する検討会の委員長等で活躍されていた井形昭弘先生から、「緊急事態が発生したので、助けてほしい。大学院新設にあたって『栄養教育学特論』の担当者が必要だ」とのことでした。

人間の尊厳を重視する学問・実践論の（片思いですが）恩師からの要請をお断りはできず、夫や子どもたちの了解を得て、書類一式を提出。文部科学省の認可が下り、名古屋学芸大学大学院栄養科学研究科教授として「栄養教育学特論」「国際栄養学特論」の講義と、修士論文研究指導をさせていただくことになりました。

そして、「食生態学」研究室の開設も許可されました。大学で法学を学び、女子栄養大学大学院で食生態学を共に育てたN博士も専任講師で採用され、心強い出発でした。

2年間の約束でしたが、実際には大学院博士後期課程設置のカリキュラム構築にも加わり、認可後、3年間の講義と博士論文研究指導を担当、博士第1号が食生態学研究室で生まれました。

さらに井形学長から大学院設置時の特色ある構想の一つであった「名古屋学芸大学健康・栄養研究所」の研究所長を命じられます。こうして2006年から通算10年間以上を多くの関係者に支えられながら、過分の役割を務めさせていただき、今日に至っています。

## これまでの研究・実践の総括をしながら、地域展開

私にとっては、初めての東海地域で、すぐれたスタッフとともに、同じキャンパス内（ヒューマンケア学部、メディア造形学部を持つ名古屋学芸大学と、多数の外国人留学生が在籍する名古屋外国語大学がある）の異分野の研究・実践・社会活動の専門家との日常的な討論ができる、ありがたい時間を得ることになります。

今まで経験したことのない視点や方法での「共食・孤食」論にもつながりました。

○外国語大学外国人留学生たちの留学目的を実現できるよう、日本の食文化を活かした食事づくり力形成のための食生態調査、実習を伴う授業や学食環境づくり

○東海地域の伝統的な食文化の一つ「モーニングサービスの現状と食育や食関連施策への提案」（N市との連携、博士論文研究指導）

○名古屋学芸大学健康・栄養研究所で公開シンポジウム「今、共食を考える」を開催
○これらの基礎となった食生態学の軸となる研究の総説等論文の公表
○愛知県内栄養教諭たちの研修グループに合流し、企画段階から小中学生を巻き込み、それぞれの「地域特性を発揮できる食教材」開発や活用プログラムの作成

いわば女子栄養大学時代にため込んできた「共食・孤食」研究・実践・人材養成等を横断的に整理して、多様な学習環境でも、多くの人と共有できる基本資料開発を多分野の人々とすすめるための総括と提案期と言えましょう。

## 多様性が混じりあう日常生活での共食

キャンパス内14か所の「学食」は、多文化・多専門分野・多年代の人々の「多様な共食」の現場でした。「軽食タイプ」（メニューはどんぶり、麺、カレーなどの単品で食券を購入）、栄養管理された定食などがある「食堂タイプ」、コンビニエンスストアのパック麺もありました。

私はたいてい研究室のメンバーと一緒に、食堂タイプの南食堂で食べていました。東海地域産物を使った定食メニューが複数種あること、教職員も国内外の学生も皆一緒のこと、学生たちが楽しそうなこと、そして、学長と秘書が学生の中に混ざって一緒にテーブルを囲んで食べることもあり、全員が区別なしの大衆食堂のようだったからです。お会いしたい、話してみたい教職員のそばが空いていると、「よろしいですか?」と座っておしゃべりすることができたからです。研究がうまく

すすんでいない大学院生からは、見つかりにくい場所を選ぶこともありました。大きなテーブルや2人掛けの小さなテーブルがあり、すぐ前は花壇のある庭続き。隣は学生の自由な懇話室などさまざま。「小さな共食」が庭に広がり、「大きな共食」につながる開放感が多様性をさらに育てる本大学のランチ・共食の姿と言えるかもしれません。

さらに、名古屋での滞在期間中は家族の生活管理から解放されて、私の共食観をさらに醸成させたようです。例えば、大学の日常の学食、研究室メンバーが時間を割いて連れていってくれる行きつけのレストラン、共同研究仲間の栄養教諭グループが東海の旬の魚を食べさせてくれる飲み屋、早朝からのモーニングサービスめぐり、常連になったホテルの朝食バイキングでの国内外修学旅行生たちの食いっぷり、新幹線通勤での駅弁比べ等々、それぞれに物語があり、つながりがあり、予想を超えた「共食・孤食論」への刺激、そしてそれが私家への帰宅後の日常の共食や食生活にしみ込んでゆくのでした。

## 自宅に残された夫の食事は？

名古屋と東京の二重生活（？）は、もちろん自宅に1人残った夫の日常へも変化をもたらします。次の高齢期の共食の節でくわしく述べますが、夫は定年退職後、食事づくりにも少しずつ主体的にかかわるようになってきました。そして、私の「定期的な不在」が功を奏したようでした。

私は3泊4日程度の「定期的な不在」のときは、主食・主菜・副菜、おまけの料理を準備し、それぞれ500mLサイズの容器に詰め重ねて冷蔵庫に入れておきました。ごはんは夫のマイごはん茶わん１杯分をラップで包んで冷凍庫へ。そのころ、すでに夫は手軽に栄養バランスを整えられる「３・１・２弁当箱法」（242ページ）の食事法を習得済みでしたから、自分でごはんを電子レンジで解凍し、不在中も適量のおかずを選んで自分で食事を整えることができるようになっていたのです。

# ６　高齢期の共食で向きあう

## 親のこと、夫婦のこと

さて、これまで「共食から見た自分史」を書いてきましたが、高齢期になってから、筆がすすまなくなってしまいました。第2章に紹介するとおり、私の「共食・孤食」についての本格的な研究・実践は１９７５年ごろからはじまり、その内容は、子どもから高齢者までを含み、研究結果を国内外の学会報告や著書[19)①②]で発信してきました。

それなのに、自分自身の高齢者としての共食・孤食観について書けないのです。理由の一つは、恥じ入るばかりですが、85歳のれっきとした高齢者なのに、自覚が薄いまま、自分事として向きあってこなかったからかもしれません。

しかし、新型コロナウイルスのパンデミックに直面して、ワクチンの優先接種高齢者としての特別扱いを受ける機会等が増えるなど、高齢者であることの認識を新たにしている次第です。そこでここでは、まず前半で、私の共食・孤食観を揺さぶり、影響を与えてくださった先輩高齢者、父と母の高齢期の共食とそこから得た共食観について書いてみます。そして後半では、自分自身のこと、夫と2人の共食、そして今、私が描いている「80歳からの共食」について考えていることを書いてみたいと思います。

## ［1］父と母の高齢期の共食から

### からだが不自由な父の、苗をとおした子どもたちとの共食

本章の初めに書いたとおり、私の父は重度の身体障害者[1)]です。それなのに1983年から毎年夏に開催してきた「子ども自身が構想し、実践する食事づくりセミナー」（187ページ）の当初から、蔵王にあるセミナーハウスの作物づくりを助けてくれました。新年になると「今年のセミナーは何日にはじまるのか？　父さんが協力できることは、おいしい材料の苗を植えつけておくことぐらいだから」と連絡がありました。そしてほぼ毎年、夏のセミナー開催日に合わせて野菜が収穫できるようにと、仙台市の自宅から種芋や作物の苗などを抱えて市バスに乗り、蔵王山麓のセミナーハウ

スを訪れました。そしてセミナーハウスの庭に不自由な片脚を曲げて地面に膝をつけ、一苗ずつ植えつけてくれたのでした。

セミナー開始日になっても計算どおりに生育せず、ピンポン玉サイズの小さなじゃが芋がたくさんとれた年には、急遽「じゃが芋の丸ごと揚げ」にメニュー変更をするなど、子どもたちは「仙台のおじいちゃんのじゃが芋」料理づくりを喜びました。残念なことに父と子どもたちとの共「食事」は実現できませんでした。しかし、恒例の2泊3日の最後の大パーティ（お世話になったセミナーハウスの近所の農家の方々を招待する）では、子どもたちが「これは仙台のおじいちゃんが植えてくれたじゃが芋です」と紹介することもあり、当事者不在でも共に行う「食事づくり」で盛り上がったのでした。お互いに会ったことがないのに、心あたたまる、少し涙も出てきてしまう、子どもたちと仙台のおじいちゃんと、地元の農家の皆さんと、われわれスタッフたちのかけがえのない「共食」の思い出です。

## パーキンソン病を発症した母が食事を待つ「自分表現」

子育て中はもちろん、その後も働きすぎの毎日だった母は、1996年くらいから、からだ中あちこちに不具合が出て、思うように自分のやりたいことができなくなりました。パーキンソン病と診断され、最良の医療を尽くしていただきました。

母のこのときの食行動（食事を食べる行動、食事を作る・準備する行動、食情報を交流し食を営む力を形成し、伝承する行動）の全体からながめ直すと、パーキンソン病で寝たきりでも、いろいろの人との共「食行動」が多様に可能であることを知らせてくれました。当時の母の様子を、一緒に看病した義妹とともにまとめた小論があります。

車いすの背に深く座って、テーブルの前でやさしく食事を待っている日。不自由な右手で握れるように家族特製のフォークをテーブルの上に置き、お茶のコップ、予備の吸い飲みにもお茶を入れていただいている。狭いテーブルを片づけて、食事のトレイを置く場所が確保してある。I子のいまの〝実力〟を、全部発揮した食事の準備完了の状態だ。こんなときはやさしく、「いつもありがとう。あなたが来てくれると食欲もりもりになる」などと言ってくれる。（中略）しかし、残念なことにそうでない日のほうが多い。車いすにうなだれ、頭を伏せたまま、コップにはストローが3〜4本入っていて、「食欲がない、食べられない、みんな忙しそうで世話をしてくれない、熱も出てきた、頭が痛い、指がぜんぜん動かなくなった、このままではもうお迎えが……」とマイナス思考の言葉を連発する日も少なくない。でもこのような日に、介助をして食べている途中で「今日の煮魚が少し、ぱさぱさしているけど、もっとしっとり煮るコツを教えて?」などと話しかけると、突然背筋を伸ばして、ていねいに煮魚の調理法を教えてくれたりする。そのあとは別人のように、「おいしいおいしい」と食事をすることもある。

足立己幸、高橋千恵子「高齢者にとって食事とは?──日常的な自己表現・自己実現の場」『総合ケア』第16巻、2006年

ほとんどの行動が介助なしにできなくなる中、病院内外の皆様に支えられ、食からなら自分表現・自己発揮の可能性が高いことに驚くばかりでした。

ある日、大好きだったマグロのトロを食べたいと言い出して、内々に慎重協議の結果、食べさせてあげました。「おいしいね」と細い目をもっと細めて、いつもの笑顔で喜びました。そして翌日、旅立ちました。

## 庭仕事が好きだった義父は寝たきりでも「食事づくり」に参加

「男子厨房に入らず」を貫いていて、元気いっぱいで仕事をし、社会貢献をしてきた義父が、80歳のときに脳卒中で倒れ、福島市から埼玉県のわが家に転居したのが１９７９年でした。思考力は抜群で、寝たきりでもさまざまな話をしてくれました。

私と2人のときは、生まれ故郷の京都丹波の立派な栗の話や、電力の工事現場（ほとんど人里離れた山間地）で食べた大鍋の芋料理がおいしかったことなども話してくれました。同じ芋料理でも、地域でとれたものは品種が違う、季節が違うから、煮方も違い、盛りつけも違い、食べ方も違い、残った汁で作る雑炊も違うなど、いろいろ話してくれました。

家族が集うリビングルームの隣室を寝室にしていましたので、食事のときは皆の声が聞こえるようにふすまを開けて、義母が両方の部屋を行ったり来たりしていたことが思い出されます。

私はなるべく寝室の義父に聞こえるように、大きな声で「おじいちゃん、そろそろ蕗がおいしいころですか？」と質問すると、「福島ではまだだけど、ここは土壌が赤土でよいから、そろそろかな」などと具体的な返答がありました。食事づくり行動の出発点は「どんな食事にしようかを考える」（185ページ）ですから、出発点からの参加にあたります。

そして夕食になると、「今日の蕗の煮物はおじいちゃんの提案で〜す」と。寝たきりでもほかの人にはわからない貴重な食情報の交流そのものであり、共「生きた食情報」の実証例です。

## 認知症になった義母との共食で寄りそえる介護

その義父が他界してから、義母はショックが大きかったのでしょう。物忘れが多くなりました。あるとき、いつもよくしてくださっている近所のTさんから電話があり、「夕方、鍋を持って豆腐屋に行くみたいだけど、なにも買わずに家に帰ってくる日が多くなったようですよ。ボケが目立つようになったのでは」と教えていただきました。

「長く住み慣れた福島の家がいい」という義母の気持ちを優先して福島でひとり暮らしをしていましたが、主治医と相談の結果、私たちの家に連れてくることにしました。「デパートに買い物に行きましょうね」と言って割烹着《かっぽう》のまま私の車に乗せて、埼玉の家まで直行しました。家に着いてから、「大きな病院で診てもらうためなの。うそをついてごめんなさい」と告白しました。

診断はアルツハイマー型認知症。この日から約6年間の在宅介護がはじまりました。その間にはさまざまな事件がありました。「この家の横の道路をまっすぐ行けば福島の家だから」と足早にどんどん歩いて行ってしまい、近隣の交番から呼び出しを受け、迎えに行ったことは数えきれないほどありました。

当時、夫は単身赴任で1か月に一度程度の帰宅。子どもたちは大学や高校生で大忙し。私も大学の教育・研究・組織改革等で忙しかったので、家族が帰宅するまでの「話し相手」のアルバイトを主婦の方にお願いしました。義母の相手を非常によくやってくださり、日中の様子、危機的な行動への対応等、具体的に知らせてくださいました。とは言え、私にとっては義母の心身の小さな変化や苦悶を、具体的に知ることは難しかったのです。

しかしただ一つ、朝夕の食事が、義母の心身の状態を知るかけがえのないひとときでした。まず、体調のよい日は「なにか手伝うことはあるかい？」と台所に来てくれました。

調理が大好きで上手。人をもてなすのも大好きで、これらをみごとに実践し、多くの人に喜ばれ、称賛され、生きがいのように過ごしてきた人でしたので、ここの家でもそうしたかったのでしょう。もてなしの全体プランからフルコースを仕切り、食事に仕立てて、サービスしたかったのだと思います。でも、ガスの点火ミスで火事騒ぎになったこともあり、実際にはやれないこと、やると危ないと止められることもわかり、募る不満をがまんしている様子を見て、私自身がどうしたらよいか、判断がつかず苦悶する日々でした。

でも、体調がよいときは、食卓に大好物の煮豆料理があると、丼ごと自分のほうに引き寄せて、まず自分の小鉢に取り、孫たちにもサービスしてくれました。

一方、体調の悪い日は自分の箸箱（義父が元気だったころは2人の箸が入っていた箸箱）だけを抱えて、着物の襟ははだけたままで食卓に座り、食事量も少なく、よだれとこぼした料理が一緒に落ちてしまう状態でした。「おばあちゃんのよだれの様子で、明日は雨かな？　と思う。天気予報並みの確率でわかる」と対面に座っている長男が言ったほどです(私は義母の隣で介助をしていました)。

さらに、よい日と悪い日に二分されているのでなく、両者の間をさまよっているのでしょう。夫が帰宅している日は、頑張って食事をすませます。娘が「おばあちゃんの煮豆はやっぱりおいしいね」と声をかけると急にシャンとなって、作り方の説明をはじめ、それからは食事がすすみ、体調もよくなることもあります。逆に、私が「おばあちゃんしっかり食べないと、明日○○へ行けなくなりますよ」と言うと、「行かないからいい」と怒ってしまうこともありました。元気と元気でない状態はまさに動的平衡状態で、その変化の様子を見ていると、心身の実体(体内の状態を含めて)がわかるように思いました。

食事にかかる時間は少なくても20~30分以上の長さで、多様な行動が組み合わさって「食べる」ので、心身の多側面から微妙な変化の状況を知ることができます。そのうえ、共食の場合はさまざまなかかわりの重なりあい(食物のやり取りや、会話)の中ですすみ、さらに人によってとらえ方が異なるので、多様な行動を多側面から見ることができます。このことは逆に、義母へのアプローチも、これらに対応して無限に近い方法が考えられることになるのでした。共食ならではの多様な自己表現・自己実現であり、多様な観察・介護の方法探し・これらの共有の可能性の実体験であり、これらを全部包み込んだ加齢・人間の老い・生きがい形成の刺激的な日々になりました。

## ［2］定年退職後の夫の大変化

### 受け手一筋だった夫の「共食」

ところで「いちばん身近で生活をともにする夫との共食はどうなのですか？」という質問を、これまで多くの人から受けてきました。そのたびに、「世界中でいちばん難しいこと」と答えてきたこと、なにもできなかったことを告白しなければなりません。

私たちは結婚するにあたって一つずつ「希望？　注文？」を出しあいました。当時、女性の理想像は良妻賢母が常識でしたし、夫の両親からは結婚後は即仕事を辞めることを要請されていましたので、私は「仕事を辞めろと言わない」を求めました。そして夫は「食事のときに〝栄養〟と言わない」を出してきたのでした。お互いに了解して、結婚しました。ですから、私は今までこの約束をほぼ60年間守っているつもりです。もちろん、子どもや孫たちをとおしての「間接話法」や、一般的な話題として口にすることはありましたが……。

夫は企業の研究所研究員で、さらに、単身赴任の時期が長く、1か月に2～3回ぐらいしか帰宅できなかったり、自宅から通勤している時期も朝6時ごろ出発、残業で夜10時過ぎに帰宅の状態が繰り返されたりと、いわゆる会社人間を絵に描いたような人でした。

読書と囲碁とお酒が大好きで口数は少ない。自分から「うまい！」など感嘆詞は出ないので、私が「おいしい？」と聞くと「うん、うまい」だけの返答でした。私は生まれ変わったら自分から「うまいなあ！」という人と結婚したい、と不満を言っていたほどです。ですから、家族４人そろっての共食の機会は極めて少ないうえに、夫は（お酒以外は）〝受け身一筋の「共食」者〟だったと言えるかもしれません。

## 定年退職を機に一転

でも65歳の定年退職を機に一転しました。一言で言えば、夫自身の表現で「今まで家のことをなにもしなかったことの挽回」で、共食の場づくりの担い手側に変身したのです。

例えば、週に1回、孫娘の保育園のお迎えをして、帰り道に夕食の買い物をし、娘宅での共食を楽しんでいました。

週に1回の「じいじお迎えの日」はまわり道をして、買い物のかたわら、肉屋さんのコロッケを買い、公園のベンチで1個ずつ食べて、少し遊んでから、自宅に帰る……が定番になっていたようです。

調理では「特製肉みそづくり」を手伝ってくれるようになりました。これは、夫は私が留守のときなど、豆腐にしょうゆをかけるだけですませることがあるので、10年ぐらい前から常備菜として冷蔵庫にストックしているものです。内容はひき肉たっぷりとそのとき家にある野菜を適当に細切りにして炒め煮にし、みそ、しょうゆ、みりん、とうがらしなどを加え練り上げた簡単料理です。

昨年のある日、私が練り上げるときに手首が疲れて、「腱鞘炎になりそう」とつぶやいたら「ただ混ぜればいいんだな」と言って、交代してくれました。台所で自分からすすんで調理作業に加わることはほとんどなかったことなので、びっくりして子どもたちにＬＩＮＥで報告したほどです。

このときから「特製肉みそ」については、保存、管理、食事どきの子どもや孫たちへの分配等のリーダーシップをとるようになりました。

会話の内容も異なってきました。先日は長男に適塩が大事なことを「50歳を過ぎたんだから気をつけなければならない」と忠告していました。今まで自分が言われると「わかっている」と言うだけで、行動には変化がなかった当人の発言とは考えられない変貌です。「食情報」の受け手から、発信側への変身です。

## 「3・1・2弁当箱法」で体重コントロールをしたい

さらに驚くことは続きました。なんと自ら「3・1・2弁当箱法[3)]（242ページ）で体重コントロールをしたい」と申し出てきたのです。「3・1・2弁当箱法」は、私が長年提唱してきた、弁当箱を1食分の目ばかり器として用いた、手軽に自分にぴったりの栄養バランスのとれた食事がわかる方法です。これまで結婚時の約束を守って、私から直接話したことはありませんでした。

夫はもともと自己管理がしっかりしているタイプで、退職後は、朝夕2回のラジオ体操と、体重・血圧測定とその記録を続けています。主治医からは「現状維持で十分です」とお墨つきなのに「どうしても1キロやせたい、自分のからだが重い」とのことでした。

さっそく、昼食時に実行することになりました。まず、夫の1食分のエネルギーと同じ容量（500mL）の2段の青い弁当箱を用意しました。私も同じサイズのピンクの弁当箱にしました。そこに、主食・主菜・副菜を3・1・2の容積比で詰めます。それから、ごはんをいつもの茶わんに入れ替えると、いつもの量と同じ。おかずだけを2段のうち1段の弁当箱に詰めておけば、夫が自分でごはんを茶わんによそって用意するようになりました。やがて、「毎日弁当箱に詰めなくてもだいたいわかる」との本人の申告により、普通のお昼ごはんに戻りました。その後も、先に述べたような、私が出張などで不在のときに役立ちました。おかずをまとめて作り置きしておけば、夫がだいたいの自分の適量で組み合わせて食べるようになったのです。大変身です。

## ［3］私の80歳からの共食

### 本格的に夫婦2人の生活に

2016年春、80歳を迎えた私は、名古屋学芸大学健康・栄養研究所所長職の退任を機に、おもな仕事場は自宅になり、本格的に夫と2人の生活になりました。

子どもたちがそれぞれ独立して家族を育てていますので、夫婦2人の食卓です。とは言え、1～2週間に1回は子どもや孫たちのだれかが現れ、一緒に夕食などを食べたり、半年に1～2回は長男・長女両家族と隣家の妹家族や友人などが加わった大バーベキュー会食を行ったりします。そのときは食材の種類も購入量も増大し、使う食具も大鍋です。そして食卓は、台所の調理台から、リビングのテーブル、庭のバーベキューテーブルまでを使った、いわば「連鎖型食台」が活躍する大にぎわい、大忙しの「大きな共食」になります。

一方、私はまだ、名古屋学芸大学大学院の集中講義や共同研究、研究所活動、国内外の専門家研修等の社会活動のほか、論文や書籍の執筆の宿題を抱えていましたから、自宅2階の明るい部屋を書斎に、3階の屋根裏部屋を資料室にしていました。

平日は2人で静かなしっとりした「小さな共食」。週末は大忙しの「大きな共食」で、日々の仕事への奮戦力へつながっていたと言えましょう。

## ある朝の食卓

ある夏の朝は、このようにはじまりました。朝7時ころ目が覚めて起床。お天気なら1、2階全室の窓を開けて換気。1階だけ簡単に掃除をすると、からだのウォーミングアップになります。テレビのニュースを聞きながら朝食の準備をします（ちなみに大きなリビングの食台は、窓側半分を夫がマイスペースとして読書など自由に使っているので、台所に近い半分を食事に使っています）。

オーストラリア・パースの大学駐在時期にいただいた、さわやかな野草模様のランチョンマットを敷き、大きなマグカップにたっぷりの牛乳、トースト、隣家の妹が早朝散歩の途中で買ってきてくれた地元農家のトマトのサラダで、夫と2人で軽い食事をとります。朝ドラを見て感動泣きをしたり、その後の朝の情報番組を見て、紹介される料理に食料安全保障の視点が不足していることに文句をつぶやいたり……。

9時ごろ、夫の予定に合わせて昼食を12時にすることを確認し、私は緑茶を大きな湯飲みいっぱいに入れて、「行ってきます」と2階の書斎へ。まず、メールチェックをすませ、さわやかに仕事が運ぶ午前中に、難題からはじめるのです。

## いちばん困ったのは買い物

私は80歳を迎え、自動車運転免許証を仏壇の父母に返納し、愛車を長男の妻へプレゼントし、車の運転を止めました。いちばん困るのは、自由自在だった食材の買い物でした。検討の結果、米・牛乳・鶏卵・調味料などは、引っ越してきてからずっとなじみの食料品店に週1回の配達をしてもらう。地元野菜や重い根菜類等は、隣家の妹が自家の買い物時に一緒に購入してくれる。近所の農家からのいただき物も、2世帯分をもらってきてくれる。だから私自身は週に1回程度、バス20分弱で行ける最寄り駅前のデパートで、ほかの生活必需品等と一緒に、鮮魚、肉類や特殊な調味料、菓子等を大型買い物カートいっぱいに購入してきます。若い人たちに支えられた、ありがたい食材入手システムが定着し、感謝いっぱいです。さらに、自分では選ばなかったような新食材には必ず新情報がついてきますので、新しい工夫を加えながらの「小さな共食」の若返りに、貢献してくれていることを感謝しています。

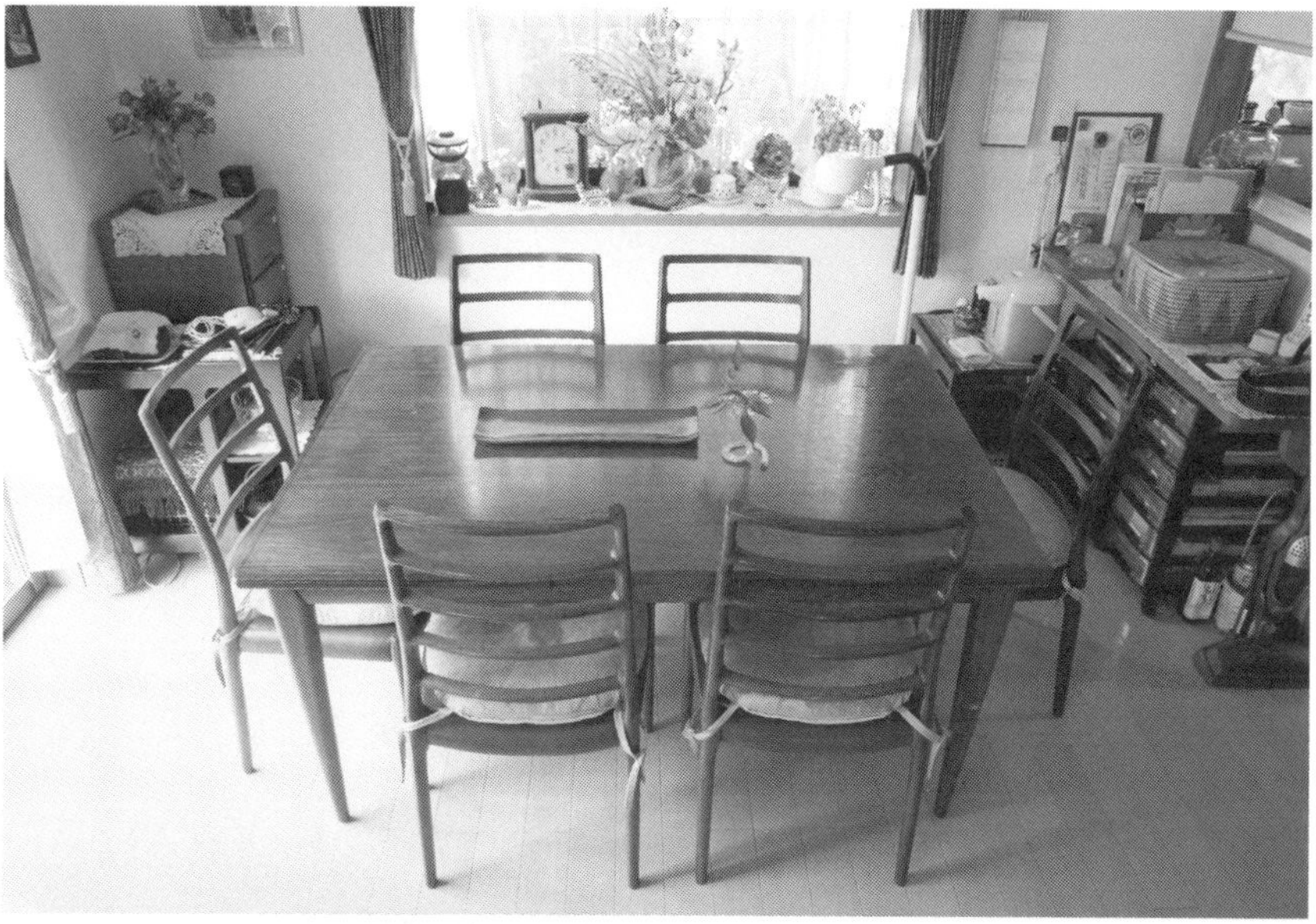

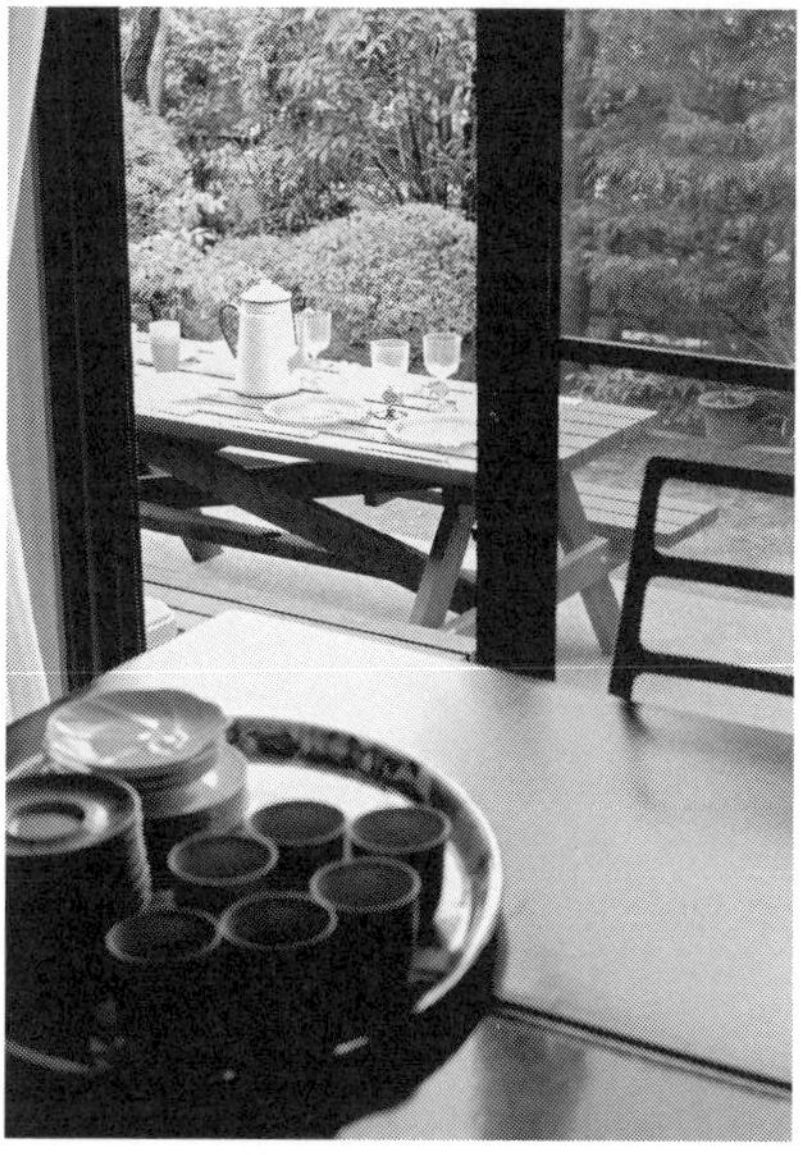

足立さんの自宅のダイニングテーブル。40年もの間、子育てと研究との両立の日々を見守ってきた。伸縮式で、ふだんは幅150cmだが、両脇を広げると最大で266cmにもなる。研究室のメンバーも集まり、多いときには30人がこの食卓で作業や食事をともにした。

バーベキューのときは、この食台が、庭のテーブルと台所をつなぐ、中継地点となる。
（撮影／公文美和）[18]

## 週末の「大きな共食」

週末の「大きな共食」は、平日の2人だけの「小さな共食」に適度の刺激を与えつつ、私家全体の食材・料理・食事等の潤滑な回転に好影響を及ぼしてきました。

「大きな共食」では、成長期や働き盛りが多いので、食べごたえのある魚や肉の主菜を用意する一方で、副菜はしっかり和風の煮物やあえ物で、母譲りの手元にある野菜をいろいろ入れたひじきや茎わかめや切り干し大根と「食べられる小魚」の炒め煮で、父母たちが大事にしてきた食器類に盛りあわせてサービスします。週末にいちばんおいしく食べられることを優先して、大鍋にたっぷり作り、その残り（ほとんど残りませんが）を小分けにして冷蔵庫に保存して、組み合わせて食べるなどしています。

また、週末にだれかが来ると、冷蔵庫の中身がほぼからっぽになって、奥まできれいに庫内掃除ができましたので、「大きな共食」は私家の食材の持続可能な衛生管理にも、よい役割を果たしていたことになります。

すでに「大きな共食」の現場でのマネージメントは、子どもたち世代に移りました。私は指示どおりに働くだけになっています。「いつもの大きなお盆を出して」「今日のアジは大きくて新鮮だから、素焼きと刺し身にしよう。焼き魚が先、刺し身はあとだから冷蔵庫に入れておいて」等々。指示がたくさんで追いつかないで困っていると、孫娘が寄ってきて「ばあば、手伝うよ。なにしたらいいの」と助けてくれ、全体がまわっていく感じです。「大きな共食」の出発点は私でしたが、すでに「大きな共食」の全体の中で支えられながら、若い刺激に励まされて、週末から平日の食事がまわっていると感じています。

## 【4】コロナ到来で家族の共食の風景が一変

２０２０年3月、新型コロナウイルスの感染拡大が報じられてから、「小さな共食」と「大きな共食」に彩られた私家の食卓も一変しました。

私家は、ＷＨＯや医学関連情報システムで紹介される知見に注目しつつ、行政から公表される指針をできる限り守る行動様式の自分たちなりのやり方を考え、実行することにしました。私の公的な仕事のための外出は全部中止。引き受けていた学会の基調講演も、オンライン開催や誌上発言へと変更になりました。ほかの研修会講演・会議・討論も全部ＥメールやＺｏｏｍでのオンライン開催になりました。

一方、子どもたち家族と話し合った結果、パンデミックの状況が続き、全国的な緊急事態宣言が解除されるまでは、「大きな共食」は言うまでもなく、訪問もしない約束をしました。

## 「2人＋α」単位の食事づくりへ

「大きな共食」がなくなったので、台所は、「２人＋$\alpha$」単位の合理的な体制に変更することにしました。「2人＋α」単位としたのは、母譲りの知恵の一つ、積極的な「残し物」（残り物でなく、次を予定した積極的な残し物）活用のためです。得意料理をほぼ1人分多く作り、陶器のふたつき、重箱型容器等に入れておき、別の日のプラス1皿として食卓に再登場するためです。

まずは大鍋を、台所地下の食品保管庫にしまい込みました。いつも4～5人調理に慣れているので、少量調理では調味法が微妙に異なったり、彩りの組み合わせが異なったりするので、これらの再確認も必要になりました。

例えば料理も、多人数のときはたっぷり盛りつけるので見栄えがしますが、2人だけですと寂しく感じ、つい1品加えたくなりがちです。しかし、現状の体重キープがポイントになる健康管理の観点からは、注意する必要があります。

とりわけ、全国的なフードシステムの大変化の中、販売形態の変化と流通サイドの都合で、販売の単位が変化してきました。「食べる人にとっての適量」をしっかり理解できていないで、食材の購入量に合わせると、過食や小食、同じ料理の繰り返しが多くなり、一方で保存期間が長くなると食品ロスにつながりやすい等、問題が多発してきます。「小さな共食」に合わせた食材の購入量や保存法について、それぞれの生活スタイルに合った検討が必要になってきました。

## 「大きな共食」の代わりに「家族11人ＬＩＮＥ」

自粛前から、私家と、長女一家、長男一家の合計11人でＬＩＮＥグループを作っていました。共通する大事な連絡事項だけでなく、日々のうれしいこと、悲しいこと、いやなことなどを写真つきで自由に発信したり、受信したり、いろいろな役割を果たしてくれる共有ネットワークです。勤務地や居住地は、広島、名古屋、札幌、東京、埼玉、海外（留学中）とそれぞれ。自粛期に入って、このＬＩＮＥ交信がますます活発になり、「大きな共食」の代わりを担っていることは確かです。ただ、「大きな共食」を「家族11人ＬＩＮＥ」や電話で補充しようとしても、「連鎖型食台」で台所から庭まではみ出した「大きな共食」とは違うと感じてしまうのです。なにが違うのでしょう？

一つはオンライン、特にスマートフォンでは簡潔が求められるので、取り上げる事象の「結果」が優先し、そこにたどり着くプロセス、特に迷い・矛盾への気づき、その解決への試行錯誤、その過程での小さな発見、その発見によるさらなる矛盾や迷い、その結果。さらに反省や次への気持ち等の「プロセスの共有」はできにくくなりました。そしてなにより、食事を「食べる」、料理などがそれぞれの体内にしみ込んでいく、そして冷たくなったり、温かくなったりと変化していく、それを感じる共「感」を生々しく共有することはできないのです。

## 85歳誕生日、コロナ下での「特別」の共食

２０２１年３月４日、私は85歳になりました。

いつもだったら、大人数のにぎやかな、大げさな「大きな共食」での誕生祝いなのに、この年は、自粛の中、２人だけの誕生祝いになりました。

数えてみると58年ぶりの2人だけでした。結婚して、長女は2年目に生まれたので、3人になり、少しずつ増えてきたからです。

例年は、私の大好きなちらし寿司（これは少女時代から同じで、季節の手近なネタをいろいろ組み合わせた、一升用の大きな寿司桶に盛ったちらし寿司）に、なじみの料理や、いただき物の特別料理や、その日に持ち寄ったそれぞれのお得意料理などが並びます。

しかし、この年は名実ともに自粛中ですから、「家族11人ＬＩＮＥ」での「おめでとう♡」交信になり、2人だけの誕生日でした。

紅白の秩父ワインを、わが家でいちばん立派なワイングラスでいただきました。白地の大皿に、気張って購入した中トロ、自家製のローストビーフの薄切り、近所の若手農業者作のピンクの根っこがとても美しいほうれん草のお浸し、足立家代々伝承の自慢の糠漬け、砂糖を入れたら少し焦げちゃった細巻きの卵焼きを放射状に並べました。中央に、ガラスのお猪口《ちょこ》にしょうがの酢漬けの千切りを山高に入れて、テーブルの真ん中に置きました。手彫りくりぬきの朱色の器に寿司飯を入れて、同じ色のしゃもじを添えました。久しぶりの豪華な手巻き寿司がそろいました。感染予防対策のルールを守って、心持ち斜め向かいに座って、感謝の乾杯をした次第です。

「特別」な共食と書いたのは、2人だけだったほかに、さまざまな発見があったからです。

「俺がケーキを買ってくる。いつものケーキ屋でいいんだろ?」と夫が質問してきたこと。例年、子どもたちがいろいろ話し合いをして、ケーキを買ってきます。Ａ店はずっしりしていて、小さなメッセージも書いてくれるからいい。いや、Ｂ店は甘すぎないで、すっきりしていて小型だけどおいしいから……等々。夫はまったく無関心に見えていましたが、この年は「B店でいいんだろ。床屋の前の突き当たりの店で間違いないな」と。子どもたちの、小さなこだわり情報をちゃんと共有していたことに、驚きました。

私自身も多くの発見がありました。例年は「大きな共食」なので、飯は6合炊きの釜で2回炊き、大きな寿司桶を使って、調味料はカップ単位、大声で談笑しながら作っていたのに、この年は小さな土鍋に2合で寿司飯を作り、調子が狂いわからなくなったのです。合わせ調味料の割合を確認し、混ぜあわせる具の量を計り直し、盛りつける食器の種類や大きさなど、いちいち考え直して、緊張して、まるで結婚当初の初体験（いや59年ぶりの再発見？）のようでした。

そして、オンラインの乾杯や、自撮り写真や動画の共有など、特別の共「食情報」になりました。思い出し笑いをしながら映像を何回も楽しむことができる「特別」の誕生日になりました。

この時期、新聞やテレビでは、新型コロナウイルスの変異株の罹患率がさらに高くなり、予想を超える医療現場の人材・器材不足、長期閉店が続く食堂・生産者の食材廃棄等の危機的緊急課題や、それに対応しきれない行政の体制、国民の不安・不信・困惑の厳しい連鎖が報じられていました。地球環境の悪化から発生した事象が、一人ひとりの命（これから先の命を含めて）に直接かかわってくることを受け止める「特別」な誕生日になったのです。

ADACHI EYE

# 海外の多様な共食① トンガ王国

### 「食事棟」がつなぐ食文化の伝承

写真は、南太平洋の「トンガ王国」(171の島からなる人口約10万人の国)の離島ウイハの食事棟で、週末のごちそうウム料理を準備するK家族の様子です。食事棟は、バナナの葉などで作った屋根のみで壁はありません。ここで食事の準備をし、皆で食事をします。食台がある家族は少なく、全員が地べたにあぐらをかき、円陣を組んで食べます。調査中は、私も時々その輪の中に混じって、一緒に食事をしていました。

1976年、国際的に肥満者が増加する中、新視点の予防法を探る研究の一環として、"肥満体だが健康な人が多いトンガ"に注目した「トンガ人の肥満と健康に関する総合的調査」、医学、栄養学、文化人類学、社会学等から構成されるプロジェクトに、若輩の私も食生態学の分野から参加しました。離島ウイハの調査の結果、「1日あたり、大量の芋2～3kgと約200gの魚介類とココナツ(ジュースや胚乳)の単調な組み合わせなのに、栄養バランスが良好な食事法」は健康につながることが明らかになりました。

しかし、比較調査を行った、首都地域では芋類がパンへ、魚介類が安価で脂身の多い肉類へ、ココナツジュースが砂糖入りの飲み物へと置き換わり、いずれも「大量で単調な組み合わせ法」が継承されるため、結果、過剰なエネルギー摂取と主要栄養素の不足によるアンバランスな摂取へと変化しました。さらに、1983年の大型ハリケーン後は、離島ウイハも首都を超えるスピードで肥満者と生活習慣病罹患者が増加してきたのです。私たちは、その後も首都と離島地域の比較調査や経年調査を重ね、開発途上地域での栄養・食生活支援における「地域の伝統的な食事法」の指針作成等へ情報共有をしてきました。

さて、写真のようなトンガの伝統的な食事棟について、初回調査メンバーの1人である家族社会学者の那須宗一中央大学名誉教授は、当時「この食事棟が、伝統的な食事法の伝承を守っている。しかもこの知恵は今、世界中の難題である"核家族化で深刻化する家族の崩壊"問題への解決のヒントを得た!」と興奮して語っていたのを思い出します。このトンガの食事棟は、親族が共に食事を作り、食べる拠点が、まさに共「食情報」につながり、共「家庭づくり・地域づくり」の拠点にもなっていたと言えるでしょう。

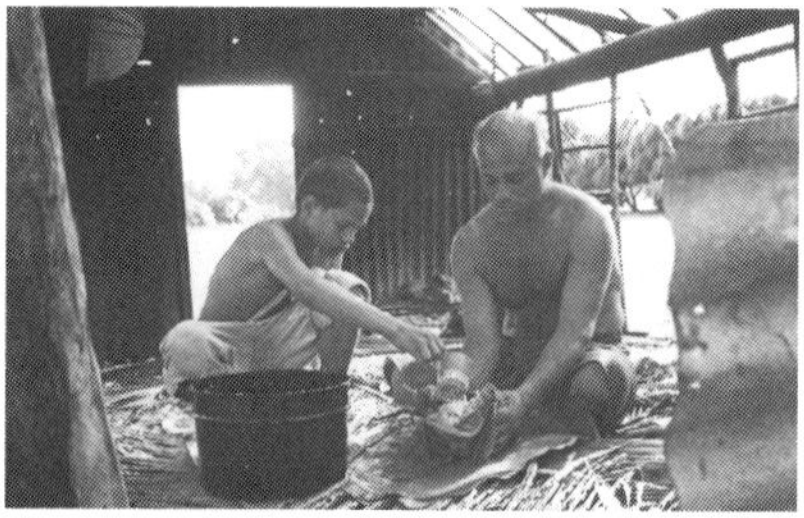

ウイハの食事棟での食事づくり。食事もここで、皆で車座になって共食する。 (写真／山本妙子)

参考資料／足立己幸・ランギバエア:『トンガ式健康法の変化に学ぶ』社団法人全国食糧振興会(1986)より
Murayama N, YamamotoT,IshikawaM,Paru T, Adachi M: Changes in body mass index among Tongan adults in urban and rural areas between the1970s and 2000s,Asia Pac J Clin Nutr.19,365-371(2010)

# 第2章

# 50年の実践と研究から見えてきたこと

# 1 研究の中で大切にしてきたこと

## 目的やその方法について

### 「高齢者と若い人は別々の食事が理想」という指導への疑問

私の「共食・孤食」に関する本格的な研究は、「人間離れする食事の評価」への疑問からはじまりました。それは1968年の秋だったと思います。全国から集まった県代表の生活改善関係専門技術員研修会で「それぞれのからだに合った食事が必要だ。高齢者と若い人は必要な栄養素の量も異なるから、家族でも別々の食事が理想だ」という発言を聞いたときでした。

年齢、性、活動の種類や量によってエネルギーや栄養素の必要量や推奨量（当時は栄養所要量）が異なり、それに見あった食物の組み合わせ方の教育がすすめられてきました。この点からすれば家族の食事を別々に準備して、別々に食べることは合理的かもしれません。

しかし、現実に私たち生活者は、食事がおいしくて楽しいときに「今日の食事はよかった」と思います。家族の食事は健康、味や満足、人間関係、文化、経済、環境などが絡みあうダイナミックな営みなので、これらの絡みあいの中で評価しています。薬を飲んだり、点滴で必要な栄養成分を取り込むこととは異なった意味を持ちます。だから専門家も「食事」を評価するときに、これらの

点を総合的に見る必要があります。[1)〜3)]

それでも、食事は各分野にばらされて、栄養の専門家の場合は栄養面だけに絞り込んで評価することが多いのです。例えば、食物に含まれる特定の栄養成分だけを取り上げて、その種類や量で評価します。食事にとって栄養素は欠かすことができない重要な物質です。しかし、その評価だけで「食事（全体）の評価」としてしまうことは、人間から切り離したモノの評価であり、人間離れではないかと思いました。食事は「人間が食物を食べる営み」なのに人間が抜けてしまうのはおかしい。だれと食べるか、ひとりで食べるか、どう食べるかを捨象した食事のとらえ方や評価の仕方はおかしい……と。

食事の評価が全国的に要素還元論に傾斜する中、私はささやかな抵抗をして、食べる人と食物と暮らしや地域とのかかわりを俯瞰総合的に把握し、その結果を根拠にした栄養・食教育をすすめたい。その重要な一つは「食事をだれと食べるか」だと直感したのでした。

## 「食生態学」の構築とその中軸として育ってきた「共食・孤食」研究

そこで、栄養素摂取優先の栄養指導でなく、もっとぬくもりのある、その人（当事者）に寄りそった栄養・食教育がしたいと考えました。そのための基礎になる「人間らしい食とはなにか」の答え探しをする「食生態学」（29ページ）は、食物からのアプローチが「主食・主菜・副菜を組み合わせる」を主指標とする「料理選択型栄養教育[4)]」で、人間側からのアプローチが「共食・孤食」で育ってきました。その源泉は一つと言ってよいでしょう。

研究・教育のおもな拠点を1968年から2006年までを女子栄養大学（1期）[5]に、名古屋学芸大学大学院と同大学健康・栄養研究所を拠点にしつつ、コロナでの外出自粛前の2006年4月から2019年までを（2期）に、同研究所に在籍しつつオンラインを活用して自宅仕事場（3期）で現在になります。計画を果たせないまま、今日に至っていることが多々ありますが、3期をとおして、目指してきた特徴は次のことです。

**（1）「研究→実践」でなく「実践→研究→実践……」**[6]

実践で必要なことを研究して、その結果を実践で活用していくので、研究成果の評価は、実験室ではなく実践現場（個人・家族や身近な人・身近な地域や国全体、世界の国々等）の日常の営みの中で、検証し、評価することになります。

**（2）研究の目標とゴール**

一人残らずすべての人が、食をめぐる課題を解決できる「気持ち（マインド）やスキルを育て・実行し・仲間に伝えること」と、そうした力を実践しやすい「環境づくり」をすること。食生態学のねらい[7〜10]と重なります。

**（3）調査方法の開発で大事にしてきたこと**

①一人残らずの人々が自分の「ありのまま」を回答できる。[1)11)12)]
②「共食・孤食」の概念（意味等）や調査の枠組み（明らかにしたいことの構造的な整理）を明確にし、共有できる。（正しい情報収集・データやその構造分析・結果のまとめ・課題解決のための討論・解決案の作成・現場での有用性の検討・新たな課題の提出……そして、関係者や多くの人と共有できるように公表する……のすべての段階で一貫性が必要だから）
③自分たちの得意な調査技術や方法を活かすことができる。ほかの集団や地域との比較や経年変化などで特徴を知ることができる。[13)]
④調査・研究で得た結果を、現場で実践し、次の課題につなげることができる。
⑤自分たちだけでなく、多くの人々と共有し、活用し、それぞれの生活の質（ＱＯＬ）と環境の質（ＱＯＥ）のよりよい、持続可能な共生の実現へと近づける方向を目指すことができる。
⑥楽しくすすめることができる、[14)] 等。

**（４）当事者に寄りそった調査法の工夫、目的の具体化へ**

目的や必要に応じて前項①から⑥を組み合わせ、活用してきました。代表的な方法を挙げてみます（調査法名は実際の調査で使ってきた通称です）。

ⓐ**参与観察法**　できるだけ当事者に寄りそいあって、すすめるように努力しつつも、観察内容は観察者の視野内にとどまり、かつ観察者の視点ですすめられることが多いことに注意が必要。例）「蔵王の食事づくりセミナー」（187ページ）

ⓑ**生活実験法**　実験室での実験のように条件限定下での実験でなく、日常の営みの中で、注目する課題について、できるだけ日常生活に近い条件で行うこと。
例）「蔵王の食事づくりセミナー」（187ページ）
ⓒ**面接法**　調査の枠組みに沿った質問の内容等を手元資料として準備することがポイント。「食事スケッチ」など、話し合いで共有できる資料を使うことが多い。個人インタビュー、グループインタビューで用いられる。
例）「食事スケッチ」（86ページ）、「『みなみかぜ』の共食」（204ページ）
ⓓ**質問紙調査法**　調査目的に沿って、回答者が「ありのまま」を回答しやすい内容と方法の吟味は非常に難しい。そのうえ、ここの研究で作成した質問票がその後、それぞれの回答者や関係者にとって使える「セルフチェック票」になることを期待してきた。
例）「南三陸町の共食会活動」（215ページ）
ⓔ**「食事スケッチ法」**　ⓓの一種にあたる。文字を使った文章でなく、絵で回答する方法。絵は言語を超えて心の内部を表現することが多く、異文化圏の人々との共有もしやすい。
例）「食事スケッチ」（86・115ページ）
ⓕ**自己記録法**　日常の食行動や食事内容について、記録表の枠組みに沿って記録する方法。日記や自記式食事記録ではすでに使われてきた。目的に合わせて記入内容、形式等を十分に検討しないと、散漫になって必要な情報が記録されないことが少なくない。
ⓖ**地域比較法や年次比較法**　「物事の特徴は比較によって明確になる」ので、ⓑ〜ⓕの方法の素

材を組み合わせて、活用できる方法。介入研究と呼ばれる特定の刺激（食物、情報、環境等）を加えて、その効果を前後比較する方法もある。目的に合わせて条件整備をした実験室内や特定の場所で行う場合が多いが、地域・環境とのかかわりを重視する食生態学では、「地域の食の営み」の現場で行うことを大事にしている。

ⓗ上記のどの方法も１種だけで必要な情報を必要な質で得ることは難しいので、ⓐ～ⓖを調査・研究目的に合わせて組み合わせる方法を検討し、活用してきた。

**（5）共食・孤食と「食事の特定の要因」との関係⇅注目する多要因を一覧し、食事の多側面から総合的に評価する試み⇅多変量解析の手法等を使って、因果関係を構造的に示す方法の活用**

**（6）目的に適した分析と、その結果について当事者を含め関係者で共有しやすい「教材」等を作成し、あわせて報告・公表する工夫**

収集したデータの分析は、学術的に最良の手法を活用し行うことは言うまでもありません。

**（7）結果報告については、「一人残らずの人々」が理解しやすく、活用へとすすみやすい工夫をした「教材」を開発し、報告書や論文の一部に入れること**

新教材とその解説書や、活用・展開の手引き等の作成を試み、公表することを努力してきました。まさに、共「教材」、共「食情報」です。

## 2 時代とともに変化する「共食・孤食」とその課題

### ［1］1967～2006年 女子栄養大学を研究拠点に

女子栄養大学・大学院の所在する埼玉県坂戸市は、1975年「都市化によるエコシステムアンバランスの中での食生活を中心とした人間生存に関する人間生態学的研究」[13]の調査対象地域として協力していただいたときから、食生態学研究調査法[14]開発の基点地域等として継続的な協力をいただいてきました。

この期間は、今から振り返ると、食生態学を基礎に、共食・孤食研究や調査法の基本枠組みの構築と、実践を重ね、その成果を用いた各地域の食教育・食育プログラム形成・人材養成の時期と言えます。以下の研究がそのおもなことです。

### ［2］1975年「1週間の食事カレンダー」調査から
#### ――「家族一緒の食事」のほうが家族それぞれの栄養バランスの良好な食事が多い

1975年、日常的な家族の共食・孤食の実態を明らかにする調査の基本枠組みを作りたい、と考えていました。1972年に、人口9000人ほどの神奈川県大井町に大企業本社移転に伴う700名以上の人口流入があることを機に、人口移動・社会環境・生活環境・住民の健康状態の各変化と、これらの相互関係を明らかにする大規模な調査プロジェクトが編成され、調査がはじまっていました。社会調査法の第一人者福武直東京大学教授と保健社会教育学の第一人者宮坂忠夫東京大学教授が中心で、多分野融合の複眼的・総合的調査でした。だから調査目的と調査枠組みの共有が最重要だと、検討を重ねて出発されたのでした。開始後、生活環境と健康の間をつなぐ食生活分野が抜けていることに気がつかれ、私に協力してほしいとのありがたい申し出をいただきました。研究室メンバー全員が、生まれたての「食生態学」の基本概念図のキーワードを使い、宮坂教授の薫陶を得て、調査枠組みと調査票を作成して、仲間に入れていただきました。

食生活調査の目的は、本章の冒頭の疑問・悩みから出発した仮説、「日常的に家族別々の食事は、各人の栄養素摂取状態を良好にすることにつながらない」でした。連続する1週間、家族全員の食事記録と共食に関する質問紙調査の回答から得た情報で、検証することになりました。[15)16)]

「家族について1週間の食事カレンダー」（**図1**）と名づけ、家族全員それぞれが、何時に、どこで、なにを食べたかの記録です。食べた時刻と食べた料理から家族全員の食事の共有状況を知ることができます。食事の共有（のちに「共食」）に関する調査方法の出発点になりました。家族全員の記録ができるように記録のリーダーは小学生になりました。面倒くさがるお父さんも、記入が難しいおじいさん・おばあさんにとっても、まじめに回答ができるように家族を説得できるのは、大人ではなく小学生、そして将来の食生活改善のリーダーへの期待から、町の人々の意見で決まったのです。

記録された食事内容から、推計したエネルギーや主要な栄養素の各摂取率（その人にとって栄養学的に望ましいとされる量に対する実際の摂取量の割合）で比較しました（図2）。上から朝食、夕食、朝・夕食の順に、高齢者も若い人も「一緒の食事タイプ」が、「別々に食べている食事タイプ」に比べてエネルギーはほぼ同じですが、ほかの主要栄養素の摂取率が高く、望ましいとされる100％の線に近いことがわかります。最下段の朝・夕ともに一緒のタイプは、ともに別々のタイプに比べて、よりはっきり差が見られます。この結果は、仮説を肯定し、「家族が一緒に食べる食事が栄養素摂取面から見ても望ましい傾向にある」を裏づける内容でした。

このときに、家族が一緒に食べることを「家族との共食」、1週間に何日（または何

**図1 「家族について1週間の食事カレンダー」の調査表（記入例）**

どこで食事をしましたか？　世帯NO.　　月　日　曜日　記入者

| | 食事名 | 料理名 | ○男 | △子 | ○朗 | △代 | □子 |
|---|---|---|---|---|---|---|---|
| 自宅で食べたもの | あさ | ごはん | 6：50 ○ | | 8：00 ○ | 8：00 ○ | 7：00 ○ |
| | | みそ汁 | ○ | | ○ | ○ | ○ |
| | | 卵焼き | ＼ | | ○ | ○ | ○ |
| | | つけもの | ○ | | ○ | ○ | ＼ |
| | | お茶 | ○ | | ○ | ○ | ○ |
| | ひる | 月見うどん（店） | | 12：40 ○ | | | 12：40 ○ |
| | | 里芋の煮ころがし | | ○ | | | ○ |
| | おやつ | プリン（イ） | ＼ | 2：30 ＼ | ＼ | | 2：30 ○ |
| | | コーラ | ＼ | ＼ | 4：50 ○ | | ＼ |
| | よる | ごはん | 7：30 ○ | 6：00 ○ | 6：00 ○ | 6：00 ○ | 6：00 ○ |
| | | 魚の塩焼き | ○ | ○ | ○ | ○ | ○ |
| | | とろろ汁 | ○ | ○ | ○ | ○ | ＼ |
| | | おひたし | ○ | ○ | ○ | ○ | ○ |
| | 夜食 | なし | 9：00 ○ | 9：00 ○ | | ＼ | ＼ |
| 自宅外で食べたもの | | | 12：10 会社 給食 天丼 清汁 | | 11：50 喫茶店 紅茶 ハンバーガー | 12：30 学校 給食 | |

地域保健教育研究会（代表　宮坂忠夫）（1976）[15) 16)]

回）一緒に食べるかの回数を「共食頻度」、逆にひとりで食べることを「ひとり食べ」、その後「孤食」と名づけて研究を続けました。

なぜ共食・孤食が食事内容と直接関連するのか、ほかの食行動や食生活全体にどのような影響を及ぼすのか、特に孤食で食事内容や健康に問題点が多いのはなぜか。ほかの年代でも同じ傾向なのか、ほかの地域でも同じ傾向なのか等を明らかにする一連の検討がはじまりました。

現地公民館での1週間宿泊調査であったため、住民や関係者の方々との信頼関係ができ、その後、2002年の高齢者の食生態調査[17)18)]へと続いていきます。

**図2　高齢者の「家族との共食タイプ別」栄養素等摂取状況**

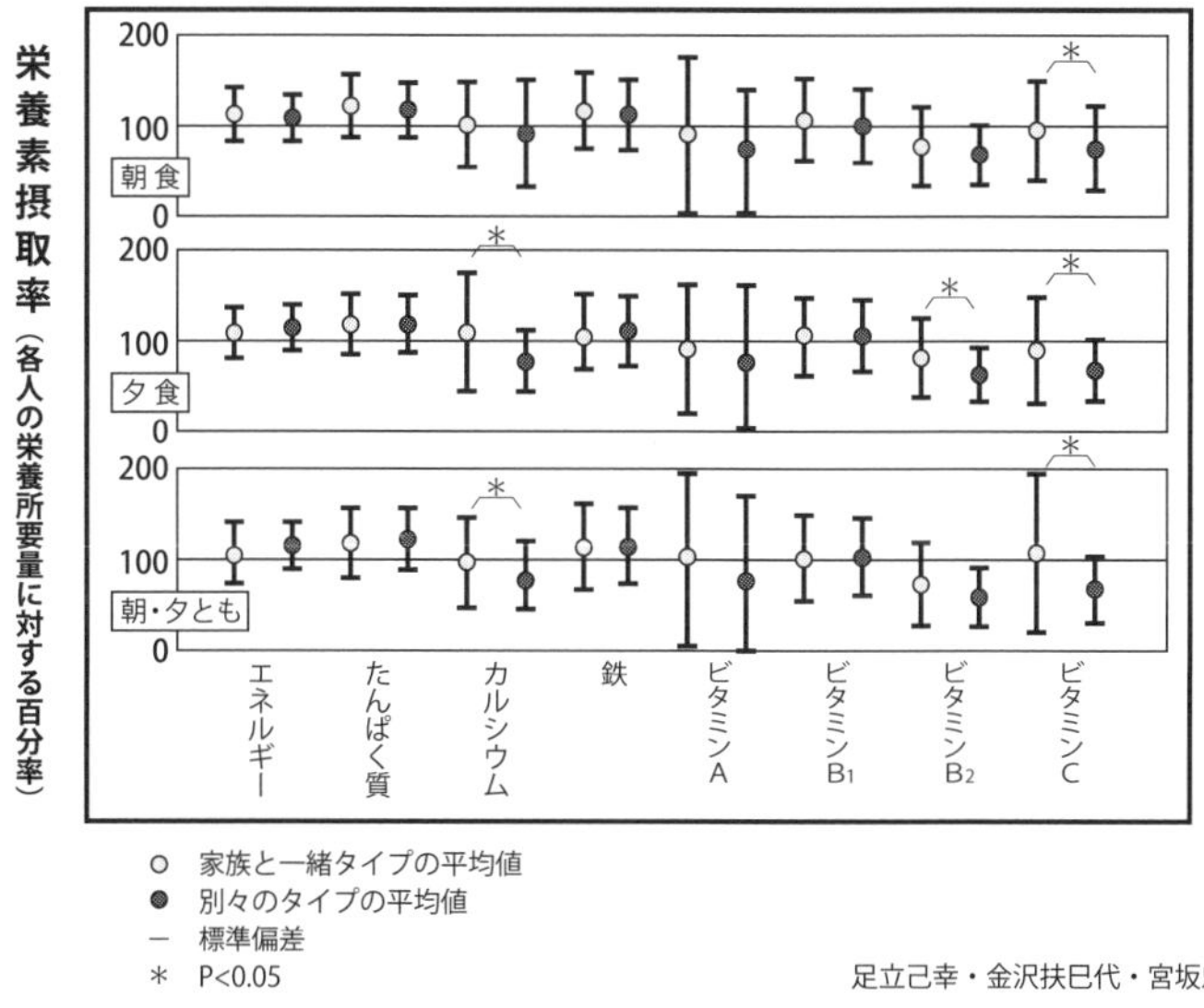


足立己幸・金沢扶巳代・宮坂忠夫（1978）[16)]

## [3] 1981年、1999年「食事スケッチ」調査から
### ——日本中に問いかけた食事への期待の多様さと孤食の「悲しい連鎖」

1981年、全国レベルでの共食調査第1号はNHK「おはよう広場」担当グループと、食生態学研究室メンバーとの共同で実施されました。

NHK「おはよう広場」担当者からは、「最近、子どもたちのからだや食生活がおかしいような気がする。本当か？　なぜか？　どうしたらよいか？　を学術的な基礎をもって知りたい」という要請。私たち食生態学研究室のメンバーはすでに関東圏を中心に数か所で異年代の共食調査を実施し、予想以上の厳しい問題点を明らかにしていたこと。その結果をまとめた論文は「栄養学の学術論文のテーマではない」などと不採択であったことから、全国規模での実態と課題を確かめ、至急対策を検討しなければならないと調査計画案を作成し、準備しつつ、研究費確保先を探していました。前者が現地調査経費を負担する、そのために計画・実施・分析やまとめの責任を担う、というありがたい申し出を即受託しました。

番組制作担当者と、連日連夜の会議を重ね、研究室メンバー全員の調査訓練も行い、調査がはじまりました。現地調査が終了し、国外を含め全国7地域2000名の小学5年生が描いてくれた「食事スケッチ」と「調査票」をゼミ室に山積みし、両者を照合しながら解析を行いました。

結果は、NHK特集「こどもたちの食卓——なぜひとりで食べるの」で放映。放映直後の300本を超える電話・500通を超える投書、同じ調査をしたいという調査票の請求、これらを含めた各種メディ

アの社説や特集等での「共食・孤食論」など反響が多く、ありがたい悲鳴を上げました。数本の学術論文だけでは大衆（生活者）には届かなかったでしょう。多種多様なマスメディアの発信力と、子どもたちが描いてくれたリアルな「食事スケッチ」の説明力・事実を共有する力、まさに共「事」力、共「情報」力に驚きました。それと同時に、直接大衆につながる威力があるからこそ、改めて、社会的な責任を感じ、研究の質が問われることを肝に銘じて、その後も慎重に調査の解析をすすめたのでした。[19)]

そして、そのほぼ17年後の１９９９年にも、同様の内容と手法で比較調査を行い、ＮＨＫスペシャル「知っていますか　子どもたちの食卓」で放映されました[20)]（以下、１９８１年調査、１９９９年調査と略称します）。

この二つの研究と、それをもとにした番組、そしてそれをまとめた同名の書籍は、全国中に子どもたちの「ありのままの食事と思いの現状」をさらけ出しました。

共食・孤食への関心を集め、従来の栄養素摂取優先の食事のとらえ方（食事観や食生活観）を揺さぶる原動力になったといわれています。

## 子どもたちの食事スケッチからの問いかけ

さて、ここからは、実際の「食事スケッチ」を見ながら、子どもたちのメッセージをひもといていきたいと思います。

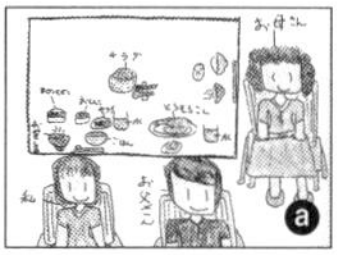

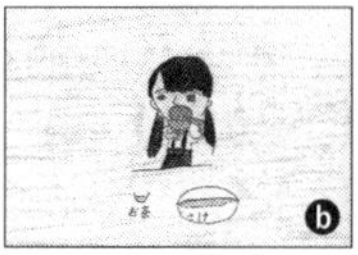

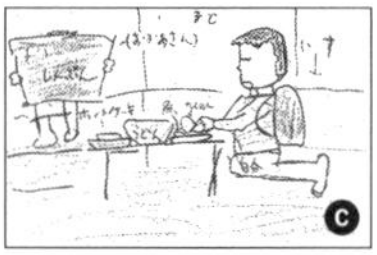

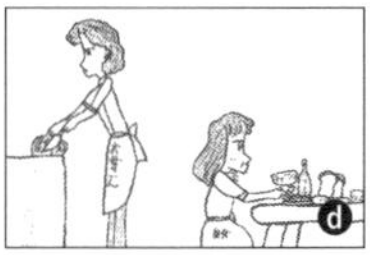

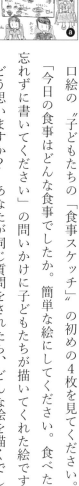

口絵の〝子どもたちの「食事スケッチ」〟の初めの４枚を見てください。

「今日の食事はどんな食事でしたか。簡単な絵にしてください。食べたものと一緒に食べた人も忘れずに書いてください」の問いかけに子どもたちが描いてくれた絵です。

どう思いますか？　あなたが同じ質問をされたら、どんな絵を描くでしょう？

子どもたちは正直に描いてくれました。口絵ａは家族一緒のホッとする絵、それに対しｂはひとりだけの寂しい食事の絵に見えます。

口絵ｃの絵も同じ調査の中の２枚（口絵ｃｄ）です。同じ部屋のすぐ近くにいますが、家族が一緒に食べたと言える？　本人は「ひとりで食べた」と答えています。

## 食事スケッチが問いかける食事への期待の多様さ

これ（口絵ｅ）は「なぜひとりで食べるの」の番組を見て、埼玉県坂戸市内Ｍ小学校ＰＴＡの保護者たちが驚き、「うちの学校にこんな子はいないはず」と学校にお願いして、１９８１年調査と同じ調査をした結果[21]の１枚です。おとうさんは出張中ですが、気持ちは一緒に食べている！

調査当時、一般的に子どもの食事調査は、なにを、どれだけ食べたかを明らかにする目的で行われることがほとんどでした。食べた「物」調査ですから、より正確を期すためには作った人、大人たち、多くは食事担当者に回答を求めることが多かったのです。

しかし私たちの共食調査の目的は、「食べる人」の食べる様子や心の状態を含めて知り、「その人

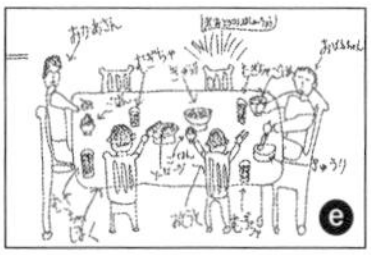
e

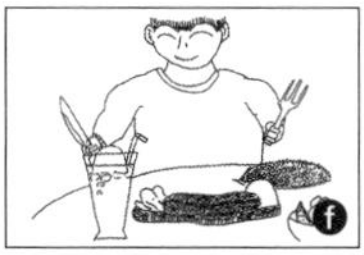
f

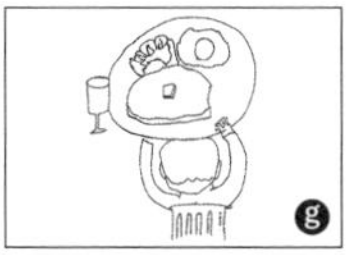
g

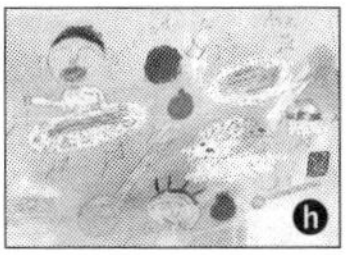
h

にとって」望ましい食事について考えたいのですから、本人でなければ回答できません。このためには、小学生でもありのままを回答できる、しかも自分も気がついていないような、心の内をそのまま回答できる方法を探していました。たどり着いた一つ、スケッチという表現法（「食事スケッチ法」と名づけた）を活用した調査です。強く感じたところをていねいに描いたり、大きく描いたり、逆に描きたくない場合はなにも描かなかったり……です。

## 「理想の食事スケッチ」から課題解決のヒントも見えてくる

口絵ｆｇは「理想の家庭での食事」を描いてもらいました。驚いたことに「理想の食事を思いつかない」「思い出すのは外食の食事で、家庭の食事ではない」という5年生がクラス全体の6割を占めました。[22,23] その中の2枚です。

口絵ｈは「どんな給食が食べたいの？　好きなように絵に描いてごらん」と教室で管理栄養士Ｗ[24]が質問し、20～30分で描いてくれた1枚です。

なにを描いたのでしょう？　これを描いたＡ君は当時東京都Ｋ養護学校（現・特別支援学校）に通う12歳。楽しそうに大きく口を開け、目を細めて「きゅうしょくですー」と書き添えてあります。自分が抱えるように、陶器のスープ皿が大きく描かれています。その下に描かれたスプーンは皿よりも大きく、Ａ君の顔の幅の3倍くらいの長さです。

Ｋ養護学校は学校全体で給食膳を重視してきました。子どもたちの手の大きさに合った、それぞれの感性の育ちを重視して選んだ食器（陶器の飯わん、漆塗りの汁わん等）に加えて、きれいな模様入りのサラダボールに、彩りを考えた料理が盛られています。

スケッチを描き終わってから、一人ひとりの子どもから「食事スケッチ」の説明をしてもらいました。A君は「みんなと同じ大きなスプーンで食べたい」と。実はA君は太り気味で早食いなので、体重管理が必要なことから、管理栄養士Wや担任教諭による日常の健康・運動観察などから、A君の了解を得て、給食時のスプーンをティースプーンにしていました。給食はうれしいのに、いちばんのこだわりは「みんなと同じスプーンで給食を食べたい」だったのです。大好きなカレーを大きなスプーンで食べたい気持ちが、ダイレクトに伝わってきます。WはA君の気持ちがわからなかったことを詫び、次の日から2種類のスプーンのどちらを使ってもよいことにしたのでした。

私はWや学校関係者と共同で、日本生活学会で当事者主体の調査法の一つとして「食事スケッチ法」を紹介しました。大人たちが見落としてきた食事と人間とのかかわりについて、かなり深い部分を子どもたちでも表現する力があることを、A君たちの「食事スケッチ」を会場に展示し課題提起をしました。子どもたちのストレートな気持ちを、食事で表現することがすばらしい。生活行動の中でもすべての人が、日常的に、頻度が多く、繰り返し行う食事の魅力の見直しが必要だと、議論が交わされました。参加者たちは子どもたちの表現力に驚き、討論が交わされ、「食事スケッチ法」の試行が、社会的な学術的なメッセージにつながったのでした。

もう一つ驚いたことは、学会展示会場に、描いてくれた子どもたちや家族が来てくれて、むずかしい議論の中に、ごく自然に混じっていたこと。「学校給食について、K校がこれほど熱心に検討してくださっていることを誇りに思います」「子どもの気持ちがよく伝わってきてうれしい」などと話してくださり、「食事スケッチ」がつなぐ力の広がりにも驚いたのでした。

1枚の「食事スケッチ」なのに、中に込められたさまざまな思い、それを取り巻く背景、そしてこれらを知ることで、家族や学校の関係者がいろいろなことに気づき、新しい行動につながった1枚です。

## 「ひとりで食べる子ども」は増えていた
### ——比較調査の結果から

さて、ここからは、1981年と1999年の調査の質問票の結果から見えてきたことに注目したいと思います。

**図3**は1981年と1999年に同じ内容の調査を行い、結果を比較したものです。朝食につい

図3　小学5年生の家族との共食状況（1981年と1999年の比較）

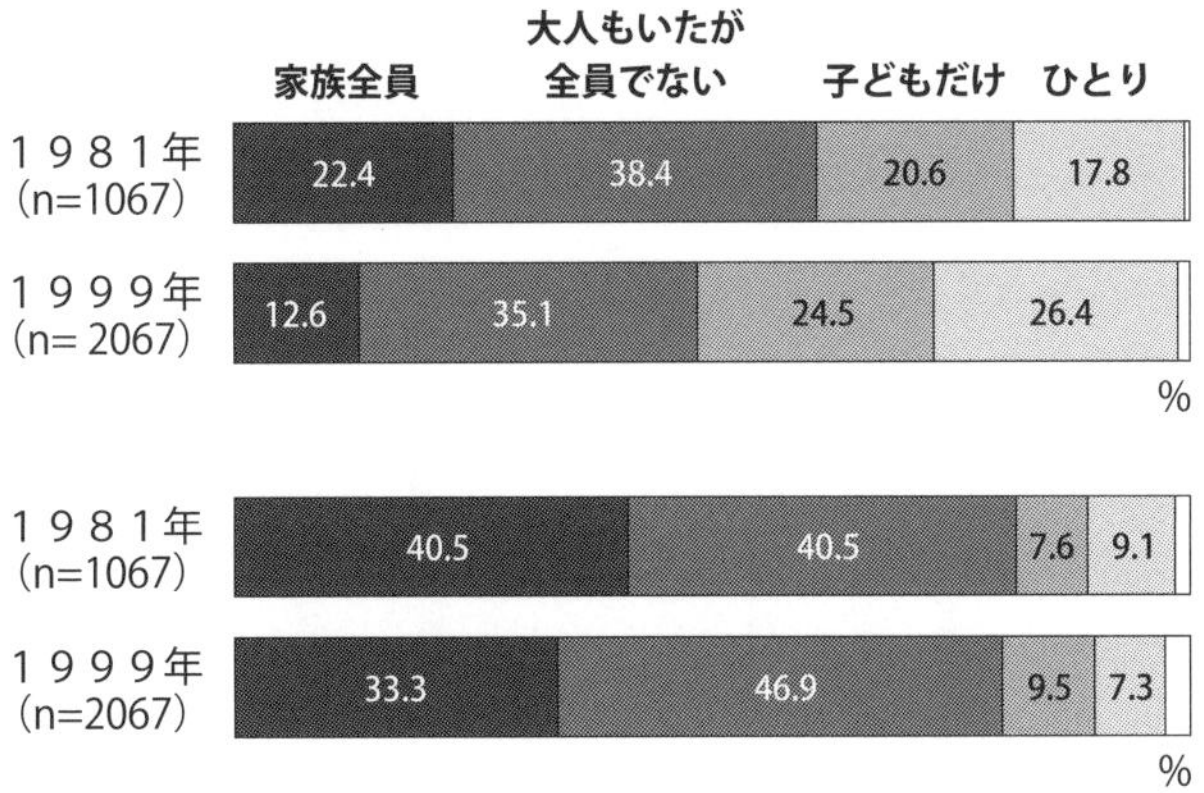


足立己幸・NHK「子どもたちの食卓」プロジェクト（2000）[20]

て、「家族全員で食べる」が22・4％から12・6％に減少し、逆に「ひとりで食べる」が17・8％から26・4％になっています。そして、「子どもだけで食べる」24・5％を合計すると50・9％、すなわち全体の半数以上が大人のいない子どもだけの食事である実態を示しています。

1981年調査結果で、全国的に孤食への関心が高まり、共食を心がける人は多くなっていると言われる中で、現実は異なるということを示しています。そして、1999年ではさらに増加傾向にあることがわかりました。

## 「ひとりで食べる」子どもたちの悲しい連鎖 ―― 行動変容段階をふまえた質問調査から

図4は、1999年調査で明らかになった食事内容です。

健康づくりの観点から主食・主菜・副菜料理がそろった食事は、栄養、味の両面のバランスが良好になるということで、食事バランスの指標になっています。その理由は、主食の主材料である穀物からのエネルギー、主菜の主材料である肉や魚や卵や大豆からたんぱく質や脂質を、そして副菜の主材料であるたっぷりの野菜や海藻から各種ビタミンや無機質が提供されるので、結果として食材料構成からも、栄養素構成からも良好な組み合わせだということです。特に、心身の成長期にある小学校高学年の子どもたちにとって、重要な基本的な組み合わせです。しかし現実には、これら3種そろった食事は朝食で8・7％、夕食で24・0％しかない現実も明らかになりました。

この指標は、食生態学が創設期から希求してきたもう一つのテーマ「人間らしい食の実現のために、〝なにをどれだけ食べたらよいか〟について、日本らしさを活かし、だれもが理解しやすく、日常生活で実践しやすい、科学的根拠がしっかりしたものさしがほしい」と、日常生活の場で検証しつつ構築した「料理選択型栄養・食教育」の枠組み「食事の核料理としての主食・主菜・副菜を組み合わせる食事」です。[4)25)]

国の施策としては１９８５年の「健康づくりのための食生活指針」から採用され、食育推進基本計画等全国的に、全年齢層に活用されています。[26)]

**図５**は食事内容に加え、共食行動、食態度や共食観、食行動、健康の各面について、朝食を家族全員で食べた群とひとりで食べた群、さらに「ひとりで食べるほうがよい」と答えた群で比較しました。それぞれの質問の各回答について、食生活に関する先行

**図４**　核料理（主食・主菜・副菜）とその組み合わせから見た食事パターン

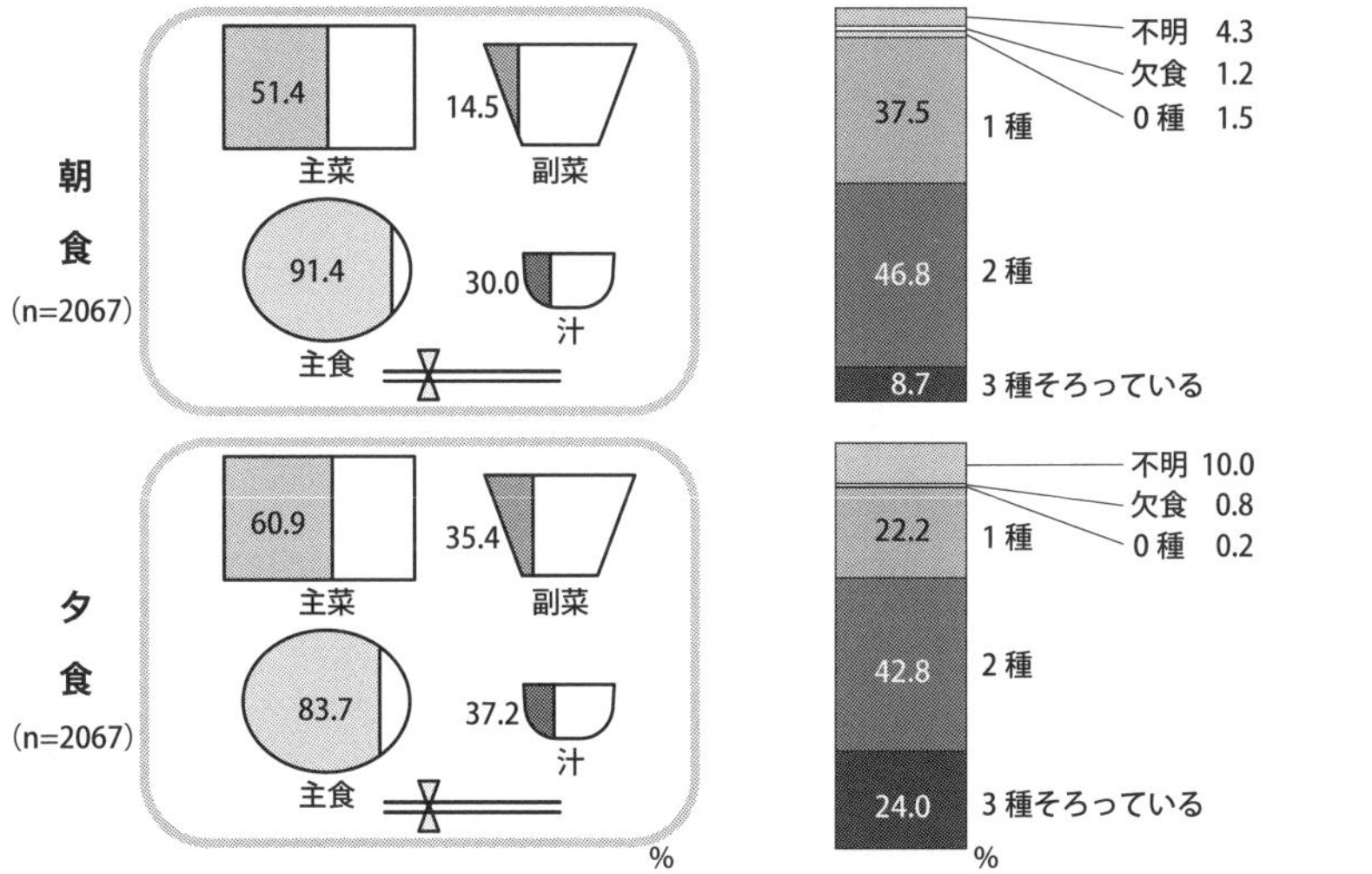


足立己幸・NHK「子どもたちの食卓」プロジェクト（2000）[20)]

研究等で問題があると注目されている回答をした子どもの比率で示してあります。したがって、グラフの棒が長いほうが問題を抱える子どもが高率であることを示します。ほぼ全質問について、「家族全員群」に比べて「ひとり群」がより高率を示しました。さらに、「ひとりがよい群」が高率でした。

つまり、「ひとりで食べる」子どもたちは食事内容・食態度・食行動・健康状態の全体に問題点が多く、さらに「ひとりがよい」と回答した子は、より問題点を持つ子が高率であることが明らかになったという結果でした。

これら取り上げた各面がつながっている実態が浮き彫りにな

**図5　小学5年生の「家族との共食タイプ別」食事内容・共食行動・食態度・食行動・健康状態**

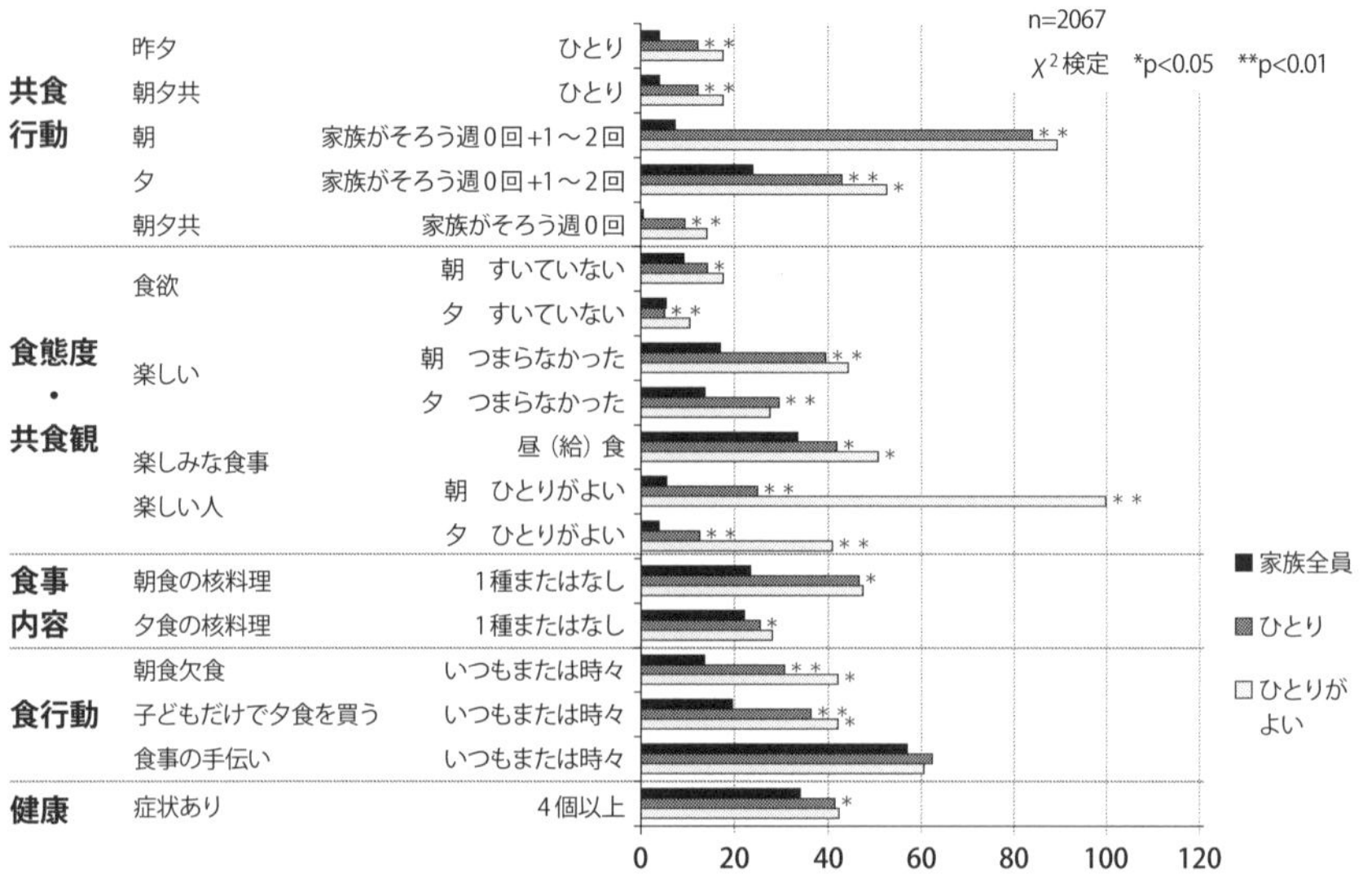


足立己幸・NHK「子どもたちの食卓」プロジェクト（2000）[20]

り、当時私はひとり食べ（孤食）の「悲しい循環」「悲しい連鎖」と呼んだのでした。

この「悲しい連鎖」をもたらす孤食の特徴をコの音から表現したものが「5つの『コ』食」です。その後、この表現が7つのコ食、9つのコ食、11のコ食などと展開され使われています（図6）。

**図6　5つの“コ”食**

・孤食（ひとりで食べる）
・小食（食べる量が少ない）
・個食（自分の好きなものなどを個々に食べる）
・粉食（粉を使った料理や菓子を食べる）
・固食（固定した料理が多い）
※その他、「子食」「濃食」など

足立己幸・NHK「子どもたちの食卓」プロジェクト（2000）[20]

## 【4】2002年　高齢者の食生態調査から
### ――「共食・孤食」は積極性や社会活動にもつながっている

共食・孤食が食事内容や食行動だけでなく、生活、人間関係や社会活動とも連鎖している実態は、ほかの世代でも見られます。2002年に実施した高齢者の共食・孤食調査の結果（『65歳からの食卓』日本放送出版協会）からも明らかです。図7上段は71歳の女性の事例です。3世代5人暮らしで、共食頻度が高いAさんは家族との共食頻度が高く、別居子との共食や友人や仲間との会食をすることもあります。健康状態がよいので、ゲートボールや舞踊をたしなみ、ボランティア活動もしています。さらに、スーパーや小売店での買い物を活用する食事づくりですので、結果として食物の組み合わせが良好で、栄養素のバランススコアも高くおいしい食事を楽しんでいます。これらがプラスの循環を回していると言えましょう。

**図 7　高齢者の「共食・孤食」と食事内容・食行動・生活・人間関係・社会活動とのつながり**

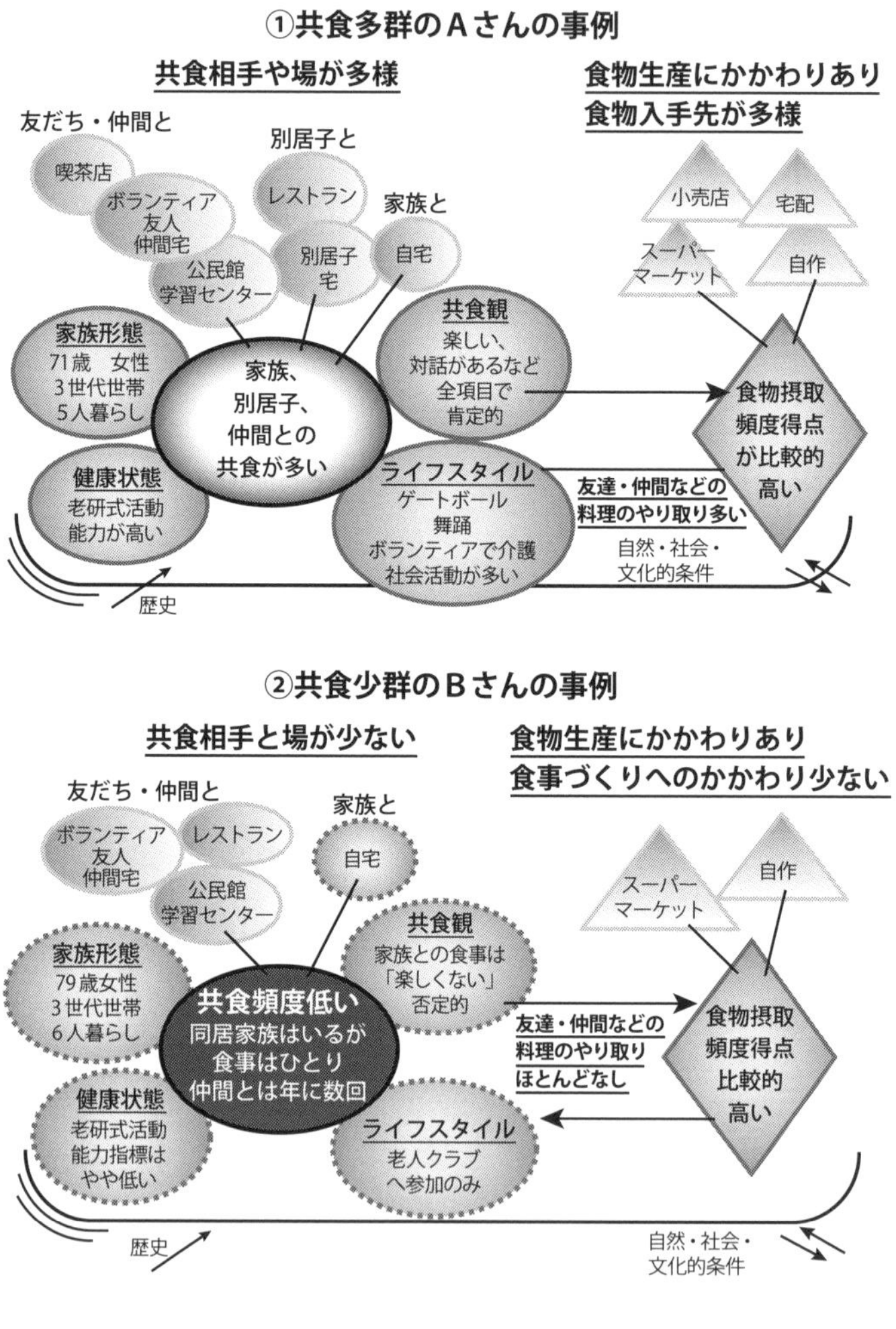


足立己幸・松下佳代・NHK「65歳からの食卓」プロジェクト（2004）[17]のデータを基に足立が作図

２枚の図を並べてみるとそれぞれの特徴がよく見えてきます。あなた、または身近にいる元気がなく、気がかりな高齢者の人はどちらのタイプですか？

一方、同じ70歳代で、同居家族はいるが食事はひとりで食べるBさんの場合は（図7下段）、活動能力がやや低いこともあってか、家族との食事は「楽しくない」と回答し、友だちや仲間などとの料理や食情報の交換も少ないようです。残念なことにいろいろな面で問題点が多く、悲しい循環になり、これらの条件が重なりあってか食事内容に問題が多く、食物の摂取得点も低くなっています。

共食をめぐる要因間のつながりや構造について、因果モデルなどを使って明らかにしてきました。２００３年から開始した地域・文化・社会・自然・地球等環境とのかかわりを重視し、食生態学の方法論を活用してすすめる全国小学5年生２１１０名とその家族の協力を得て実施した、「魚摂食をめぐる食生態調査」[27]では、次のような結果が出ました。

「魚料理を日常的に食べている（週3～4回以上）子どもたち」は、食生活への満足度が高い。このことが、自然環境観が豊か、食物観が豊か、健康観が豊か、食生態への関心が高い、魚を食べることに積極的、魚が好き、魚を食べることに自信がある等とつながっていること。しかも家族との共食が多い、食事どきの会話が多い、魚をめぐる食行動の共有が多いことと、深く関連していました。

他方、「魚料理を日常的に食べない（週に1～2回以下）子どもたち」は、各項目を結ぶ線が極めて少ない。このことは、取り上げた項目間の関係が見られないということです。特に、魚料理を日常的に食べる行動と、家族との食行動の共有に関する項目間には一本も線がないこと、そして食生活への満足にも有意な関係が見られないことが示されました。

## ［5］２００６年〜現在（２０２３年）名古屋学芸大学を研究拠点に

女子栄養大学を拠点にして積み重ねられた共食・孤食研究の総括を基礎に、関連する実践と研究を総合的に順次まとめました。[28)〜30)39)] そして、異地域での活用可能性や、地域特性創出への実践的な検討をする機会になりました。名古屋学芸大学・大学院は当時管理栄養、ヒューマンケア、メディア造形の各学部から構成。健康・栄養研究所を併設。同じキャンパスに外国人留学生100名を含む名古屋外国語大学があるので、在日外国人学生の食生態や共食の国際比較研究、その結果をふまえた食からの国際協力・人材養成へとつなぐ実践も積極的に行うことができたのです。[31)32)] また、名古屋学芸大学・大学院が所在する愛知県日進市や周辺の自治体は大学等との連携・協働に積極的で、食育推進委員会委員長として住民主体の食育活動も活発に行うこともできる恵まれた環境でした。

さらに愛知県で活動する栄養教諭たちの学習会に合流させていただくことができ、共食・孤食研究と実践を組織的にていねいにすすめることができたことに感謝しています。[33)〜36)]

２０２０年にコロナパンデミックに入ってからは、現地調査が不可能になりましたが、自宅を拠点にオンラインでの共同研究、「共食の地球地図」の構築等（第６章）、ＳＤＧｓ等との関連をすすめています。

## ［６］２００９年、２０１２年、２０１９年　小・中学校での食生態調査から
### ――「携帯電話」の食卓登場が問いかける、「共食」の質

２０１２年に愛知県日進市N中学校区小学校３校の５年生252名と中学校１校の２年生242名の協力を得て、本章86ページで紹介した１９８１年調査と１９９９年調査とほぼ同じ目的と方法で、共食・孤食の食生態調査をしました。[37)~39)]「食事スケッチ法」を含む調査票回答の分析がほぼ終了し、中間報告概要版を作成した段階で、各校の校長や担当教諭に参会いただき、日常の学習活動等で把握している児童・生徒の実態との関係等について質問や課題についての討論をし、続く分析内容に反映してすすめたことを特徴とします。

### 孤食の「悲しい連鎖」がより深刻に

調査結果からは、以下のようなことが浮き彫りになりました。

調査日の朝食で、ひとりで食事をしている子どもが小学生で31・７％、中学生で56・６％いることがわかります（図８）。図９は家族との共食タイプ別に、１週間単位で家族との共食状況を比較したものです。小学生について、調査日にひとりで食べた子どもたちの46・８％が、１週間のうち、家族がそろった朝食は０回、または１～２回にとどまっていることがわかります。中学生の場合はさらに多く61・９％でした。調査日の孤食がたまたまだったのではなく、日常的な状況を反映して

## 図8 小・中学生の「家族との共食状況」の年次比較（1981、1999、2012 年）

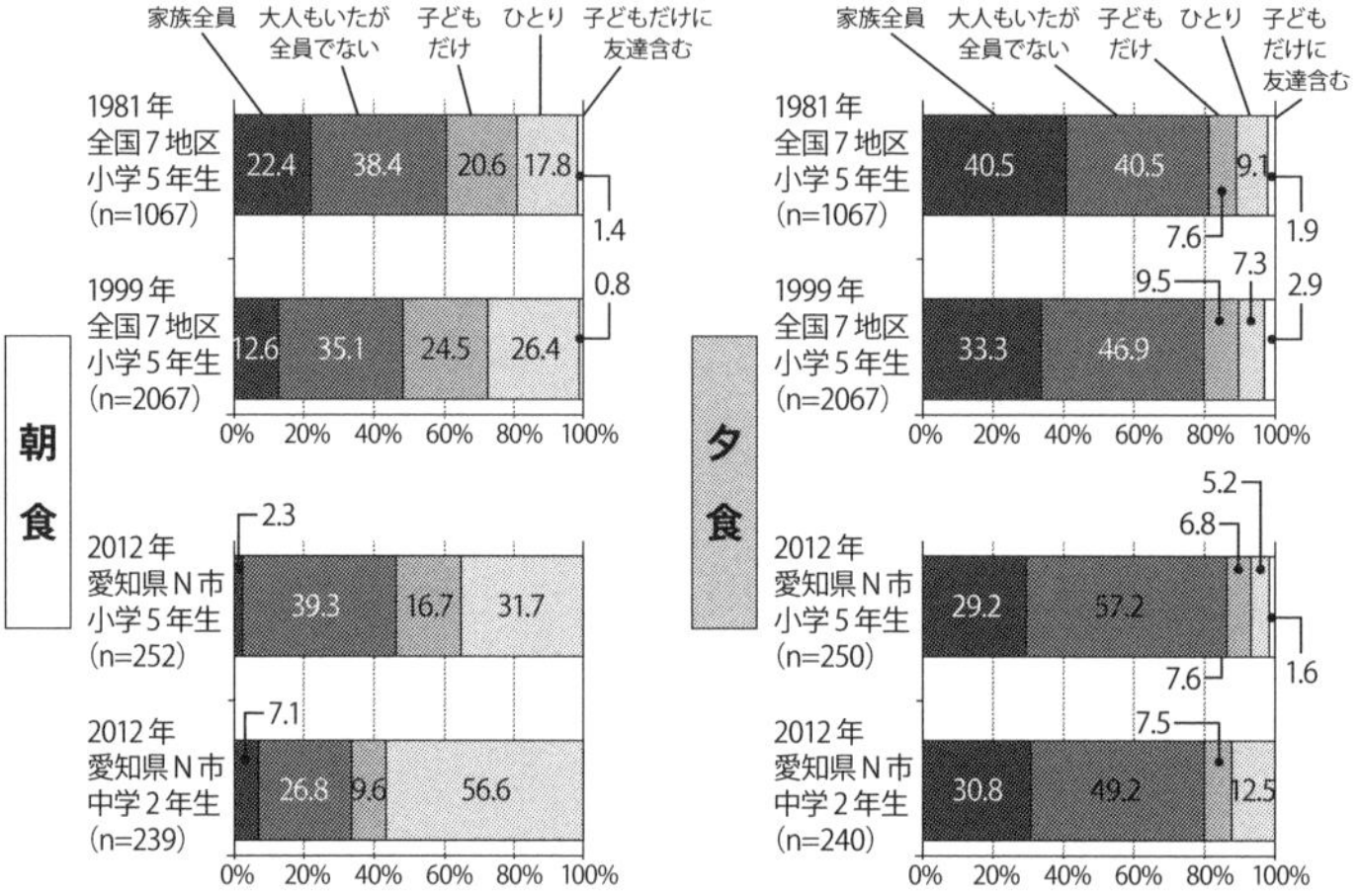


足立己幸・NHK「子どもたちの食卓」プロジェクト (2000)[20]
安達内美子・出原孝示・足立己幸 (2015)[37]／安達内美子・足立己幸 (2016)[38]／足立己幸 (2014)[39]

## 図9 小・中学生の「家族との共食状況」について、調査日と、1週間の日数との関係（2012 年、愛知県内小学 5 年生・中学 2 年生）

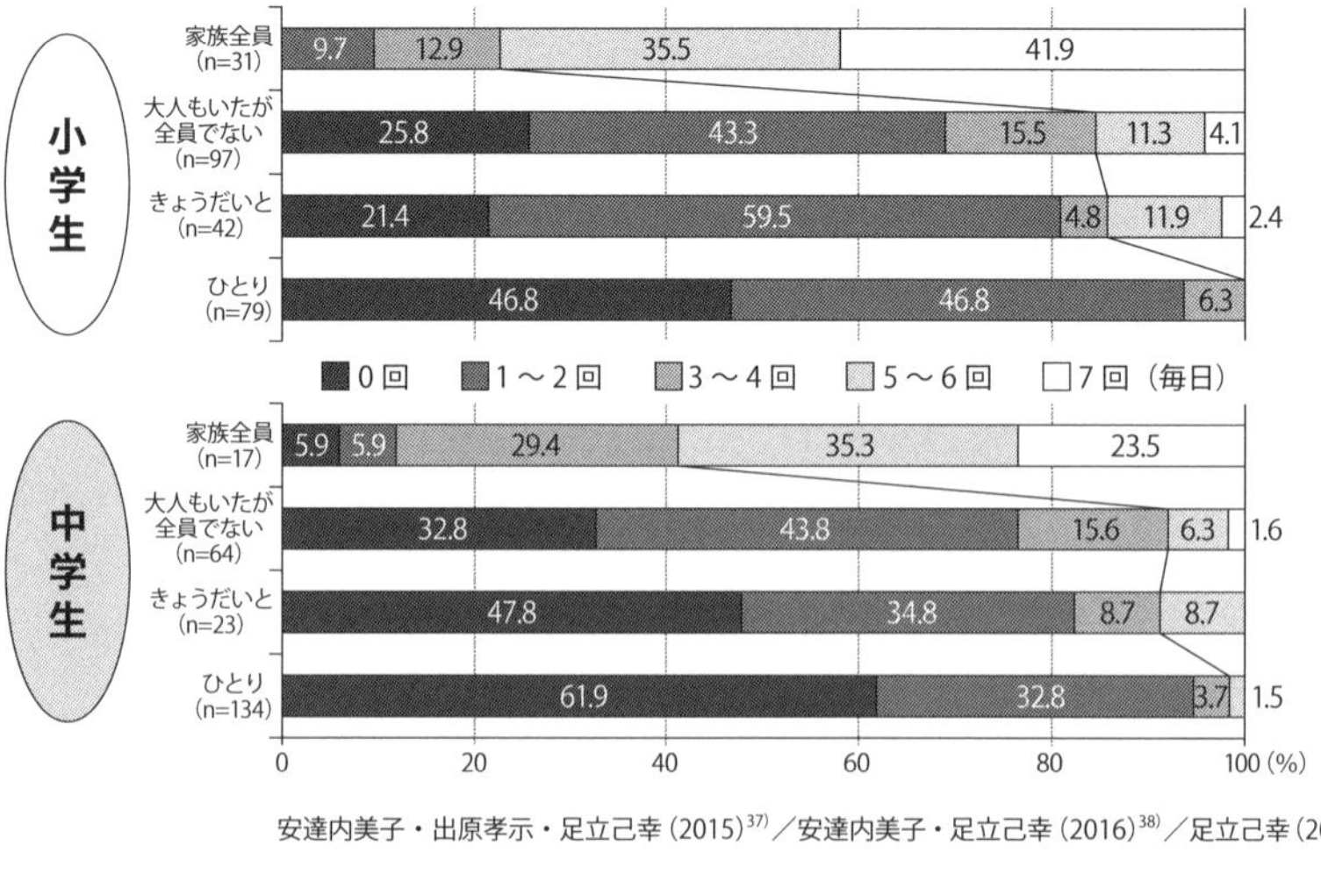


安達内美子・出原孝示・足立己幸 (2015)[37]／安達内美子・足立己幸 (2016)[38]／足立己幸 (2014)[39]

いるととらえてよいと考えます。夕食についても同じ傾向でした。

**図10**は、子どもたちの共食や食生活に関する態度について、調査前日の夕食の共食タイプ別に比較しました。家族全員で食べた子どもたちが、取り上げたほぼ全部の項目で良好な状況が見られます。逆にこの調査でも、ひとりで食べることと、食生活全体の「悲しい連鎖」が見られます。

図には示していませんが、「悲しい連鎖」は第4章163ページの「自発的コミュニケーションに注目した調査[40]」と同じ方法で行った調査でも確認されました。夕食の家族との共食頻度が「週に4回以上」で、食事中の自発的コミュニケーションが「いつもある」「よくある」と回答したA群は、男子41・9%、女子52・0%で先ほどの調査の場合よりやや高率になりました。そして、

**図10　小・中学生の「家族との夕食共食のタイプ別」食事内容・共食行動・食態度・食行動・健康状態（2012年、愛知県内小学5年生・中学2年生）**

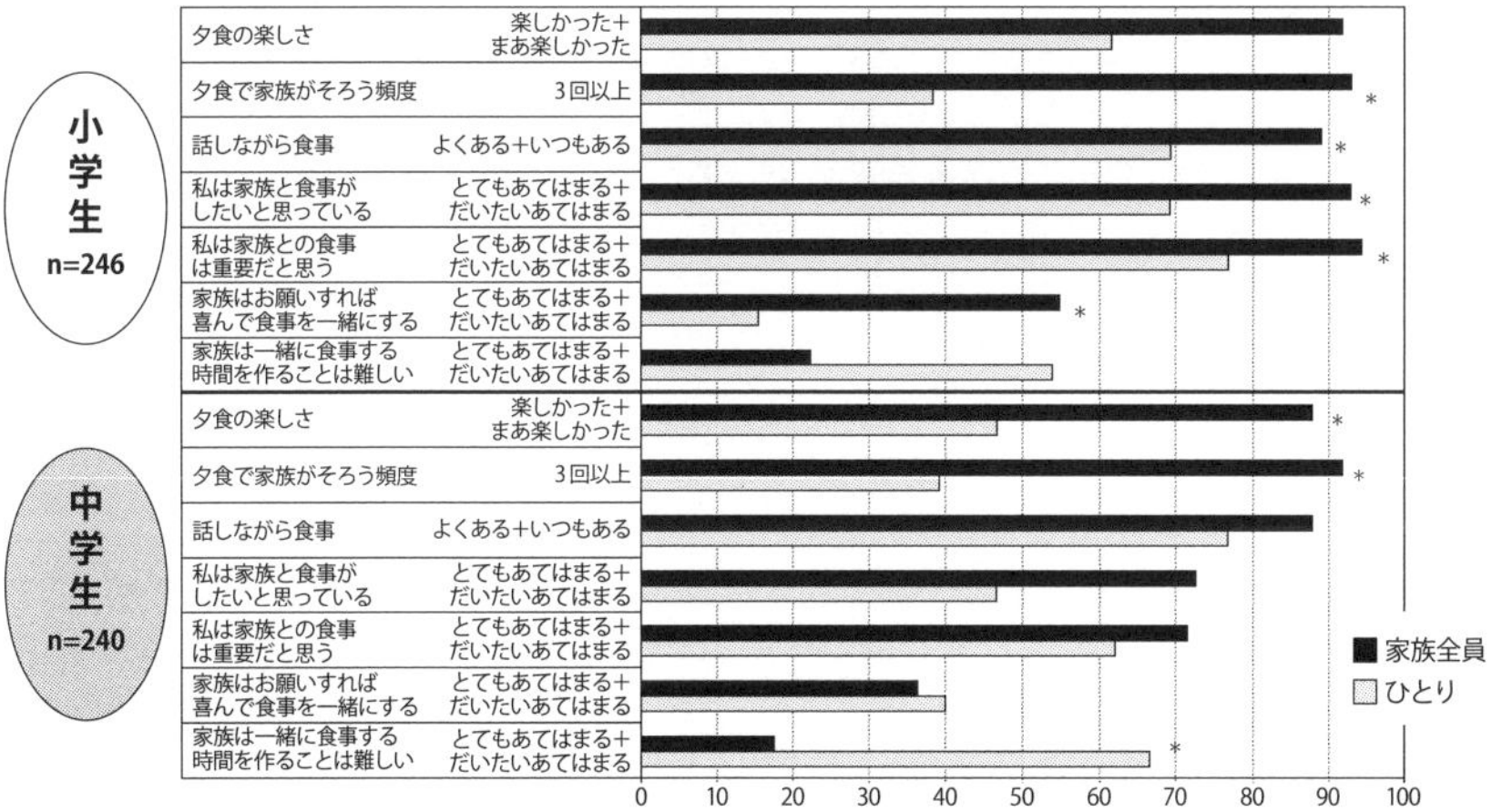


群間差の検定をKruskal-Wallis検定にて行ったあと、多重比較をBonferroni補正のMann-Whitney検定で行った。＊p<0.008=0.05/6

安達内美子・出原孝示・足立己幸（2015）[37]／安達内美子・足立己幸（2016）[38]／足立己幸（2014）[39]

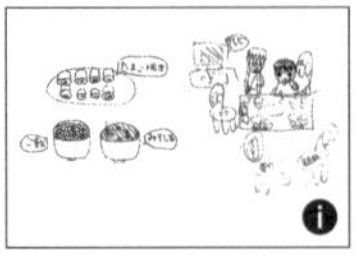


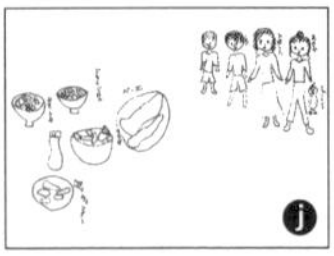


ほかの群に比べてA群は朝食の摂食頻度、朝食前後のあいさつ、夕食前後のあいさつ、家族との関係など、さまざまな面で良好な関係が見られることがわかり、私たちが今まで実施してきた調査結果を裏づける内容でした。このことは、共食は回数で示される量だけでなく、子どもたちの共食へのかかわり方、自発性や積極性など「共食の質」との深いかかわりがあることを示唆しています。そして、104ページにある「いただきます」「ごちそうさま」のあいさつ行動にもつながります。

## 携帯電話が食卓に登場する

日進市の同じ調査では、「携帯電話の食卓登場」が「共食の質」を問いかけました。この食事スケッチ（口絵：i・j）は両方とも1週間に5日以上、家族と一緒に食事をする、いわゆる共食頻度が高い小学5年生が描きました。共食のよい循環を持つ家族の食事と受け止めてよいでしょう。

しかし同時に回答してもらった携帯電話の使用に関する回答から、食事のときに食卓の上、またはそばに携帯電話を置いている家族の数は、小学生で70％以上、中学生で74％以上という数値が出ました。最高は1卓に4台でした。持ち主のトップは母親、次が父親でした。携帯電話が食卓に持ち込まれ、「共食の質」に影響を及ぼしていることが案じられます。「携帯電話の食卓登場数」という奇妙な造語を作ってしまいました。

## 母親の食卓での携帯「仕方ないんです」

２００９年、東京都荒川区内Ｈ小学校５年生の食事スケッチを含む質問紙調査を行いました。この調査は２００５年の食育基本法の制定、その食育推進基本計画の全国的な展開で、子どもたちの共食はどう変化しているか？　ＮＨＫアーカイブスと共同で１９８１年、１９９９年と同じ内容を含めた調査設計をしました。食育を計画的に着実に実施していると評価されているＨ小学校です。

調査で自分が描いた「食事スケッチ」を見ながらのグループインタビュー[41)①]で子どもたちは、「母親はＰＴＡの委員で大事な交信があるので、見逃すわけにはいかないから仕方がない」と携帯電話の食卓登場を弁護しました。ということは、親子は食卓という空間と時間を共有しているけれども、家族それぞれに注目（集中）していることが異なっているので、「食事を味わって食べるという行動」を共有しているとは限らないことになります。

## 家族がスマートフォンで別々の情報を見ている食卓

２０１９年、ＮＨＫスペシャル「平成　最後の晩餐」と共同で、１９７５年の食生態調査段階から、継続的に研究協力をいただいてきた埼玉県坂戸市内の3小学校5年生257名に、１９８１年と同じ「食事スケッチ法」を含む食生態調査を行いました。「食事中に本人がスマートフォン（以下スマホ）を使うことがある子」は36・9％、「家族が使うことがある」のは67・8％を占めました。

「家族との共食を含む食行動・食態度」が良好で、かつ「食事中に子ども自身や家族がスマートフォンを使うことがまったくない」と回答した子の「食に関する主観的QOL」（食事時間が楽しい、待ち遠しい、食卓の雰囲気は明るい、日々の食事に満足している）は高い。そしてスマホを利用する子の「食に関する主観的QOL」は低いことが明らかになりました。[42] しかし、この逆の関係については、「食事中の自発的コミュニケーション」などが複雑にかかわっており、研究をすすめています。

以前から問題視されている食事中のテレビ視聴は、「同じ」映像を見ながら食べるという点からすれば、別々の交信を気にしているスマホの受送信行動より、少し救われるような気がします。極めて現代的なライフスタイルや価値観の中で問われる「共食の質」の低下として心配しています。

## 【7】「いただきます」のあいさつの影響力――身近な共食の質を高める循環の可能性

1998年に、全国5400名の乳幼児を対象に、食事のあいさつに着目した、乳幼児食事基礎調査[43]を行いました。

**図11**に示すとおり、「いただきます」「ごちそうさま」をほぼ毎日する家族は、しない家族に比べて、食事内容・食欲や満足を含めた食態度・食行動・食生活・健康・生活リズムなどの各側面で良好な乳幼児が多いということが、わかりました（273ページ）。

この調査結果をもとに、リーフレットを作成しました。

### 図11 乳幼児の家族における食事のあいさつと、食行動ほかの関係（全国5400人調査から）

朝食で「いただきます」「ごちそうさま」のあいさつをほとんどする乳幼児の家族は、食事内容・食事を食べる行動・食事を作る行動・食情報の交流行動・健康・生活リズム・食から見た「生活の質」が、「よい循環」をしている。

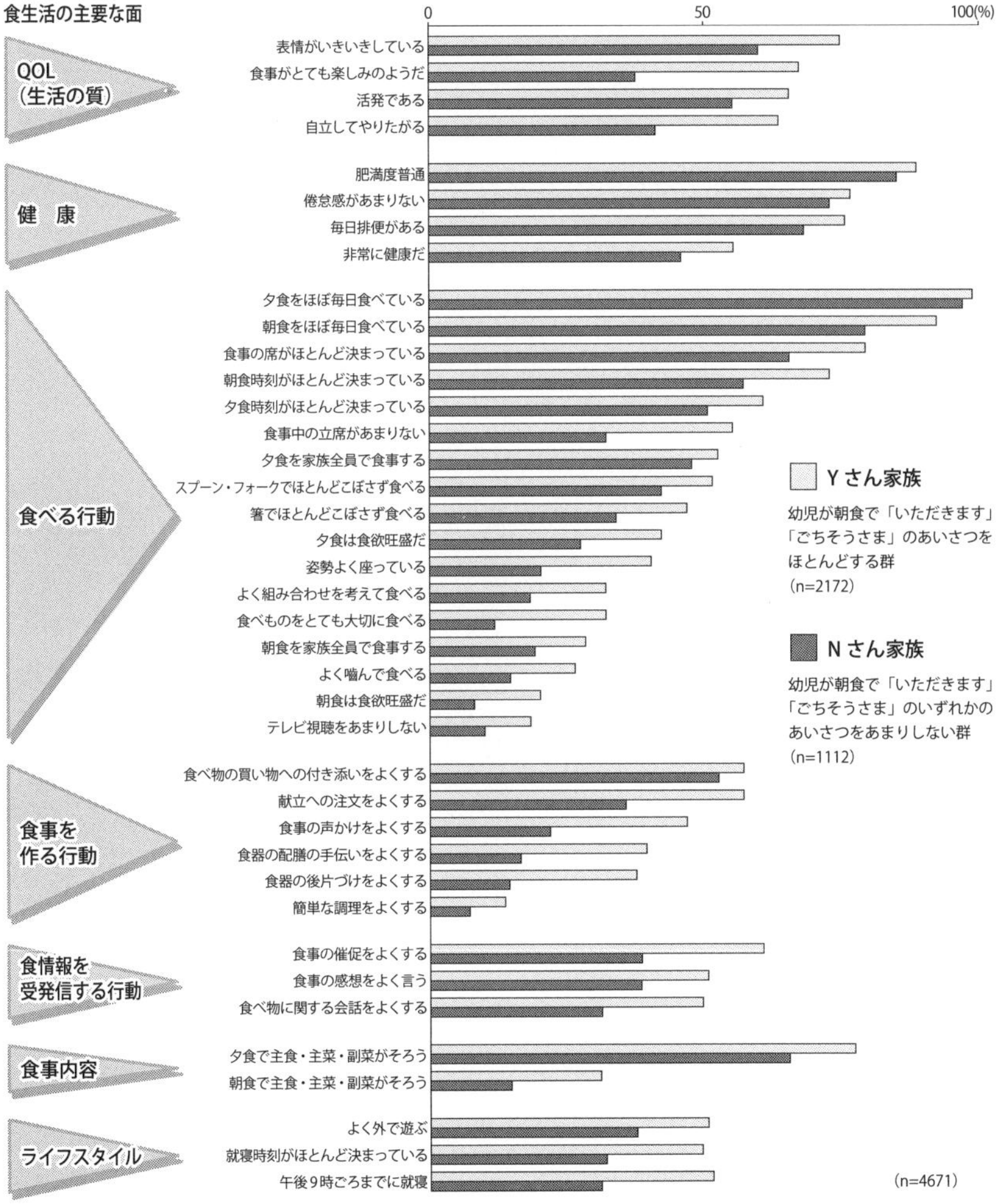


社団法人日本栄養士会：子どもの健康づくりと食育の推進・啓発事業委員会（委員長　足立己幸）（1999）[43]

リーフレットで共有したいことは、それぞれの自分発信型共食の提案です。幼児の場合は自身ができること、得意なこと、ワクワクしてやれることの一つとして「食事のあいさつ」に注目しました。幼児発信型で家族全員の食行動の変化を期待しています。そのうえ、「みんな、あいさつをしましょう！」と一方的に押しつけていません。表紙のタイトルには「あなたの家族はどっち？　どちらを選びますか？」という選択肢の提案です。

この調査結果は２００５年に制定された「食育基本法」の必要性や可能性を説明する基礎資料としても活用されました。

## ［８］共食・孤食の国際比較研究――「食事スケッチ法」を用いて

人間側から「人間らしい食」をとらえたいと願ってきた食生態調査では、「共食・孤食」の視点が基本枠組みの一つになってきました。ほかの課題の調査の場合も当事者の心身の健康や価値観、生活スタイル等を包括的にとらえる指標としての価値づけがされてきたからです。したがって、国内はもちろん外国での調査や国際協力プログラムでも必須項目のようになり、さまざまな国の共食・孤食状況の資料が集まっていました。

折角の機会だから、文化や環境とのかかわりを知りたいと、調査内容を共通にした「家族との共食とその食生態に関する国際比較研究[44]」を開始しました。

共著者の衞藤久美が留学していたアメリカ[45①]、私が客員教授で短期滞在していたイギリス[45②]やオーストラリア[45)③]、さらに『知っていますか　子どもたちの食卓』のハングル語訳を発刊した韓国[46)]で、現地の研究者たちとの共同調査を行いました。日本は本章で紹介してきた1999年調査結果を用いました。各国を代表する根拠あるサンプリングの結果選んだ調査対象ではないので、調査結果をそのまま国の代表値として比較することには問題があります。

しかし、共通して次の傾向があることが明らかになりました。

①各国ともに、朝食をひとりで食べた「ひとりタイプ」が多いこと。
②どの国も家族との共食と食行動・生活・健康状態が密接に関連していること。
③「ひとりタイプ」は問題点を持つ児童が多いことなど「悲しい連鎖」が4国で共通していること。

具体的な行動や態度などの種類は同じではないのですが、「悲しい連鎖」という「共食・孤食の質」につながるシステマチックな現象が共通していることを見落とさず、多様な課題解決の研究や実践プログラムの開発が必要であり、「食事スケッチ法」で表現される、きめ細かな対応を心したいと思います。

# 3 人間重視・地域重視の食施策づくりへの大きなうねり

## 1992年「世界栄養宣言」――"人権としての食"が確認される

1992年の、世界栄養会議では「安全で栄養学的に適切な食物へのアクセスは各人の権利である」「We recognize that access to nutritionally adequate and safe food is a right of each individual.」が「世界栄養宣言」[47]として採択されました。159か国の大臣や閣僚クラスの代表者が参集・議論・公表した宣言でした。WHOとFAOが合同で開催された初の会議であることもあり、世界各国が食生活指針の具体的な検討をはじめるなど[48)〜51)]、世界中の栄養・食関係者が「人間重視・地域重視」と大きくうねりはじめたのでした。

世界栄養宣言の公表後、a right of each individual に込められた意味の深さや課題討論をする機会に恵まれ、私の中では、「一人残らずの人々」や「持続可能性」の重要性がしみ込み、国際協力活動の現地での対応がぐっと前向きになったことを記憶しています。近年世界中で共有が深まるSDGsのアジェンダ5つのPともしっかりつながり、「共食・孤食研究」のゴールとしてしみ込んできます。

日本の関連行政も、2000年「食生活指針」と2005年「食育基本法」の制定を基礎に関連する法令等整備や食育推進基本計画を着実に進行し（123ページ）、2021年の「東京栄養サミット」[52]で、日本の現状や課題を報告し、世界各国の関係者と共有し、将来のあり方等を検討することができました。2022年の国際栄養学会議では、共食のシンポジウムが企画され討論されました。[53]

私は各段階の施策立案で、それぞれ関係者からの要請を受け、「共食・孤食」に関する基本資料の提供、委員や担当者へのヒアリングでの発題・討論、関連資料の作成等を協力し、これらの経過等を、国際学会のシンポジウム等で発信・交流し、「共食・孤食」実践・研究の循環の質を高めることの一部にかかわってきたこと[8)54)]に感謝しています。

## 2011年「第2次食育推進基本計画」――「食育とは」の提案へ

2011年の「第2次食育推進基本計画」では、食育の推進に関する施策について、基本的な方針の重点課題3項目の一つに、「家庭における共食を通じた子どもへの食育の推進」が挙げられ、その推進の目標として「朝食又は夕食を家族と一緒に食べる『共食』の回数の増加」が出されました。国全体の食育推進の中核に「共食・孤食」が位置づき、実践に向けての体制づくりが具体化します。

国民全体への情報発信が組織的に行われ、その一環で、2010年内閣府食育推進室から『親子のための食育読本』が発行され、その中、「家族と〝食を共にすること〟共食の大切さ」[41)①]を執筆しました。さらに２０１２年内閣府政策総括官（共生社会政策担当）付食育推進室が作成する『食育ガイド』[41)②]（２０１８年農林水産省消費・安全局消費者行政・食育課改訂）に、これまでの共食・孤食研究で作成した基本資料を提供しました。

## 4 共食・食を営む力・生きる力を「循環」の中で考える

さて、本章の最後に、食生態学を基礎とする共食の図（図12）について紹介したいと思います。こちらは、前記『親子のための食育読本』にも掲載され（のちに一部修正した）行政や教育現場等でも活用されてきたので、目にされた方も多いのではないでしょうか。この図の意図を改めて振り返ることで、本章のまとめとしたいと思います。

### （1）「共食・孤食」とはなにかを問い、その結果やプロセスを共有すること

先に述べたような、現代の日本での共食の量・質ともに低下がすすむ中、今こそ人間らしい共食

の復権のためには、食の方向確認・転換が必要です。しかもそれぞれのライフスタイルや環境に見あった方向であることが必要です。そのためにはどうしたらよいでしょうか。

それは原点に戻って、共食や孤食をどうとらえるか、なにを重視するかということについて考えること、また、自分のプラス面、自分たちのプラス面を活かす方向で考えることになります。

共食・孤食について考えるときに、食事を共有する相手、時間帯、場所、食べ物の内容等に加えて、先ほどから問題視している食事行動の質（食事への集中度）です。さらに、共有する行動を食べる行動だけではなくて、食事を作る・準備する行動や、食関連情報を受発信したりして、食を営む力を形成する行動を含めて考えることが必

図12　地域における共食と食を営む力と生きる力の形成の循環

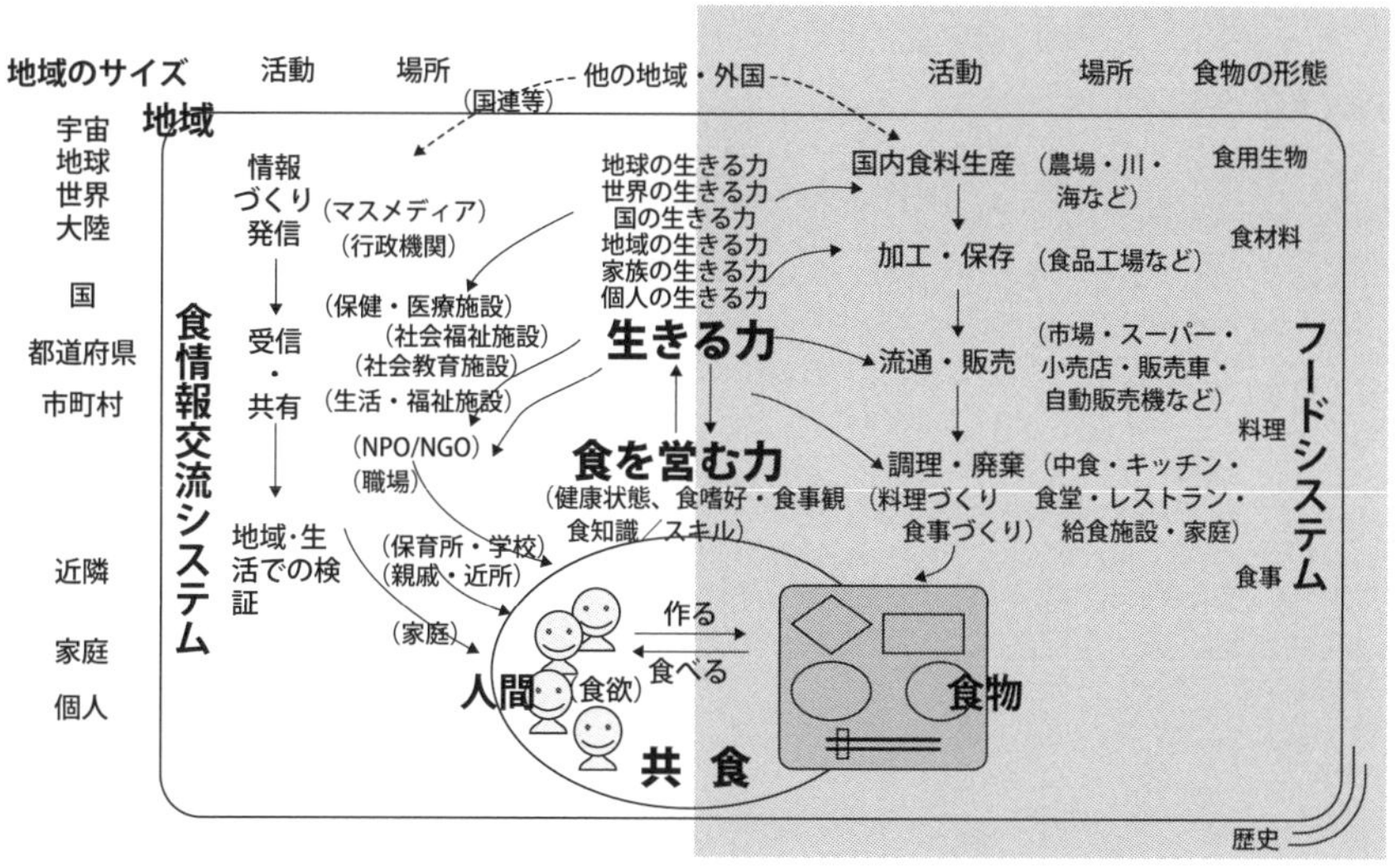

足立己幸（2010）[41)①]の一部修正

要だと思います。この3種の食行動は日常生活では連動しているので、どの行動を共有の入り口にしても同じになるという考え方です。

今、私は共食の定義を「生活や社会活動を日常的に一緒に（共有）しているだれかと食行動を共有すること」と考えています。このとき食行動とは、食べる行動だけではなくて、作ったり準備する行動や情報を受発信する、そうした食生活を営む力を形成することも含めた食行動です。

## （2）共有する「食」とはなにかを問い、その結果やプロセスを共有すること

食育基本法で注視している食というのは、カギカッコ付きの「食」です。食育の環で示された循環の「食」です。ですから、そういう意味では、共有する相手、共有する行動というのは、共「食事」から共「食行動」へ、そして共「食」へということになります。

## （3）食行動を共有する相手のこと

従来は同居する家族を中心に考えてきましたが、社会環境やライフスタイルの変化の中で単身生活者も多くなってきたので、仲間、学校、学ぶ仲間、仕事する仲間、またはさらに枠を外した形で、地域の人々へという考え方に転換していかなければならない、ということです。とは言え、家族は、出生・成長の過程を含む長時間にわたり、頻度多く食行動を繰り返し、生活を営み、ライフコースを循環しつつ、次の世代へとつないでいく。胎児期も含めてつながっている母体、食行動を量・質ともに共有する可能性が最も大きな相手になります。やはり「家族との食事の共有」は共食の基本・

出発点であると考えます。

## 「共食・食を営む力・生きる力・地域の食、地球とこれらの循環」という視野を

地域で生活する人々が、日々食事を準備し、食べる。その食物は環境とのかかわりで編み出されるフードシステムの中、生産・加工・流通・調理され、食事として整えられたものです。

一方、地域内外で発信された多様な情報が多様に受発信される食情報交流システムの中、私たちは食生活を営み、自身の食生活を営む力を育みつつ、生きる力を育み、家族の生きる力や地域の生きる力を育てつつ、次の循環を動かしていく、いわば、らせん状の循環という関係にあると考えられます。私たちの食事の営みはこの大きな循環・ダイナミックスの中の一コマにすぎませんが、一方でその内容は次の循環・ダイナミックスの方向のいろいろな場に影響を与えていきます。

私たちの日々の食事について、共食か孤食か、またはどんな質の共食かが、地域全体・地球全体の食の循環と双方向的に影響しつつ、日々の食生活につながっていくのでしょう。

こうしたことを感じたり、考えたり、話し合ったりする身近な場としても「共食」を大切にしたいと思います。

食事でしたか？　絵にしてください。

ⓑ現状の自己評価や、ゴール設定を目指して：どんな食事がよいですか？　理想の食事を絵にしてください。

ⓒ課題への解決法探しを共有：〇〇で困っています。皆で解決するためのアイデアを出しあいたいです。話し合いたいことを絵にしてください。

ⓐ、次いでⓑを描き、両者を並べてⓒを問いかけることもあります。絵を描くのはストレスが大きい人も少なくないため、対面での話し合いやグループインタビューで一緒に考えることもあります。絵を描いたあとは、調査課題に必要な質問票回答が必要です。

重要なことは、スケッチを描く行為がすでに回答者自身に新しい刺激を与えていることを十分に考慮すること。逆にスケッチを描く前に質問票に回答した場合は、その内容がスケッチに反映されることも理解することが必要です。

**■「枠組みメモ」を作成**

1991年調査と1999年調査結果を分析し、国内外での発表・討論が繰り返されていたある日、3人の臨床心理学の専門家が大学の研究室に来てくださいました。全国各地のさまざまな方の協力で得られた1万枚を超える宝物の食事スケッチの一部について、1枚ずつ質問や感想を交わしあいながら特徴や課題を話し合うことができたのです。いわば、少年刑務所という実践現場の臨床心理学専門家3人と、人間らしい食を希求する食生態学の両面から「食についての子どもたちのこだわりとその環境とのかかわり」の読み取りの検討でした。

3人がほぼ一致して、「うち(在任している少年刑務所)の子どもたちと、この子(家庭で生活している)たちと区別がつかないほど似ていることに驚いた。ほとんど差がないように思う」と言われたのでした。そして、「あたり前と言えばあたり前ね、生活してきた地域が同じ日本なんだから」と。また、「食事から生活全体がよく見える。とても具体的に見える」「そのうえ、質問票調査で知りたいことを聞いているので、組み合わせるとわかりやすい」とほめていただいたのです。

話し合いのあと、私は「今日、感じられた内容の観点などを教えていただきたい。1枚の食事スケッチについて、部分でなく、全体俯瞰で見ているように感じたので、その視野・視点を学ばせてほしい」とお願いしました。後日、3人で相談して作成した観察の「枠組みメモ※」を送ってくださり、私たちは再分析を重ねたのでした。加えて、「理想の食事スケッチ」を描き、話し合うことは、自分と食事のプラスな関係発見につながるようです。

※同席していた衞藤久美（第4章）、この貴重な観察の「枠組みメモ」をもとに再分析を行い、その一部を第4章の「食事スケッチ法」から見えた多様な共食・孤食（151ページ）に紹介しています。また、第6章のコロナ下での学校給食の食事スケッチ（281ページ）の分析にも活用しています。

ADACHI EYE

## 「食事スケッチ法」誕生秘話

**■夕食のメモに描かれた絵**

今振り返ると、“スケッチ”の原点の一つは、長女が小学生のころ、私の帰宅が遅くなるときに夕食に添えたメモに描かれた小さな絵の返事でした。絵が好きだった長女は機嫌がよいと、自分と弟がおいしく食事を食べた顔などをメモに描いてくれました。

食事の絵は「その人のこだわり」を映す鏡に見えましたので、家族や身近な人と一緒の答え探しの手段としては最良ではないかと考えていました。しかし、専門家として責任を持って使用するためには、学術的な根拠が必要になります。

**■心理学的に見た絵の可能性**

幸いなことに、隣家には、妹(臨床心理学を専門職とする法務技官)と、義弟(心療内科医)の心理学に関する書籍が多くあったので、自由に読み、2人に質問をして学ぶことができました。樹木を描くことで当事者の心理状態や背景をとらえる心理検査の一つであるバウムテスト等、枠を設けないで自由に表現できる、本人も気づかない深層心理の欲求や葛藤を知ることができるアセスメント法と、その実例を学びました。そしてその中には食事場面が少なくなかったのです。

**■衝撃を受けたある高校生の絵**

さらに1979年、やせたい高校生の食生態について、養護教諭と食生態学研究室メンバーに臨床心理士が加わり、共同で実施した調査票の1枚の「絵」は衝撃的でした。男子高校生が自宅のステレオの前で1缶の炭酸飲料を飲み干したまま放り出したらしく、空き缶が部屋の片隅に転がっている絵でした。従来の食物摂取調査であれば、「缶ジュース1缶、250cc」と記帳され、栄養計算ののち、「食事前には甘い飲み物を控えましょう」のコメントですまされていたでしょう。飲食物へのこだわりや背景を表出している「絵」の力を見て、決心が強くなりました。

もう一つ、私は国際協力等の現場で、いわゆる識字率の低い地域や人々の栄養不良問題解決のための実情把握や教育手段としての文章表現の限界を感じ、良策を探していました。見てわかりあえる「絵」への期待が、背中を押してくれました。

臨床心理士からは、描かれた「絵」を見るときは「自分の視野や視点や過去の評価基準等の枠にとらわれがちだが、それをしないことが重要。標準化や数量化しようとしないこと」を忠告され、調査への導入を決心しました。「食事スケッチ法」と名づけました。

**■どのように行うか？**

「今日はどんな朝食(または夕食)でしたか？」から出発しました。

ⓐ現状が知りたい：今日の朝食はどんな

ADACHI EYE

## 海外の多様な共食② オーストラリア

### 広い自由な公園で超大型のバーベキュー

1993年9月から3か月余り、女子栄養大学がカーティン工科大学と研究・教育提携を交わし、その拠点づくりで、現地に滞在しました。交流も兼ねて、現地の教授たちが週末ごとに、誘い出してくれ、アボリジニを含む多民族の学生や関係者との共食を楽しみました。

ある日曜日の朝食後、公衆衛生学部長のコリン・ビンズ教授夫妻が、「今日は公園でピクニックだ」と、ゲストハウスに迎えに来てくれました。私はてっきり3人だけの会食と思っていたのですが、車で公園に向かう途中、街角で「とっておきのワインを1本持ってきた」「自慢のサンドイッチを作ってきたよ」と2人のシニアが次々に同乗。公園に到着すると、すでに20人以上の幼児から高齢者までの“持ち寄り会食”がはじまっていました。公立公園に備えつけのバーベキューセット(無料)では、すでに大鍋で煮込みスープが温められています。

私が持っていったのは、日本から持参した朱塗りの2段重ねの弁当箱(外国滞在のときは必ず持参)に日本料理とおにぎりを3人分だけ「3・1・2」に詰めあわせたもの。開けた途端に、子どもも大人も黒山のように集まってきて、質問攻めになりました。

広い公園で、それぞれが芝生に座って食べたり、歌ったり、高齢者の散歩を手伝ったり、自由でおおらかな、楽しい大「共食」でした。自由な公園が育てる“誰ひとり残さない、持続可能な共食”の輪に入れていただいた気持ちでした。

その後、2019年に、現地パースのフードバンクを訪問する機会がありました。公衆栄養分野に強い栄養士2名(常勤)が、基本教材一式が入ったバッグ持参で食材配送車に同乗し、各現地での多様な相談に対応するなど、地域に開かれた多様な健康問題に対応するさまざまな工夫がなされ、住民が支えあう場となっていました。それは、幼いころから、前記の公園の大バーベキューのような共食を日常に育った人々ならではの、ごく自然に支えあい、育てているフードバンクが作り出す超大型の共「食」、共「地域づくり」に思えました。

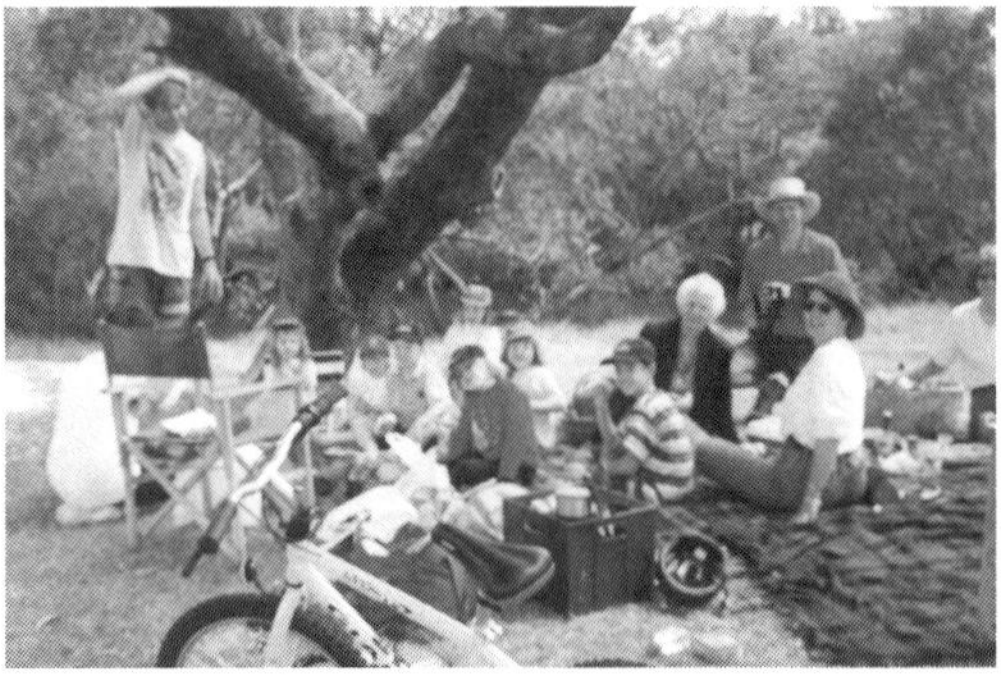

公園での大きな会食の様子。オーストラリアではバーベキューは日常的な食文化。
(写真／ Mikyung Lee)

第3章

# 国内外に広がる研究と共食の力

# 1 近年の「子ども」と「大人」の共食・孤食の現状

２００５年に食育基本法が成立し、家庭、学校、保育所、地域等を中心に、国民運動として食育を推進することが掲げられました。その背景として、栄養の偏り、不規則な食事、肥満や生活習慣病の増加、伝統ある食文化の喪失等、食をめぐるさまざまな問題があったため、対策を講じる必要性が出てきたのです。[1)] この食をめぐるさまざまな問題の一つに、子どもの孤食の増加があります。

## １９９０年代から２０００年代に「子どもだけの食事」が増加

近年、どのくらいの子どもが家族と共食し、逆にどのくらいの子どもが孤食をしているのでしょうか。**図１**は、「国民健康・栄養調査」（２００２年までは「国民栄養調査」）の結果です。[2)] ふだん朝食をだれと食べるかについて、子どもだけで朝食を食べる割合は、１９８０年代から１９９０年代にかけて増加し、２００５年には約４割の小・中学生が孤食または大人不在の子どもだけの共食をしていることが報告されています。

この調査では、１９９３年の調査まではアンケートに「一人」という選択肢がそもそも含まれていなかったため、1988年と1993年は「一人で食べた」子どもの割合がわかりません。2005年の調査では、「子どもだけで食べる」の代わりに、「兄弟（姉妹）だけで食べる」「子ども一人で食べる」という選択肢が用いられるようになりました。このようなアンケートの選択肢に変化が見られたことには、「子どもだけで食べる」食事から、「一人で食べる」孤食が問題視されるようになったことが反映されていると考えられます。残念ながら同調査では、その後子どもの共食の状況を調査するための項目が設定されていないので、その後の変化については、言及することができません。

## 夕食より朝食に孤食が多い

図2は、日本スポーツ振興センターが全国の小学5年生と中学2年生を対象に、2005年

図1　朝食を子どもだけで食べる子どもの変化

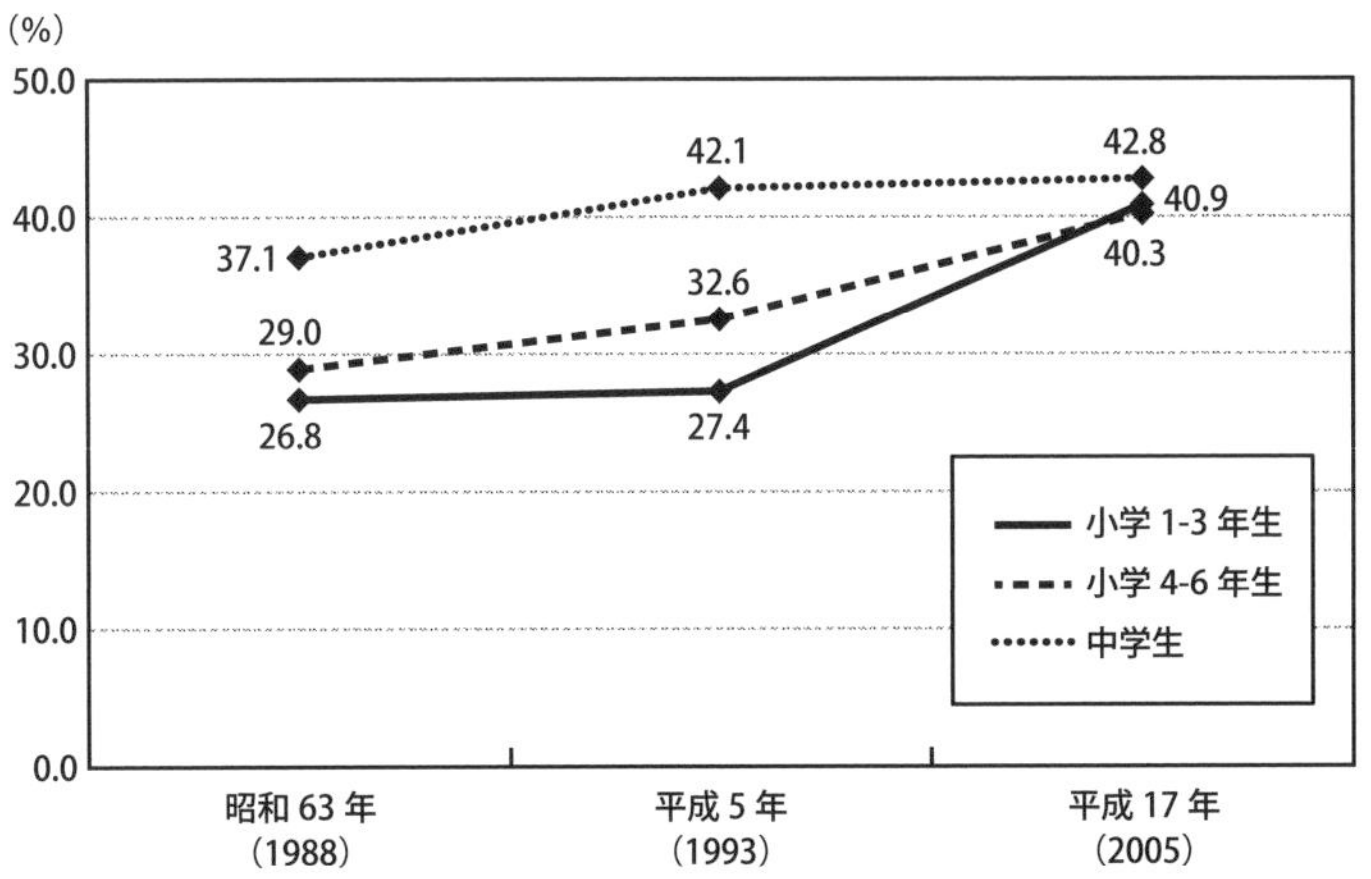


厚生労働省：平成 17 年国民健康・栄養調査結果の概要

度、２００７年度、２０１０年度に実施した朝食と夕食の共食状況に関する調査結果[3)]です。朝食については、小学生では１～２割、中学生では約３割の子どもが「一人で食べる」と回答しています。一方夕食では、その割合は小学生で数パーセント、中学生でも１割未満と、夕食よりも朝食における孤食が多いようです。また、日本学校保健会が全国の小学生から高校生までを対象に実施した調査[4)]によると、朝食を「家族とは別に一人で食べることが多いか」という質問に対して、「よくある」または「ときどきある」と回答した児童生徒の割合は、学年が上がるごとに増加し、中学生では約５割、高校生では６割以上であることが報告されています。これらのことから、夕食よりも朝食において、小学生よりも中学生、中学生よりも高校生において、孤食の問題

**図２ 小・中学生の共食・孤食の状況（2005 ～ 2010 年度）**

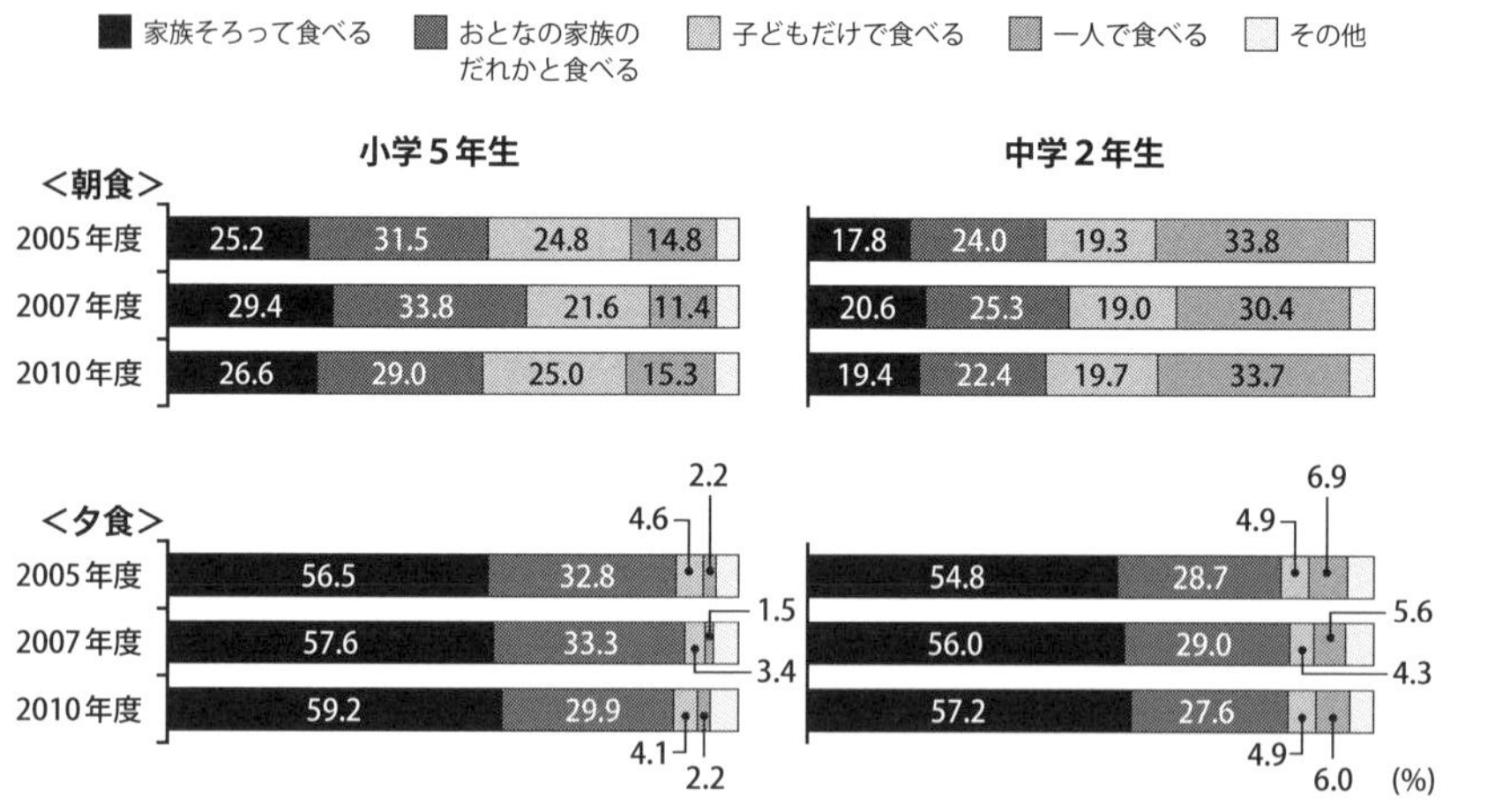


独立行政法人日本スポーツ振興センター：平成 17 年度　児童生徒の食生活等実態調査報告書、平成 22 年度　児童生徒の食事状況等調査報告書［食生活編］

が大きいことがうかがえます。

ここまで示したいくつかの全国的な調査結果をつなげて考えると、2000年以降に特に孤食が増えて家族との共食が減っているという傾向は見られませんが、逆に改善しているという傾向も見られていません。引き続き、子どもが一人または大人不在で食事をする機会が増えており、現在も家族との共食の機会の少ない子どもが一定数いる、と言えるでしょう。

## 大人の孤食が多い年代は？

これまで共食や孤食というと「子どもの」共食や孤食を指すことが多かったですが、近年では、20歳以上の成人や高齢者の共食・孤食の実態を示す調査結果も増えてきました。2021年に農林水産省が実施した調査[5)]によると、20歳以上の成人で家族と一緒に食事を食べる機会が週4日以上ある者は、朝食で51・7％、夕食で75・4％でした。男性は40歳代で、女性は20歳代で特にその割合が低く、60歳以上で割合が高い傾向が見られます。ただし、これは調査対象のうち、同居者がいる人のみに尋ねた項目であるため、ひとり暮らしの人が含まれていないという点で注意が必要です。

一方、大人の孤食状況[6)]は、1日すべての食事を一人で食べる回数が「ほとんどない」人の割合は、2019年には65・5％と、孤食がある人よりもない人のほうが多くいます。逆に同様の回数が「週に4～5日ある」「ほとんど毎日」を合わせた「週4日以上」、すなわち週の半分以上1日すべての食事が孤食である者の割合は18・8％で、同じ調査の2011年の10・2％[7)]から増加傾向を示しています。性・年齢別の結果（図３）を見ると、１日すべての食事を一人で食べることが「週１日程度以上」ある者の割合が、男女ともに20歳代、女性では高齢者にも多いことが報告されています。このようなふだん孤食をする機会が少なからずある20歳代は男性では約６割、女性で４割近くを占めます。一方高齢者については、１日すべての食事を一人で食べることが「ほとんど毎日」と回答した者は男性では15％程度、女性では70歳以上で特に多く３割近くに上りました。この調査は家族と同居していない人も含まれているので、男性と女性でやや傾向は異なるものの、ひとり暮らしの者が多い20歳代と高齢者で割合が高かった可能性があります。このように特に若い世代や高齢女性において、家族と共食する頻度が少なく、孤食をする頻度が高いと言えます。

**図３　１日の全ての食事を一人で食べる回数（全国20歳以上、2019年）**

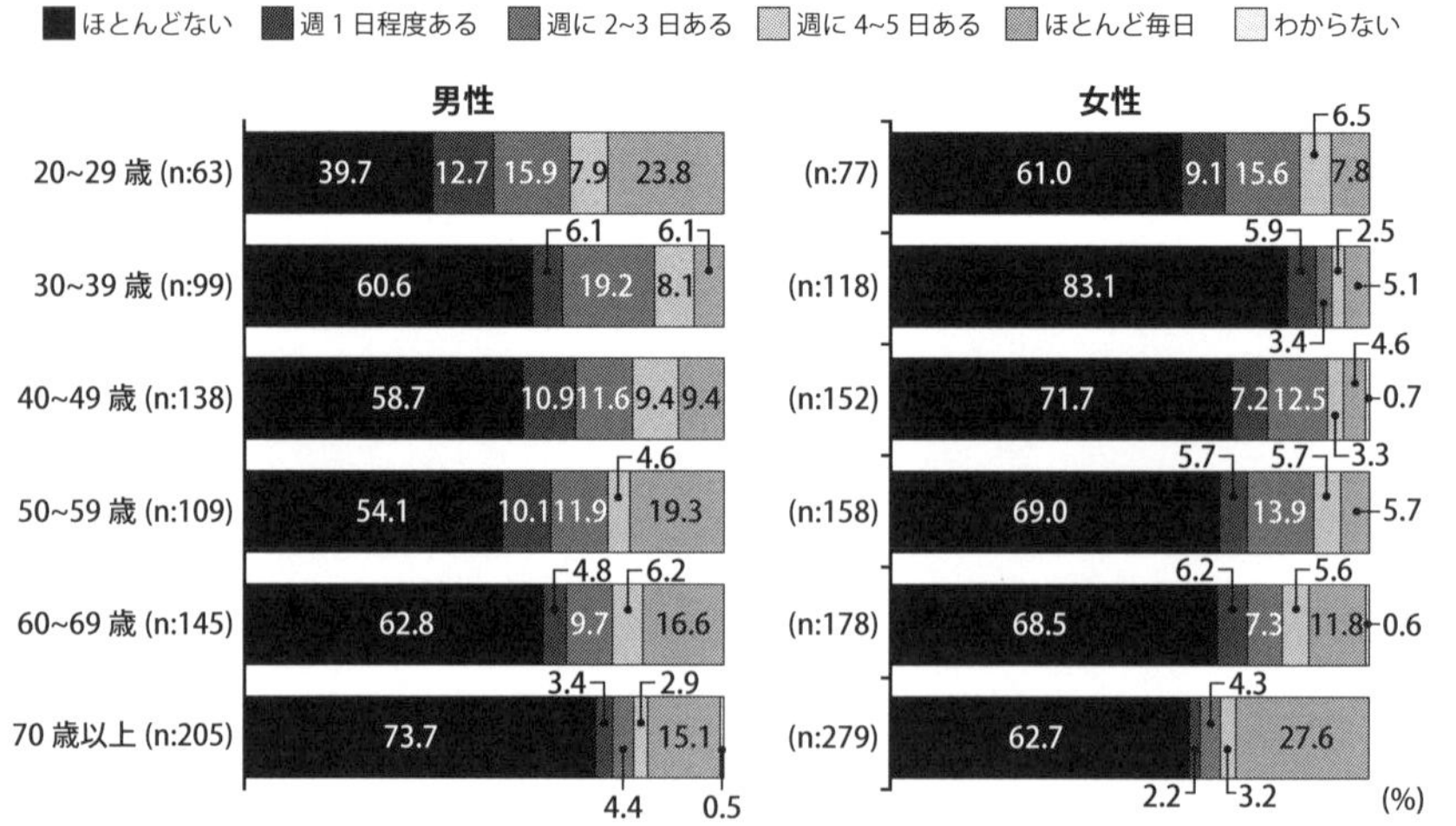


農林水産省：食育に関する意識調査報告書（令和２年３月）

# 2　国の健康・栄養施策における共食の位置づけ

## ２０００年代から施策にも共食が入るように

２０００年代に入ると、わが国の健康・栄養施策に共食が取り上げられることが多くなりました。２０００年に文部省、厚生省（当時）および農林水産省の3省が合同で作成した「食生活指針」[8)]では、望ましい食生活のための指針として10項目が策定されました。その中の一つである「食事を楽しみましょう」を実践するために、「家族の団らんや人との交流を大切に、また、食事づくりに参加しましょう」というメッセージが国民に向けて発信されました。

また、冒頭で述べた食育基本法（２００５年）に基づき、国は具体的な行動を示す計画として、食育推進基本計画を5年ごとに策定しています。この計画では、過去5年間の食育に関する取り組みの成果と課題をふまえて、食育推進にあたっての基本的な方針や重点課題、目標項目が掲げられています。２０１１年度から開始した第２次食育推進基本計画では、国の食育に関する目標の一つに共食に関する目標「朝食又は夕食を家族と一緒に食べる『共食』の回数の増加」が入り、朝食、夕食の共食回数の平均は、第２次計画では週9回から週9・7回へと改善傾向が見られました。[9)]続く第3次食育推進基本計画（2016～2020年度）、でも継続して目標項目に位置づけられましたが、策定時（2015年度）の週9・7回から2017年度に10・5回まで増加したものの、2020年度には週9・6回と減少し、目標の週11回以上から遠のいてしまい、悪化したという評価結果でした。[7)]

さらに、第3次食育推進基本計画からは、「地域等で共食したいと思う人が共食する割合を増やす」が目標項目に加わりました。これまで、共食というと「家族との共食」が主として取り上げられてきましたが、近年家族の状況や生活の多様化により、ひとり親世帯、貧困の状況にある子ども、高齢者のひとり暮らし等が増えてきました。そのため、家族との共食だけではなく、地域における共食も視野に入れる必要性があるというわが国の社会状況を反映した目標項目であると考えられます。2021年度からはじまった第4次食育推進基本計画（2021～2025年度）でも、家族との共食も地域での共食も、引き続き目標項目に入っています。

それ以外にも、わが国の中心的な健康施策である「健康日本21（第二次）」の栄養・食生活に関する目標の一つにおいて、「食事を1人で食べる子どもの割合の減少」が入り、その一翼を担っている母子保健施策「健やか親子21（第2次）」にも、参考とする指標に家族との共食が入りました。このように、子どもを中心とした孤食の減少や共食の推進は、現在は国を挙げての課題として位置づいていると言えます。

表１　わが国の栄養・健康施策における共食の位置づけ

| 策定年／計画年度 | 施策名（担当省庁）<br>※担当省の名称は、策定当時 | 共食に関する目標等 |
|---|---|---|
| 2000 年<br>（2016 年一部改正） | 食生活指針<br>（文部省、厚生省、農林水産省） | 10 項目の１つ「食事を楽しみましょう」を実践するためのメッセージとして、「家族の団らんや人との交流を大切に、また、食事作りに参加しましょう」 |
| 2011<br>～ 2015 年度 | 第２次食育推進基本計画<br>（内閣府） | 食育の推進の目標 11 項目の１つに共食の目標<br>・「朝食又は夕食を家族と一緒に食べる『共食』の回数の増加」 |
| 2013<br>～ 2022 年度 | 健康日本 21（第二次）<br>（厚生労働省） | 栄養・食生活に関する目標 5 項目の１つに共食の目標<br>・「共食の増加（食事を１人 で食べる子どもの割合の減少）」 |
| 2015<br>～ 2024 年度 | 健やか親子 21（第２次）<br>（厚生労働省） | 基盤課題 B 学童期・思春期から成人期に向けた保健対策の参考とする指標（４項目）の１つに共 食の指標<br>・「家族など誰かと食事をする子どもの割合」 |
| 2016<br>～ 2020 年度 | 第３次食育推進基本計画<br>（農林水産省） | 食育の推進の目標<br>15 項目の２つに共 食の目標<br>・「朝食又は夕食を家族と一緒に食べる『 共食』の回数を増やす」<br>・「地域等で共食したいと思う人が共食する割合を増やす」 |
| 2021<br>～ 2025 年度 | 第４次食育推進基本計画<br>（農林水産省） | 食育の推進の目標<br>16 項目の２つに共 食の目標<br>（目標の内容は、第３次食育推進基本計画と同様） |

## 3 子どもの共食・孤食に関する研究

農林水産省が全国20歳以上を対象に実施した調査結果によると、家族と一緒に食事をすることの重要さについて「とてもそう思う」と回答する人、すなわち共食することは大切であると考えている人の割合は、２０１１年から２０１５年にかけて増加しました[11]。このような共食することの大切さに対する認識の高まりとあいまって、共食や孤食に関する研究は近年さまざまな地域で、さまざまな年代を対象に実施されるようになりました。共食することは感覚的に大切だと思う、と感じている人は比較的多いのではないかと思います。

では、なぜ共食が大切なのでしょうか。この問いに対する答えを探るために、筆者らは、共食や孤食について２０００年以降に発表された日本人を対象とした研究論文を集めて分析する研究を行いました[12][13]。共食や孤食をすることが、健康・食生活のどういうことと関係しているのか、言い換えれば共食をすることや孤食をしないことにはどんなよいことがあるのか。これらの研究で集めた論文でわかっていることを中心に、子どもと大人に分け、まずは子どもから見ていきたいと思います。

## ［1］心の健康との関係は？

### 共食が多い子どもほど心が安定している

子どもを対象にした共食・孤食に関する研究では、「家族との共食」に関する研究がほとんどです。その中で多く報告されているのは、共食する機会が多いこと、逆に孤食する機会が少ないことが、心の健康やメンタルヘルスの良好さと関連しているということです。この関連は、幼児、小学生、中学生、高校生と、どのライフステージにおいても見られています。一例として、**図4**に、中学生を対象にした、家族との共食・孤食と心の健康についての研究結果[14)]を示しました。自覚症状が少ないほど合計点は高くなります。家族が全員そろって夕食を共食する頻度が高い生徒は、イライラする、気が散る、カッとする等10項目の自覚症状の合計点が高い、す

**図4　中学生の家族との共食・孤食と心の健康**

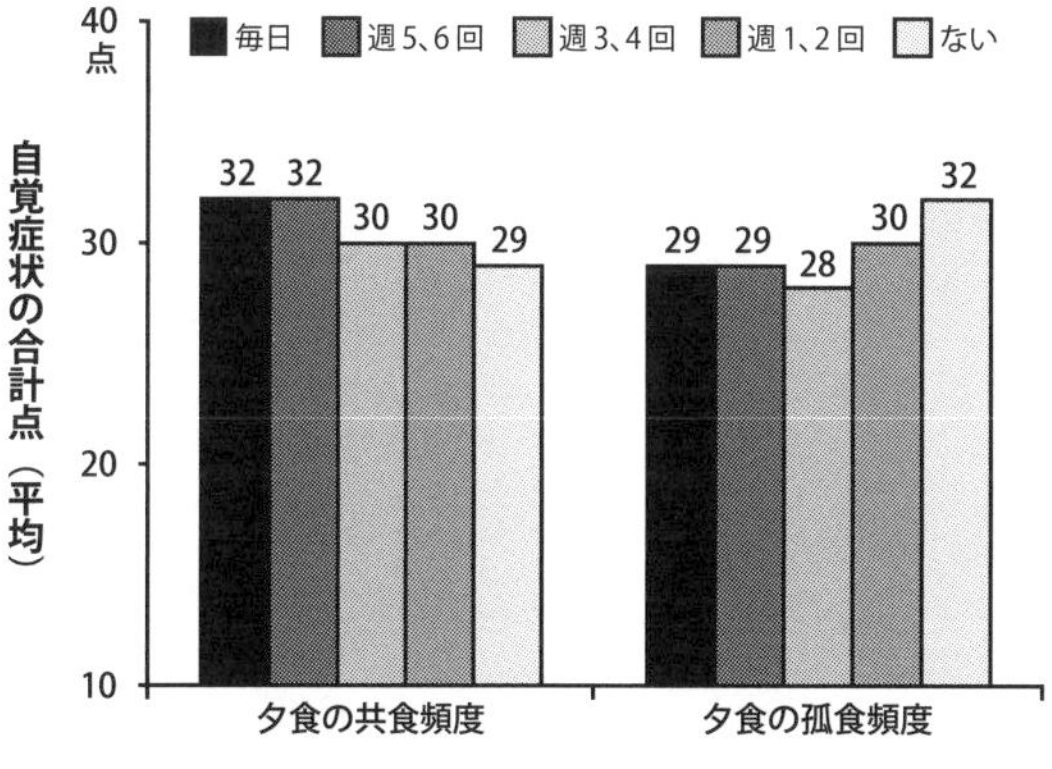


＜自覚症状10項目＞

1. イライラする
2. 気が散る
3. カッとする
4. 根気がない
5. 考えがまとまらない
6. 話をするのがいやになる
7. 大声を出したい
8. 不安になる
9. むかつく
10. やる気が起こらない

対象：佐賀県内中学1~3年生　計676名

自覚症状は「イライラする」など10項目についての合計得点（50点満点）。自覚症状の訴え頻度が少ないほど高得点を示す。

小西ほか：小児保健研究、60、739-748（2001）

なわち心の健康状態がよいという結果です。逆に孤食頻度が高い生徒は、点数が低く、心の健康状態がよくない傾向が見られています。**図4**は夕食の共食・孤食についての結果ですが、朝食についても同様の結果が得られています。心の健康度が高い子どもは、食卓が安らぎの場であると感じていることや、食事中の会話の頻度が高いことが別の研究結果[15)]で示されていることからも、共食する場で家族同士のコミュニケーションが図られ、そのことが食卓における安心感につながり、子どもの心の健康がよくなると考えられます。共食と食事中のコミュニケーションについては、第4章でくわしく述べたいと思います。

## [2] 体格との関係は？

### 肥満との関係がありそうだがまだわからない

では、身体的な健康との関係についてては、どのようなことが明らかになっているのでしょうか。日本の子どもを対象に共食・孤食と肥満ややせといった体格との関連を検討した研究はあまり多くありません。肥満の小学生は肥満でない者に比べて朝食をひとりで食べる者が多く家族のだれかと食べる者が少ないといった報告[16)]もあります。小学1年生、4年生、中学1年生を対象とした調査で、小学4年生女子についてては共食者に肥満児が少なかったけれども、男子やほかの学年ではそのような関連は見られなかったり[17)]、中学生の女子では夕食の孤食と肥満に関連があるけれど男子にはそのような関連がなかったり[18]、といったように、はっきりした関連は見られていないのが現状です。海外においては、複数の研究を分析した「メタ分析」という方法を用いて、欧米諸国で行われた八つの研究を分析し、家族との共食頻度が週３回以上の４～17歳の子どもは３回未満の子どもに比べて過体重（太り気味）である可能性が12％低い[19]、といったことが報告されています。日本においても同様の関連が見られるのか、あるいは見られないのか。肥満や過体重の子どもの割合が欧米諸国に比べて低い日本においては、同様の関連は見られない可能性がありますが、今後日本の子どもを対象とした研究がさらに必要です。

## ［3］家族関係への影響は？

### 思春期も家族との関係をポジティブに感じている

前項で、共食をすることや孤食をしないことは、子どもの身体的な健康よりも心の健康との関係が特に大きいことを説明しました。このこととも深くかかわってくるのが、子どもと保護者や家族との関係性（以下、家族関係）です。中学生を対象とした研究[20]では、朝食にひとりで食事をする頻度が低いことは、家族満足度の高さに影響し、さらに家族満足度が高いことが、学校適応感と心の健康の良好さに影響していることがわかっています。このように、ひとりで食べる機会が少ない、言い換えるとだれかと一緒に食事をする機会が多い子どもは、家族関係を肯定的にとらえています。

高校生についても、夕食をひとりで食べることが少ない者は、親はいつも私の気持ちを考えてくれる、家族と一緒に楽しいひとときを過ごしていると思う者、食卓はコミュニケーションの場であるというイメージを持っている者が多くいました。[21] さらに、食卓とは別の部屋でひとりで食事をすること（別室孤食）がある者とそのような経験はない者の間にも、家族関係や食卓のイメージに差が見られ、別室孤食がない者のほうが、家族関係が良好でポジティブな食卓のイメージを持っていました。これらの結果から、ひとりで食べることが多いという孤食傾向だけではなく、どこで食べるかという場所も重要であり、だれかと一緒に食卓で食事を食べるという行為が日常的に行われることで、食卓の場でコミュニケーションが交わされ、そのことが家族関係の良好さにつながり、ポジティブな食卓のイメージを形成するのではないでしょうか。

小、中、高校生を対象とした調査結果[22]では、小学生に比べて中高生のほうが家族関係が良好ではなかったという結果があることからも、思春期を迎え、心身ともに成長し家族関係にもそれまでとは変化が生じる中高生において、共食と家族関係の関連は特に重要であると考えられます。

## ［4］食生活への影響は？

### あいさつ、手伝い、よく噛んで食べる

子どもの共食・孤食は、健康的な食生活に関連することも多くの研究で示されています。家族と

の共食の機会が多い子どもは、朝食欠食せずに食べる、食事や間食を食べる時刻が規則的である、「いただきます」「ごちそうさま」のあいさつをする、食事の用意や後片づけを手伝う、よく噛《か》んで味わって食べる、など健康的な食行動を積極的に行っています。[23)〜27)] 規則的な生活を送っているから共食を実現できる、共食しているからあいさつを行う等、両方のベクトルが考えられます。共食と個々の食行動が関連しているというよりは、家族との共食の機会が日常的にある子どもは、全般的に健康的で望ましい食行動を実践しているとも考えられます。

## 【5】栄養バランスへの影響は？

### 主食、主菜、副菜がそろっている

さらに、共食する機会が多い子どもは、野菜や果物、魚など、摂取を増やすことが期待される食品の摂取が多く、主食・主菜・副菜をそろえて食べている等、バランスのよい食事をしています。[17)24)27)〜29)] さらにインスタント食品、調理済み食品、ファストフードの摂取が少ないという報告もあります。[17)21)27)29)30)]

図5は、中学生の朝食の共食状況と食事内容との関連の結果[27)]です。共食状況は、学校のある日の朝食をだれと食べることが多いか、から把握し、保護者と一緒に食べる、きょうだいと一緒に食べる、ひとりで食べる、の3グループに分けました。この共食状況別に、朝食で調理済み食品を食べる頻度と、朝食の主食タイプを比較したところ、保護者と一緒に食べるグループにおいて、朝食に

調理済み食品を食べる頻度が低く、主食タイプは朝食にパンよりもごはんを食べる頻度の高いごはんタイプが、ごはんよりもパンを食べる頻度の高いパンタイプよりも多くいました。逆に、ひとりで食べるグループは、朝食に調理済み食品を食べる頻度が高く、ごはんタイプよりもパンタイプが多くいました。

さらに、同じ研究で朝食共食状況３グループ別に、食事調査（簡易型自記式食事歴法質問票／ＢＤＨＱ）から把握した１日あたりの魚、野菜、果物の平均摂取量を比較すると、保護者と一緒に食べるグループが、いずれの食品も摂取量が多いという結果でした。朝食をだれと食べるかは、朝食以外の食事も含めた、ふだんの食物摂取とも関連していることを示しています。

**図５ 中学生の朝食の共食状況と食事内容との関連**

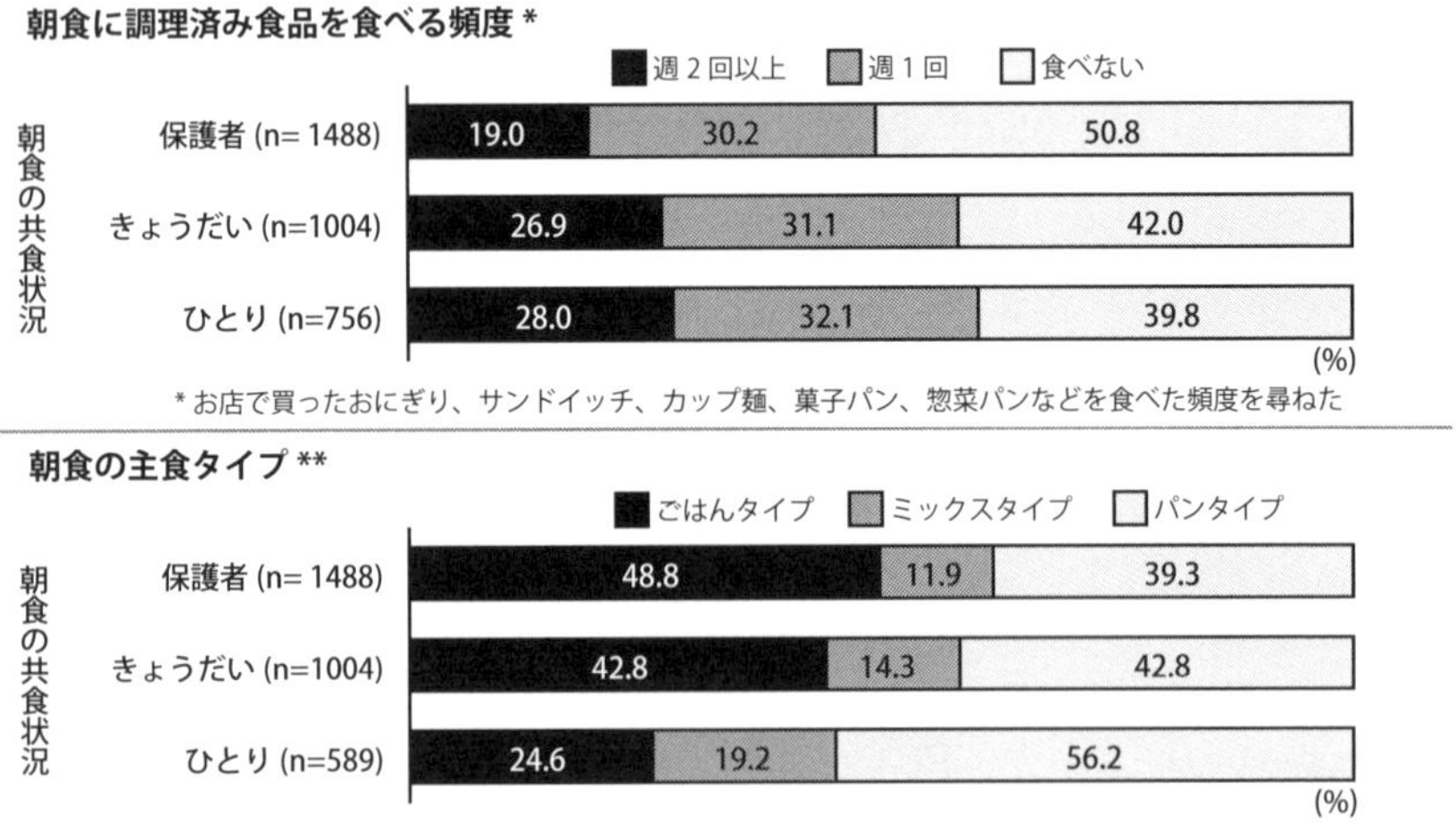


* お店で買ったおにぎり、サンドイッチ、カップ麺、菓子パン、惣菜パンなどを食べた頻度を尋ねた

** 朝食にごはんを食べる頻度とパン（シリアルやパンケーキを含む）を食べる頻度（/ 週）をそれぞれ尋ね、毎日を 7 点、4-6 日を 5 点、2-3 日を 2.5 点、1 日を 0.5 点、食べないを 0 点と得点化した。ごはんの得点からパンの得点を引き、+2.5 以上をごはんタイプ、-2.5 点以下をパンタイプ、その間をミックスタイプとした。

Sugiyama, et al.: Environ Health Prev Med, 17, 408-414 (2012)

このように、だれと食べるかは、「何を食べるか」にも直結しているのです。

# ４　大人の共食・孤食に関する研究

成人や高齢者を対象にした研究が多く見られるようになったのは、比較的最近です。２０００～２０１８年までに発表された共食・孤食に関する研究のレビュー[13]では、合計62件のうち、成人や高齢者を対象にした研究が20件あり、うち14件が２０１２年以降に発表されたものでした。

## 子育て期のママ友との共食は大切

子どもを対象にした研究と同様に、大人についても、健康・食生活と関連することがわかっています。子どもの研究では「家族との共食」についての研究がほとんどであったのに対し、大人対象の研究では、家族以外との共食についての研究が見られます。

例えば、乳児から小学生の子どもを持つ子育て期の母親を対象に、友人との共食について検討した研究[31)]では、家に友人を呼んでお茶や食事をする母親は約8割いました。共食する相手は「子どもの幼稚園・保育園が一緒」や「家が近所」などの身近な人が多く、友人を家に呼んで共食する理由として「大人同士で話したい」「子どもを遊ばせたい」などでした。友人と共食をしている人のほうが、子育ての相談をできるネットワークを持っている人が多くいました。さらに、友人と共食をしてよかったこととして、「楽しかった」「みんなで食べておいしかった」以外にも、「料理を友人が喜んでくれた」「レパートリーが広がった」といったことも挙がり、友人との共食は、料理をとおした友人との交流の場にもなっているようです。また、乳幼児を持つ専業主婦で友人との共食がある者を対象とした別の研究[32)]でも、友人との共食頻度が高いほど、「気持ちが前向きになった」といった情緒的サポートや、「友人に子どもを預けられるようになった」といった手段的サポートが高く、逆に「友人との付きあいがわずらわしくなった」といったネガティブサポートが低く、育児不安も低いことがわかっています。

これらの結果より、子育て期の母親にとって、ママ友との共食は、子育てにかかわるネットワークを作るうえで重要な役割があると考えられます。

## 高齢者は月1回以上の共食がフレイル予防に!?

大人を対象にした研究の中でも、特に高齢者における共食・孤食の研究が増えてきました。共食する機会の多い高齢者は、うつ傾向が見られる者が少なく、多様な食品を食べている者が多い、という結果が多く見られています。[33][34]　このような高齢者を対象とした研究では、共食する相手を家族に限定せず、「だれかと」一緒に食べる、「友人や親戚」と食べるなど、家族以外の人も含めて共食をとらえる研究が多い傾向があります。ここでは、高齢者を対象とした研究の中で、ひとり暮らしの高齢者に対象を限った研究[31]についてご紹介します。図６に、「友人や親戚など、だれかと一緒に食べることはどのくらいありますか」という問いに対する回答の結果を示しました。友人や親戚等との共食が月１回以上ある人は、男性で約４人に１人、女性で約３人に１人でした。共食頻度が高い者のほうが、肉類、緑黄色野菜等の摂取頻度が高く、多様な食品を食べていて、食事の満足度が高い等の食生活面が良好であり、この関連は特に女性において顕著でした。また共食頻度が高い者のほうが、主観的健康感が高く、介護予防チェックリストを用いて評価した「フレイル」の者が少ないという、より健康な人が多い結果でした。これらの食生活や健康との関連は、共食頻度が月１回

**図６　独居高齢者の友人や親戚との共食頻度**

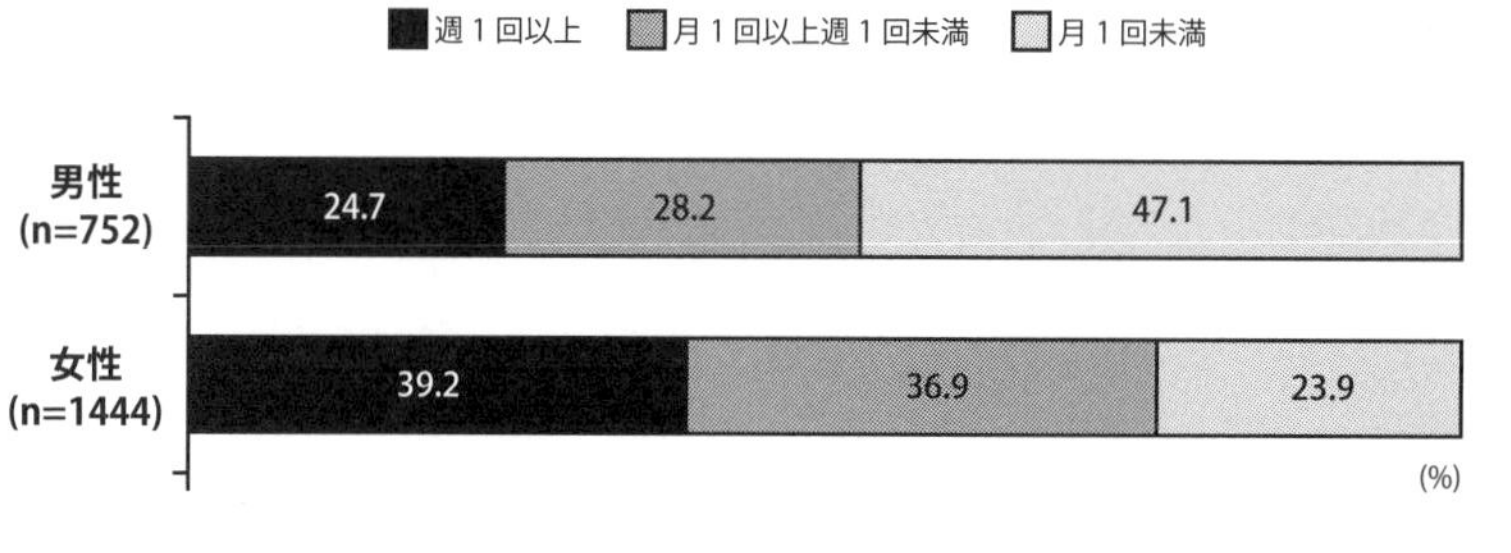


対象：全国５地域（北海道、青森県、埼玉県、新潟県、山口県）に居住する独居高齢者　2196名（男性752名、女性1444名）

Ishikawa, et al.: J Nutr Health Aging, 21, 662-672 (2017)

以上の人と月1回未満の人との間で違いが見られたことから、1か月に少なくとも1回は、友人や親戚を招いて食事を一緒にしたり、一緒に食事に出かけたりすることが望ましいと言えます。

## 高齢者にとって大切な地域のつながり

また、高齢者の共食は社会参加とも関連しています。20歳以上の成人・高齢者を対象に共食頻度と生活習慣等の関連を調べた研究[35)]では、家族との朝食および夕食の共食頻度と社会参加に統計的な関連が見られたのは、60歳以上の女性のみであり、20、30歳代および40、50歳代や60歳以上の男性では、この関連は見られなかったことが報告されています。家族との共食が週10回以上の60歳代女性は、10回未満の者に比べて、地域とのつながりが強いと感じる者が多い結果でした。ある一時点の調査結果なので、家族と共食する頻度が高いから地域とのつながりも強いのか、あるいは地域とのつながりが強いから家族との共食頻度が高いかまではわかりません。しかし、家庭で共食するという行動は、地域とのつながりの強さ、言い換えれば地域での人間関係の形成ともなんらかの関係があると言えるでしょう。

年齢を重ね、一緒に住む家族が少なくなったり、ひとり暮らしになったりすると、自然と共食する機会は少なくなるかもしれません。だからこそ、家庭の外にも目を向け、地域の中で周囲の人を誘って共食する機会を作ることが、心身の健康を維持し、生き生きと暮らすために重要であると考えられます。

# ５　海外における共食・孤食研究

## 海外の研究結果も日本とほぼ同じ傾向

海外においても共食の研究が盛んに行われていて、日本とおおよそ同じような関連が見られることがわかっています。家族との共食と健康・食生活の関連について、２００１～２０１１年までに発表された論文をレビューした研究[36)]では、大人よりも子どもを対象とした研究、特に学童・思春期の子どもを対象とした研究が多く、家族との共食頻度が高い子どもは、うつ傾向が少なく、野菜・果物の摂取が多く、ソフトドリンクの摂取が少ない等、健康的な食生活でした。日本と少し異なるのは、日本は共食と孤食と両方の研究があるのに対し、海外、特に欧米諸国では、孤食に着目した研究よりも一緒に食べる「共食」に着目した研究が多いことです。ちなみに英語では、家族との共食のことを「family meals」「family mealtime」、共食相手を家族に限定しない共食を「eating together」「commensal eating」といった用語で表現されることが多いです。

## 思春期の共食は将来の食生活や健康にも影響する

このレビューでは合計50件の論文を分析対象としましたが、その約3分の2がアメリカで実施された研究でした。その中でもProject EAT（Eating Among Teens）[37]というミネソタ大学の研究者がミネソタ州で行っている大規模プロジェクトのデータを用いた論文が多数輩出されています。このProject EAT自体は、共食に着目した研究というわけではなく、思春期から成人期にかけての食習慣が、のちの肥満や摂食障害、ひいては生活習慣病のリスクに寄与するかを明らかにするために行われている研究で、健康的な食習慣の一つとして、家族との共食(family meals)が用いられています。1998〜1999年に中学・高校生を対象に実施されたベースライン調査から、5年後、10年後、15年後まで、同じ集団を追跡しています。こういった縦断的な研究を行うことにより、思春期のころの共食がその後の食生活や健康にどのような影響を及ぼすかを明らかにすることができ、貴重なエビデンスです。

数多くのProject EATの研究成果の中から、二つほど具体例をご紹介します。まず一つめは、ベースライン調査のときに高校生だった者で、2003〜2004年に実施された5年後調査でも協力の得られた946名を対象に、高校生のころの家族との共食回数と、約5年後の青年期（平均20・4歳）の食生活状況の関連を調べました。[38] その結果、高校生のときに家族との共食回数が多かった人ほど、青年期に野菜や果物、カルシウム、カリウム、食物繊維などの摂取量が多く、逆にソフトドリンクの摂取量が少ないなど、食物摂取状況が良好であることがわかりました。さらに、高校生のときに共食頻度が高かった人たちは、現在家族や友人とふだん共食していて、そういった共食は楽しいし、重要である、と考えている人が多くいました。

もう一つは、ベースライン調査の対象者のうち、２０１５〜２０１６年に実施された15年後調査にも参加し、かつ15年後調査で子どもがいて親になった726名を対象に実施された研究です[39]。中学・高校生だった思春期のころの共食頻度と、成人して親になってから（平均31・４歳）の共食頻度より、「思春期・成人期ともに共食あり」「思春期のみ共食あり」「成人期のみ共食あり」「思春期・成人期ともに共食なし」の４グループに分け、親となった現在の健康・食生活を比較しました。なお、この研究では過去１週間の共食回数を尋ねており、朝食、夕食など食事の種類は限定せずに、週５回以上家族全員またはほとんどの人と家で食事を食べた場合を「共食あり」としています。その結果、「思春期・成人期ともに共食あり」の人は、親になった現在のうつ症状が少なく、自尊感情（セルフエスティーム）が高いことがわかりました（**図7**）。さらに、「思春期・成人期ともに共食あり」の者は、現在ファストフードを食べることが少なく、減量のための無茶な行動を行うことが少なく、無茶食いするリスクが低いといった特徴も見られました。

## 共食はあまり貯金できない？

このように、子どものころに共食することは、大人になってからの食生活や健康に影響することが、わかっています。また、子どものころに共食していれば大人になってからはする必要がない、というわけではありません。これらの研究は毎年のように対象者を追跡しているわけではないので、追跡していない間は共食しているかどうかはわかりませんが、筆者の推察では、子どものころだけではなくそれ以降も共食を持続しているために、大人になったときの食生活や健康が良好なのではないかと思います。家族と共食することは、親自身の食物摂取、うつ、ストレス、家族関係の良好さに関連する[40]という報告からも、この考えは支持されると思います。つまり、共食は貯金ができないので、持続することが大切である、と言えるでしょう。家庭で共食する、外で共食する、また平日の朝食に共食する、休日のブランチに共食するなど、共食のしやすい時間や場所はその時々によっても変わると思いますので、そのときの家族の生活状況に合った共食スタイルを見つけられるかが、共食を持続できるかの鍵《かぎ》になります。

**図7 思春期から成人期の共食と成人期のうつ症状・自尊感情との関連**

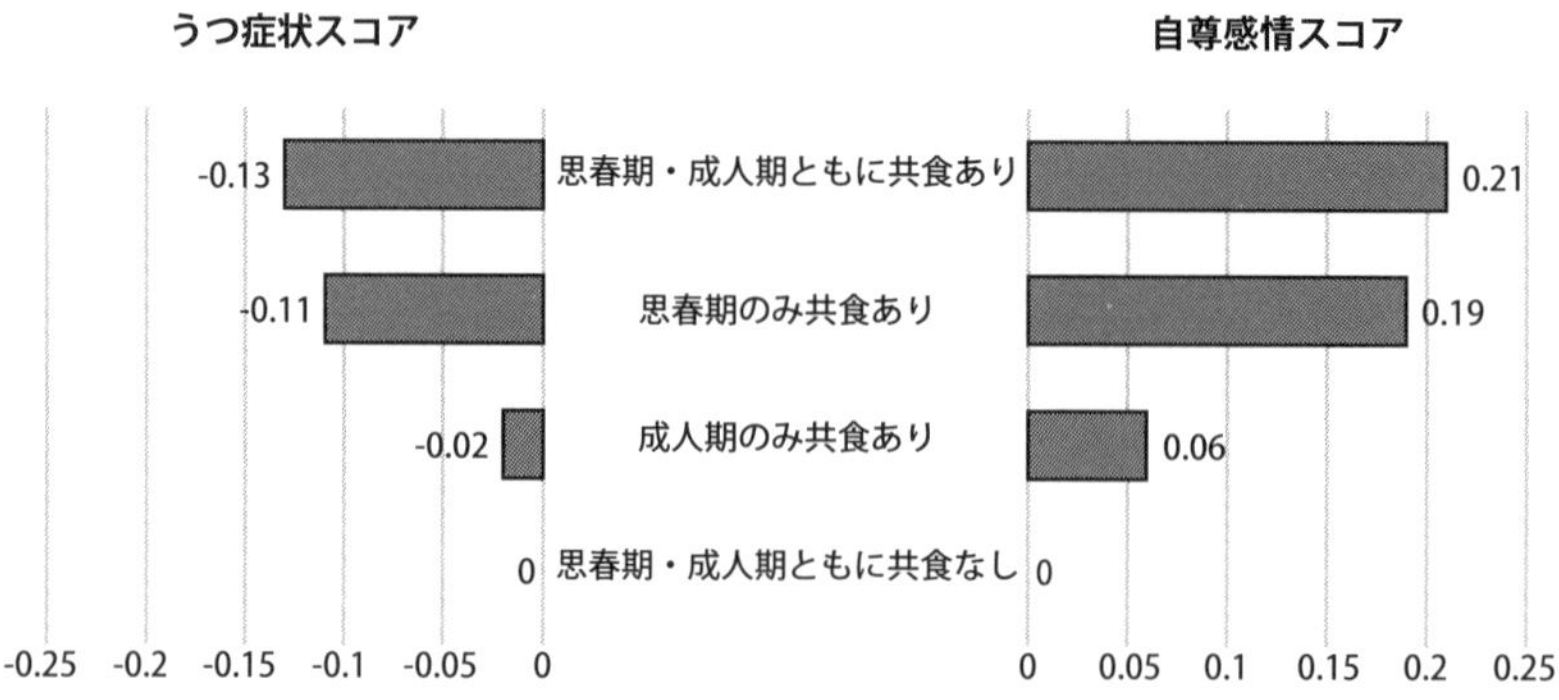


成人期の年齢、性別、人種、子どもの平均年齢、子どもの人数、現在の社会経済状況、婚姻状況等を調整した分析。

Berge, et al.: Public Health Nutr, 21, 299-308 (2018)

本章では、海外の研究としてアメリカにおける研究を中心にご紹介しましたが、アメリカ以外にも、カナダ、オーストラリア、ニュージーランド、ヨーロッパ諸国の各国でも実施されています。アジア圏ではまだ多くはないですが、最近では、韓国で共食・孤食に関する研究が増えてきました。このように、共食や孤食に関する研究は、日本だけではなく、諸外国においても盛んに実施されています。

# 6　共食を増やすために効果的な方法は？

## 研究や実践から共通項が見えてきた

これまで述べてきたように、共食や孤食は健康や食生活と関連することが、国内外の研究でわかっています。では、共食をすすめるためには、どうしたらよいのでしょうか？　本章でこれまで述べてきたように、共食することや孤食しないことはどういうことと関連があるかの横断的な研究はかなり実施されています。これらの結果をふまえて、共食を増やすためにはどのような取り組みをするのが効果的なのでしょうか。

海外においては、近年共食の推進に関する介入研究が増えてきています。2016年には、アメリカのDwyerらによるレビュー論文[41]が発表されました。共食頻度を増加させた研究4件[42)〜45)]、さらに筆者が追加で検索してヒットした1件[46]を加え、計5件の研究の概要を**表2**に示しました。わが国においても、学校教育の中で、家族との共食を推進するような実践が報告されています[47)48)]（**表3**）。

これらの国内外の共食の推進に関する研究や実践には、いくつかの共通項があり、今後共食を推進するときに参考になりそうです。

## 子どもから親にリクエスト

まず、働きかけの対象として、

●子どもだけではなく家族にも働きかける。

●子どもだけに働きかける場合も、子どもから保護者に「お願いする（リクエストする）」ような活動・課題を取り入れる。

とよいでしょう。家族との共食は、子どもだけでは改善することが難しい場合も多いです。そのため、家族にも働きかけたり、子どもを介して間接的に家族に働きかけたりすることがポイントです。保護者も、学校の先生に「なるべくご家庭では共食してください」と言われるよりも、子どもに「今度みんなで食事がしたいな」と言われたほうが、「じゃあ時間を調整して、皆で食事をする日を

**表２　海外における共食頻度の増加を報告した介入研究の概要**

| 著者名（発行年） | 対象 | 研究デザイン | 介入内容 | 共食に関する効果 |
|---|---|---|---|---|
| Johnson et al. (2006)[42] | アメリカ ワシントン州のWICプログラムに参加する乳幼児と母親8618名 | 非無作為割付比較試験（比較群は身体活動プログラムに参加） | 6か月間、WICクリニック内にポスター掲示、レシピ配布、子ども用ぬりえの配布など。集団栄養教育や個別カウンセリングにて共食に関する資料配布。教材の内容は、共食のメリット、共食することへの障壁の調整など。 | 介入群のみ、共食頻度が5.82回→5.94回と有意に増加。 |
| Rosenkranz and Dzewaltowski (2009)[43] | アメリカ サマープログラムに参加した6～12歳の女子100名 | 前後比較 | 4週間（2時間/週）、「健康的な家庭の食事時間」を実践するためのスキルを身につけ、セルフエフィカシーを高めるようなグループ活動を実践。 | 家族の共食頻度が有意に増加（詳細不明）。 |
| Sepulveda et al. (2010)[44] | アメリカ IBMの従業員とその子ども22,265名 | 前後比較 | 12週間のオンラインプログラム。すべて完了すると150ドル。健康的な食べ方（共食含む）、身体活動、（テレビなどの）画面を見る時間、親のロールモデルに関する目標のうち、毎週3~10個を家族で選択。 | 家族で一緒に食事を作ってand/or　食べる頻度が週5回以上の者が、48.8％→57.1%に有意に増加。 |
| DeBar et al. (2012)[45] | アメリカ 肥満・過体重の12～17歳の女子208名 | ランダム化比較試験（対照群は通常のケア） | 5か月間のクリニックにおける体重管理プログラム（90分のグループ会議を計16回）。内容は、健康的な食事（共食含む）、身体活動、メンタルヘルス、ボディイメージ、摂食障害、コーピング戦略等。 | 介入群、対照群ともに、6か月後および12か月後の共食頻度は減少したが、介入群のほうがその減少率が小さかった。 |
| Santarossa et al. (2015)[46] | カナダ 10～14歳（6～8年生）男女219名 | 前後比較 | 90分間のKinect-Edプレゼンテーションを学校ごとに実施（計5校）。内容は、食事づくりの手伝いと家族との共食の推進をねらっている。講師は料理研究家Sandi Richard氏で、教材としてRichard氏の最新の料理本を配布。 | 事前（プレゼンテーション直前）に比べて、事後（プレゼンテーション1か月後）において、夕食共食頻度がわずかだが有意に高くなった（週6-7回70%→71%）。共食態度には有意な変化なし。 |

作ろうね」と行動を起こしやすいのではないでしょうか。

## 短期間ではなく、定期的な働きかけ

また、働きかけの方法は、1回のみや短期間ではなく、ある一定の期間、同じ情報を対象者に送ったり、支援を行ったりするのがよさそうです。共食することが大切であるという認識を持っている人は比較的多いですが、「わかっているけどなかなかできない」から脱するためには、ピンポイントの働きかけではなく、共食の大切さや実践するためのヒントを、一定期間、繰り返し、さまざまな場で伝えるとよいでしょう。さらに、共食について働きかける際は、単に「家族そろって食事をしましょう」という共食単体よりも、ほかの要素と組み合わせた内容がよいようです。例えば、

**表3 日本における共食頻度の増加を報告した実践的研究の概要**

| 著者名（発行年） | 対象 | 研究デザイン | 介入内容 | 共食に関する効果 |
|---|---|---|---|---|
| 小西（2006）[47] | 佐賀県内1小学校の6年生30名 | 前後比較 | 家族に対する情緒性が高まるような工夫、母親からの情緒的支援を得られるような工夫、家族とのかかわりを増やす工夫を加えた家庭科の授業実践を1年間実施。 | 「家族そろって食べる」児童の割合は、朝食で介入中6.9%→介入後26.7%に増加（有意差なし）、夕食で介入中45.2%→介入後80.0%と有意に増加。 |
| 小切間ほか（2012）[48] | 京都府内1小学校の2～6年生123名 | 前後比較 | 4日間にわたり、朝食の共食週間のプロモーションを実施（児童と保護者にそれぞれリーフレット配布、共食カードの配布・記入）。 | 朝食を「家族全員で食べた」児童は、事前16.9%から介入中32.2%に上昇したものの、介入後には16.1%へと下がった。 |

●「健康的な家庭での食事」を推進し、「共食すること」だけではなく、家庭の食事内容や食べ方、身体活動に関しても取り入れた働きかけを行う。
●一緒に食事を「食べる」ことだけではなく、一緒に食事を「作る」こともあわせて行う。

といった内容が考えられます。

共食をすすめていく際に、「こうすれば共食回数を増やすことができる」という画一的なプログラムは残念ながらありません。それは、家庭や家族の状況、生活スタイルが、その家庭や人によって異なるからです。また、同じ家庭、同じ人でも、子どもが小学生のときは家庭での共食がほとんどだったが、中学生になってからは週末の外食が貴重な共食の機会である、父親の仕事が忙しかったときは週末しか共食できなかったが、定年後は平日も共食できるようになった、といったように子どもの年代や保護者の働き方などの生活スタイルによっても変わってくるでしょう。

また、共食の回数が多ければ多いほどいいか、というと、そうとも限りません。共食の「量」だけではなく、「質」も大事です。この点については、第4章でくわしく述べたいと思います。

ADACHI EYE

# 海外の多様な共食③　韓国

### 3000人の共「キムチづくり」

写真は、2013年の年末に開催された、約3000人の人々がソウル市庁前広場に集まり、約6万株の白菜をそれぞれの漬け方でキムチにして、全国の貧困家庭に届ける活動の一コマです。一人残らずの市民が「キムチを食べて新年を迎える」ことを願い、ソウル市とY乳製品会社が共同で行ったもので、1万人の人々に届けることを目指しています。

これはソウル大学名誉教授牟寿美博士(107ページ)が新聞と写真を送って知らせてくれたものです。「先生、もしかすると世界でいちばん大掛かりな、愛が漬け込まれている『共食』ですね」と電話で感動を伝えると、「このイベントが伝染して韓国あちらこちらで、キムチ漬けのプレゼントがされています」と近況を教えてくれました。

「本来は、身近な貧困家庭の助けあいで行われてきましたが、近年はそうした付きあいが少なくなる中、企業や行政が経済的な後押しをし、1万人の人々に新年を祝うキムチを届ける新しい共食のすそ野が広がっています」とのこと。キムチが仲立ちする「共食」の広がりと言えるでしょう。

1993年、私が指導教授での博士号取得第1号、ソウル大学卒業生のIさんとともに、ソウル大学との共同研究を行っていました。その一つに「3・1・2弁当箱法」(242ページ)の韓国版開発がありました。栄養学と食文化の融合の柔軟な観点から、キムチも入れて「主食・主菜・副菜＝3・1・2(0.5はキムチ)」です。キムチはきれいな赤色で、少し加わることで、食事全体がぱっと明るくなります。

この韓国版「3・1・2弁当箱法」弁当も、生活支援を受けている子どものいる家庭へ無料配布され、地域実践へとつながったと報告されました。これも、日韓両国の何人もの人の思いや知恵が漬け込まれた、一人残らずの人々との「共食」を可能にする、共「キムチづくり」の一つと言えそうです。

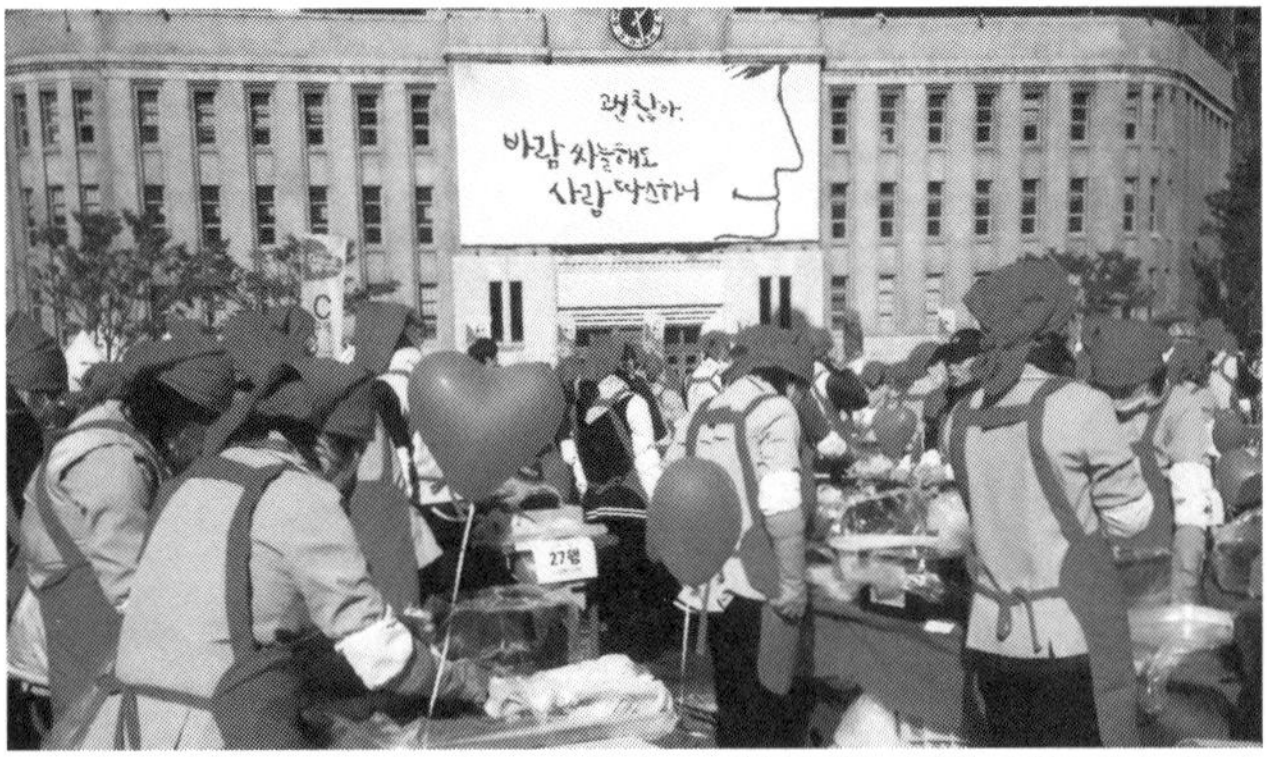

2013年末に開催された、皆でキムチを漬けて、貧困家庭に「新年を祝うキムチ」を届けるイベント。新たな「共食」の環が広がるきっかけに。　(写真／牟寿美)

# 第4章

# コミュニケーションの視点から見た共食

# 1 出発点は「家族コミュニケーション」への関心から

筆者は、学部時代にコミュニケーション学を専攻していました。その中でも親子コミュニケーションや家族コミュニケーションに興味を持っており、そのテーマで卒業論文を書きたいと考えていました。1990年代後半に、14歳の中学生による神戸連続児童殺傷事件など、青少年問題が社会問題として取り上げられていたこともあり、子どもの幼少期の親とのかかわりや関係性が、大きくなってからの性格や行動に影響するのではないかと考えたからです。また、自宅から大学まで片道1時間半と遠かったことや、チアリーディング部の部活動に力を注いでいたため、帰りが遅くなった日は大学の近くでひとり暮らしをしている友人宅に泊めてもらう機会が時々ありました。翌日、友人が準備してくれた朝食を一緒に食べて大学に向かうこともあれば、朝食を食べずに出かけることもありました。ひとり暮らしと実家暮らしという違いはありますが、自分にとって朝は家族と一緒に朝食を食べるというあたり前だったことが、ほかの家庭ではそうとは限らない、ということに気がつくこととなりました。さらにこの経験から、ひとり暮らしになったときの食生活は、子どものころの食生活や家族とのかかわりが重要ではないかと考えるようになったことも、後述する家族コミュニケーションと食事の関係について卒業研究で取り組みたいと考える一因となりました。

本章では、筆者自身の共食・孤食に関する研究の関心を振り返りながら、コミュニケーションの視点でとらえた共食について考えていきたいと思います。

## 「コミュニケーション」とはなにか？

「コミュニケーション」という言葉を耳にする機会は多いと思いますが、これというわかりやすい定義やコンセンサスを得た定義があるわけではありません。ここでは、簡単にコミュニケーションについて説明したいと思います。

コミュニケーションは、送り手、受け手、メッセージ、チャネルがあり、これらの構成要素から成る相互行為の過程である、と言われています[1)]。だれが（送り手）、だれに（受け手）、なにを（メッセージ）、どのような経路で（チャネル）伝えるのか、さらにその効果がどうであったか、というのが基本的な考え方です。メッセージは、送り手から受け手に伝わる「内容」や「意味」と言うこともでき、なんらかのコミュニケーションが成立する際には、自己（送り手）と他者（受け手）が存在し、その間に「意味」が交わされます[2)]。また、例えば思わず吹き出してしまう、だれかの話に対して首をかしげてしまうといったように、人は意図せずとも無意識のうちに、相手になんらかのメッセージを送っていることもあり、人はコミュニケーションを避けることができないと考えられています[3)]。

コミュニケーションでメッセージや意味を伝える際に、言語を使用する場合を言語的コミュニケーション、言語を使用しない場合を非言語的コミュニケーションと言います。食事の場面にあてはめて考えると、言語的コミュニケーションには、食事中の会話、いただきます・ごちそうさまのあいさつといった音声言語のほか、お品書き、「温めて食べてね」のメモのような文字言語も含まれます。非言語的コミュニケーションは、食事を食べているときの顔の表情、身振りや手振り、会話中の間の取り方や沈黙、声の大きさ、距離の置き方などです。非言語のメッセージは、言語によるメッセージに比べて、意図的ではない場合が多いとされています[3)]。

またコミュニケーションには、いくつかのレベルがあり、個人内レベル、対人レベル、小集団レベル、公的レベル、マスレベル、国際レベルに分けることができます[2)]。本書のテーマである、だれかとだれかが一緒に食事をする共食は、対人レベルのコミュニケーションの一つであると言えるでしょう。

## 家族コミュニケーションから共食研究へ

コミュニケーション学のほか、社会学や文化人類学、心理学などさまざまな分野の文献を調べる中で、子どもが家族とコミュニケーションを図る場として、食卓の場の位置づけが大きいのではないかと考えるようになりました。家族などだれかと一緒に住んでいれば、朝と夕に一緒に食べる可能性があるからです。このような経緯から、食卓の場での家族コミュニケーションについて研究したいと思ったものの、当時通っていた大学の図書館には、栄養学や食の分野に関する書籍はほんのわずかでした。

そのようなときに出会ったのが、足立己幸先生の『知っていますか　子どもたちの食卓――食生活からからだと心がみえる』[4]でした。だれと食べるかがイライラなどの心の状態に関連しているという調査結果を見て、また子どもたちが描くさまざまな食事の絵を見て、コミュニケーションと食事や栄養の関係について研究がしてみたい！　と思い、足立己幸先生の研究室の扉をたたき、女子栄養大学大学院の修士課程に進学することとなりました。

## 2「食事スケッチ法」から見えた多様な共食・孤食

### 家族の表情を描いているかどうか

修士課程に入学して共食に関する研究をはじめて、最初に取り組んだのは、進学のきっかけにもなった書籍で取り上げられていた「小学生の共食と食生態調査」の1999年調査[4]の食事スケッチ

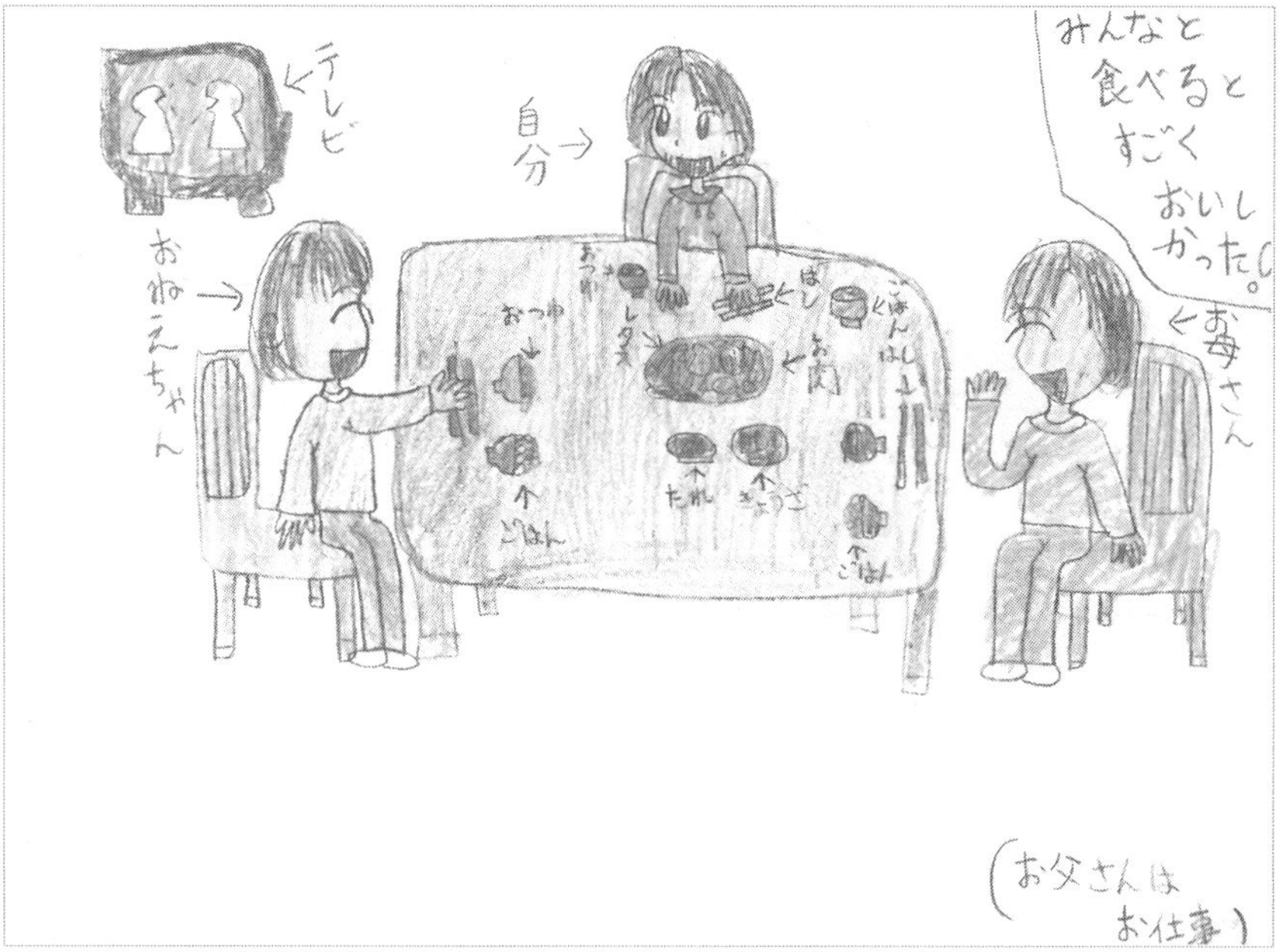


スケッチ1

（以下、スケッチ）の分析でした。子ども1人につき調査日の朝食と調査前日の夕食のスケッチを1枚ずつ計2枚描いてもらったので、合計約4000枚の食事スケッチを1枚1枚ていねいに確認しました。

そこで気がついたことは、「共食している」子どものスケッチも多様である、ということです。共食している子どものスケッチは、一緒に食べている家族の表情がわかるスケッチが多かったのですが（スケッチ1）、そうではないスケッチもありました。例えば、家族と一緒に食べていて、「楽しかった」と回答しているものの、家族の表情がわからず、「父」「姉」といった文字と、人の形のシルエットが簡単に描かれていて、一方でカップラーメンやチーズバーガーなどなにを食べた

スケッチ 出典／足立己幸・NHK「子どもたちの食卓」プロジェクト：知っていますか 子どもたちの食卓、日本放送出版協会（2000）

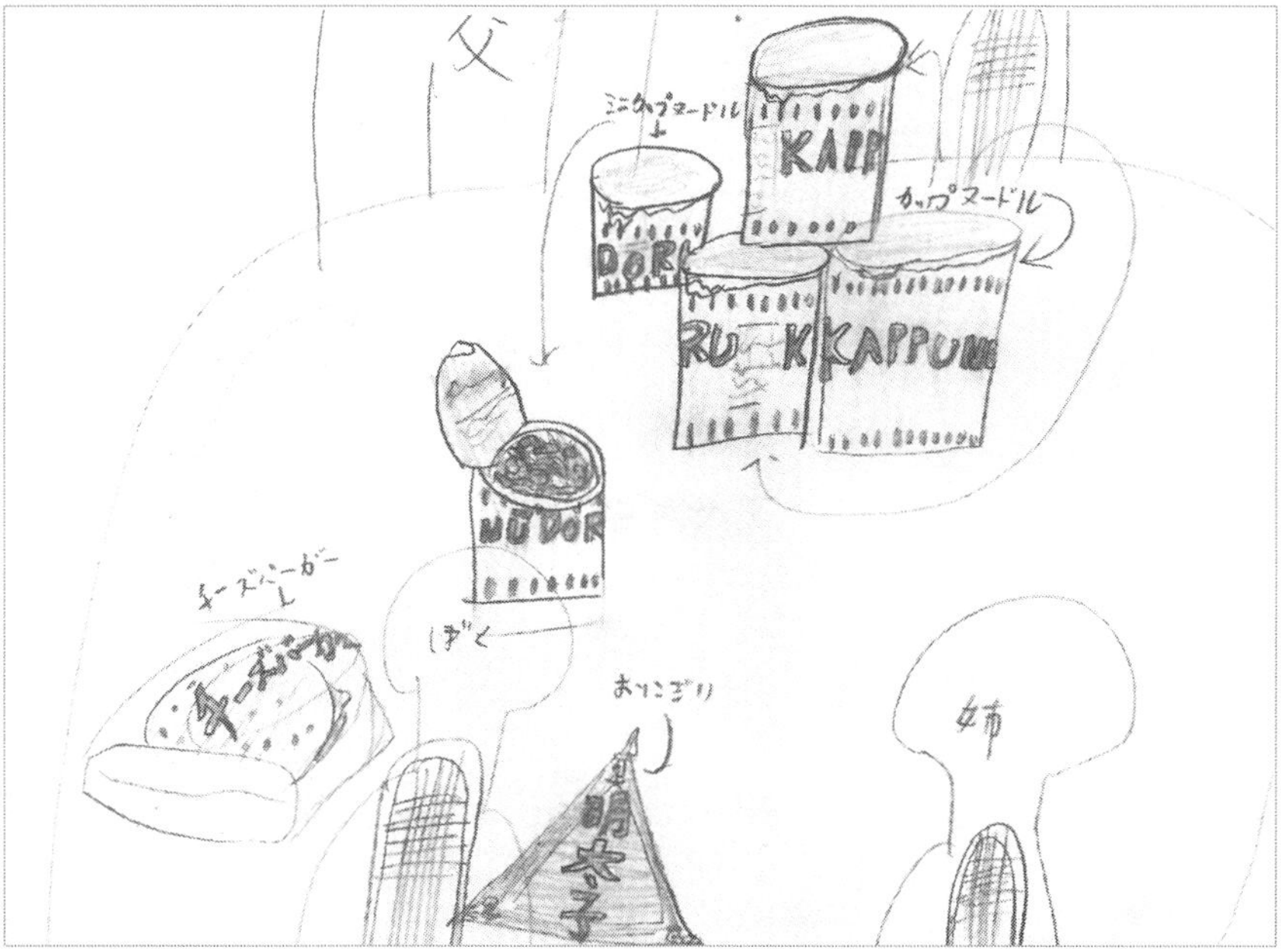


スケッチ2

かの食事内容はていねいに描かれているスケッチもありました（スケッチ2）。家族と一緒に食べることがその子どもにとってどんな意味があったのかはわかりませんが、家族と食べたから楽しかったというよりは、好きなものが食べられて楽しかったのだろうということが推測できます。

一方、「ひとりで食事をしている」子どものスケッチも、いろいろでした。例えば、夕食をひとりで食べた子どものスケッチ（スケッチ3）には、ごはんだけが描かれ、小さな自分と大きなこたつ、そして大きめの文字で一言「まずい」と書かれていました。楽しそうには見えませんが、お父さんに怒られないから、ひとりがいい、とのこと。夕食をひとりで食べた別の子どものスケッチ（スケッチ

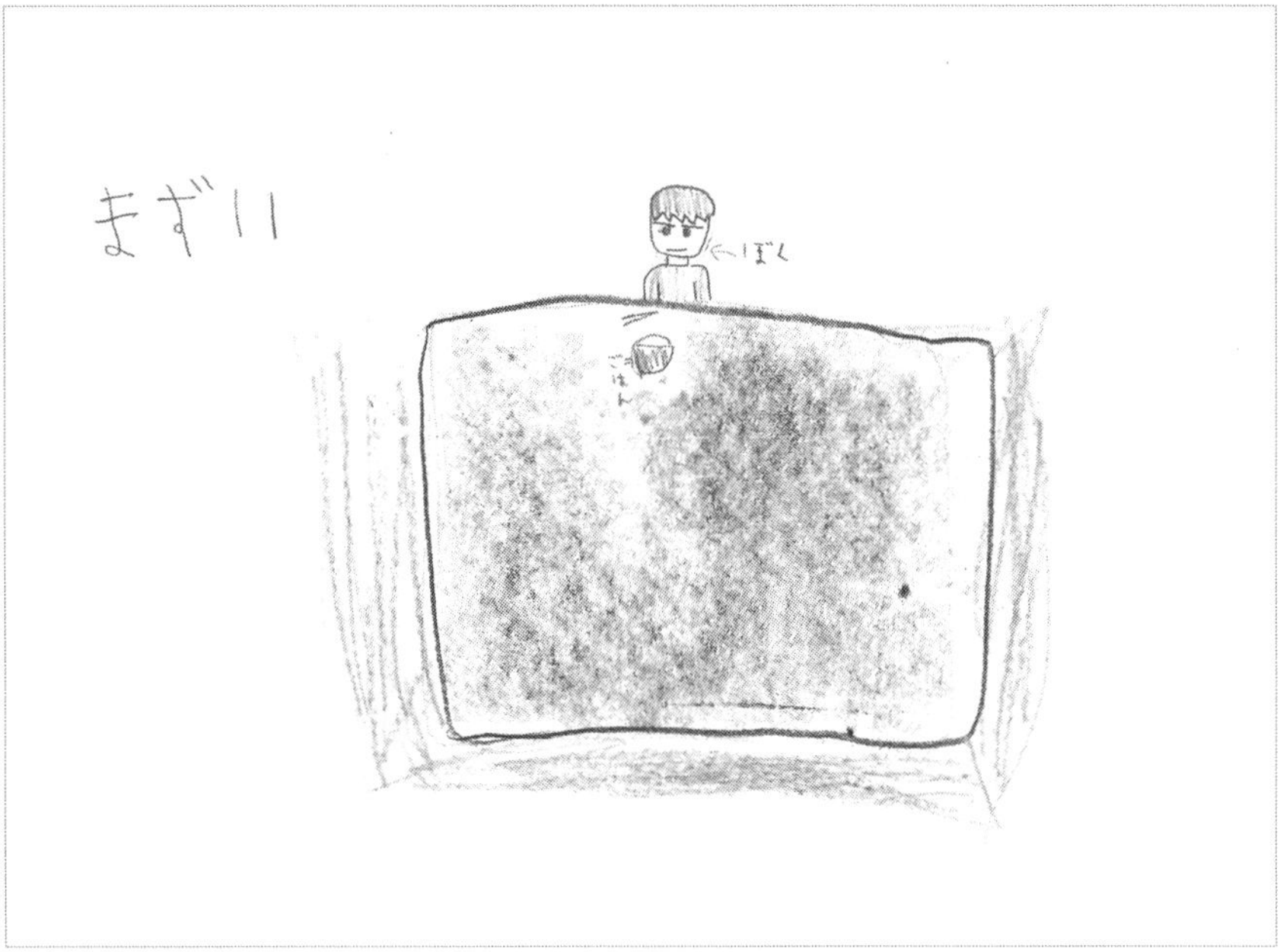


スケッチ3

4）は、食卓ではひとりで食べていますが、リビングダイニングなのでしょうか、同じ部屋の中で妹がソファに座っていたり、お父さんがテレビを見ていたりする様子を、ていねいに描いています。夕食はひとりで食べたけれど同じ部屋には家族がいたのでひとりではなかった、ということを強調したいように感じました。「ひとりも楽しいけれど、家族全員で話をしながら食事がしたい」というアンケートの回答が、スケッチに表れていました。

## 食事スケッチから
## 子どもの気持ちを読み解く

描いてもらったスケッチをとおして、その人の心理面を分析する方法は、もと

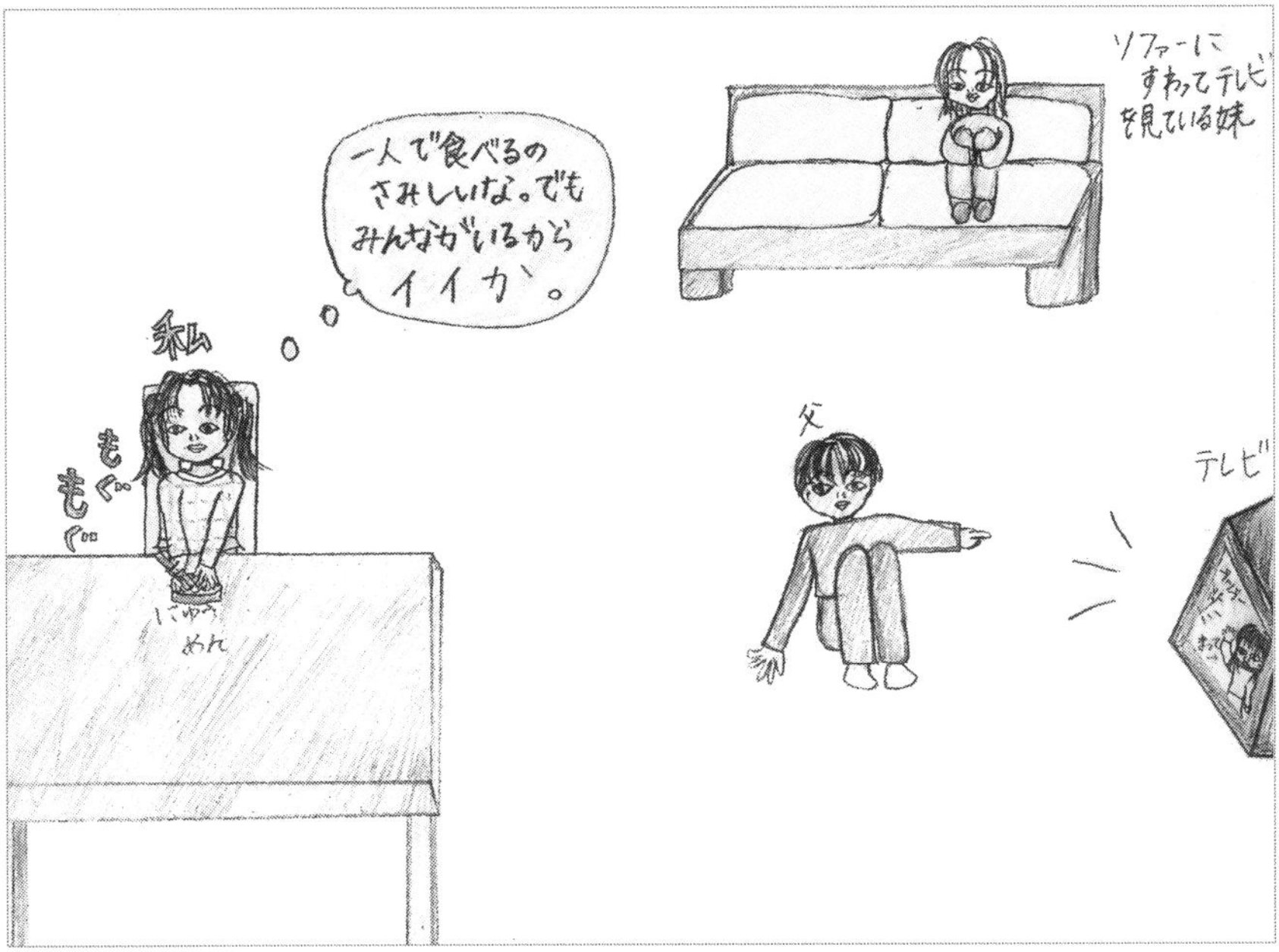
ソファーにすわってテレビを見ている妹
一人で食べるのさみしいな。でもみんながいるからイイカ。
私
もぐもぐ
にゅうめん
父
テレビ

スケッチ4

もと心理学で用いられていた方法でした。研究の過程で、臨床心理学の専門家[5]の方から、食卓画からその人の心理を推察するうえでいくつかキーとなる要素があることを教えていただく機会がありました。

《全体的な描き方》

●スケッチ全体が、絵画的か図式的か
●ていねいに描かれているか
●雰囲気が明るいか、暗いか
●紙面を全体的に使っているか、どちらかに寄っているか
●色を使っているか、使っている場合、何色使っているか　など

《食卓風景と人物の描き方》

●人物が描かれているか、描かれていない人がいるか
●人物間の距離が等間隔か

●うしろ姿の人がいるか
●スティックフィギュア※のように記号的に人物を描いているか
●目鼻が描かれているか
●強調されたり、特に目立たない人物がいるか　など

筆者が見た約4000枚のスケッチの中でも、やや心配になる子どものスケッチは、スケッチ全体が図式的で、あまりていねいではなく、雰囲気が暗く、使っている色も暗い色で、色の数も少なく、人物がスティックフィギュア※で簡略的に描かれていたり、自分や家族の顔が見えないうしろ姿を描いているスケッチでした。逆に、よい印象のスケッチは、必ずしも絵が得意ではなくても、ていねいに描かれていて、色使いがよく明るい雰囲気で、人物間の距離も均等であることが多く、一人ひとりがその場にいたことをしっかりと描いているようなスケッチでした。スケッチの内容を量的に評価することはむずかしいですが、キーとなる要素を念頭に置いて再度スケッチを見ることで、もう一歩ふみ込んで子どもたちの気持ちを読み解くことができました。

このように、共食、孤食、といっても、食卓の状況も、そのときの子どもの気持ちもさまざまであることがわかりました。特に子どもが家族と共食することは望ましいと考えられていますが、必ずしもそうではない共食があることがわかり、単に「一緒に食べているか」だけではなく、食事中にどのようなコミュニケーションが行なわれているかに着目したいと考えるようになりました。

※人体を極端にデフォルメして、手足を棒のように表現したイラスト

# 3「自発的コミュニケーション」に着目

## 食事中の会話が子どもに与える影響とは？

では、食事中のコミュニケーションとは、なにを指すのでしょうか？　前述のとおり、コミュニケーションとは広い概念であり、食事の場面でのコミュニケーションとはなにかを考えるために、関連する研究をいくつかご紹介します。

食事中のコミュニケーションに関する研究としては、「食事中の会話」に着目した研究が、１９９０年代から行われてきました。

例えば、広島県の小学生を対象にした調査[6)]では、食事中に家族と会話を「よくする」子どもは、「時々する」「あまりしない」子どもに比べて、「イライラしない」「だるいことはない」など健康面が良好でした。また、朝食を毎日食べる、間食量を決めている、淡色野菜を食べるなど、より規則的で望ましい食生活を送っていることもわかりました。別の研究では、食事中の会話が多い中学生のほうが、「家族のまとまり」（家族凝集性）得点が高いこと、つまり子どもから見て自分の家族はまとまりがあり、家族関係が良好であるととらえていることが報告されています。[7)]またこの研究では、「家族そろって食べること」よりも、「話をしながら食べること」のほうが「家族のまとまり」

への影響力が強いことがわかり、一緒に食べることだけではなく、そこに会話があることで、家族関係の良好さにつながると考えられます。一方で、食事中に注意されることが多いほうが、栄養バランス得点が低い、という結果も見られることから、単に食事中の会話が多いかだけではなく、その内容も重要であると考えます。[8] これらの研究は、質問紙調査（アンケート調査）で子ども自身から回答を得る方法で、食事中の会話の多い少ない等を把握しています。

あるスウェーデンの研究では、3歳から7歳までの子どもを持つ50家族に日常的な夕食をビデオ撮影してもらい、その内容を分析する方法（観察法）で食事中の子どもの行動を分析しました。[9] 分析の結果より、食事中の子どもの行動の約半分は飲食行動で、約3割は言語的な行動、約1割は遊びやほかの活動でした。一方保護者の行動の大半が言語的な行動だったそうです。さらに、保護者の言語的な行動のうち「子どもについての否定的な言葉」が多いと、食事記録から把握した子どものエネルギー摂取量が少ないという負の関係があったことから、親の食事中の会話の内容が、子どもがどれだけ食事を食べるかに影響することが考えられます。

このように、食事中に家族と会話をする頻度が高いことは、子どもの健康や食生活と関連するだけではなく、家族関係にも関係することがわかりました。またアンケートだけではなく、観察法により食事中のコミュニケーションをとらえる方法があることもわかりました。

これらの研究結果をふまえて、筆者自身の研究では、「子どもにとって楽しい食事か」の視点でよりよい共食を考えるために、まずは言語的なコミュニケーションであり、「した・しなかった」「多い・少ない」が観察可能な行動である「食事中の会話」に着目することとしました。

## どのような会話をしているのか

実際に子どもたちは食事中に家族とどのような会話をし、子どもがどのように会話にかかわっているのでしょうか？

子どもたちの食事中の会話の実態を知るために、東京都と埼玉県に在住する小学校高学年の児童4グループ計16名に保護者の承諾を得たうえで、グループインタビューを行いました[10)]。

まず、大半の子どもは食事中に話をすることが「ある」と回答し、食事中によく出てくる話題は、学校のこととその日に起きたできごとが共通して多く挙がりました。食事中によく話す人は、自分、きょうだい、親などでした。このように、食事中に家族と会話をしている子どもは多くいるけれども、よく話す人が家庭によって異なること、会話の内容はその日のできごとなど身近な話題が多いことがわかりました。

だれがよく話すかについては、自分やきょうだいを挙げる子どもが多い中、小学5年生のA君が次のように話してくれました。

――昨日の夕ごはんは、だれと食べてどんな話をしたの？

「お母さん、お父さん、おばあちゃんと食べて、家族は会話していたけれど、ニュースのことや昔話をしていて、ぼくは聞いていただけ」

――食事でどんなときが楽しい？

「テレビを見ているとき。ぼくはあんまり話さないから」

食事中に会話がある場合でも、「家族（大人）が食事中に話していて子どもはその会話に入れない」という状況がある、ということがわかったのは、大きな発見でした。

さらに、全員に対して、どのようなときに食事が楽しいと思うかと尋ねたところ、「好きなものが出たとき」「豪華なとき」「焼肉」といった食事内容に関する回答、「みんなで食べるとき」「話が盛り上がるとき」など、共食や食事中の会話に関する回答が多く挙がりました。だれかと食べるかだけではなく、そこで起こるコミュニケーションが食事の楽しさにつながっていることがわかりました。

このインタビューの結果をふまえ、食事中に家族が会話をするかだけではなく、子どもがその会話にどのようにかかわっているか、どの程度参加しているか、が重要ではないかと考えました。

## 食事中に子どもが自分から話しているか

そこで、食事中に子どもが自分から話すことが多いかどうかを「自発的コミュニケーション」と名づけ、注目していくこととしました。東京都内にある二つの小学校の5、6年生約150名にアンケート調査を実施し、食事中の自発的コミュニケーションの実態と関連する要因を検討しました。[11]

まず、食事に限らず、ふだんの生活の中で家族と話すことがあるかを尋ねたところ、「たくさんある」と回答した子どもは約半数で、残りの4割が「少しある」、1割弱は「あまりない」と回答しました。さらに家族とコミュニケーションする場面を複数挙げ、あてはまるものをすべて選択してもらったところ、いちばん多かったのが「食事」でした（図1）。

次に、ふだん食事中に会話をすることがあるかを尋ねたところ、「よくある」者は約7割いましたが、自分から話すことが「多い」子どもは約4割と、食事中に会話をしていても自分から話すことが多くない子どもが約3割いることがわかりました（図2）。自発的コミュニケーションが多い子どもは、食事中の会話頻度そのものが高く、家族でよく話す人として、自分やきょうだいといった「子ども」も、父親や母親といった「大人」も挙げていたことから、子どもだけではなく、一緒に食べている家族それぞれが自分から話しやすい食卓の雰囲気であることがわかりました。

さらに食事中の自発的コミュニケーションが「よくある」（以下、多い）子どもと、「時々

図1　家族と会話する場面（複数回答）

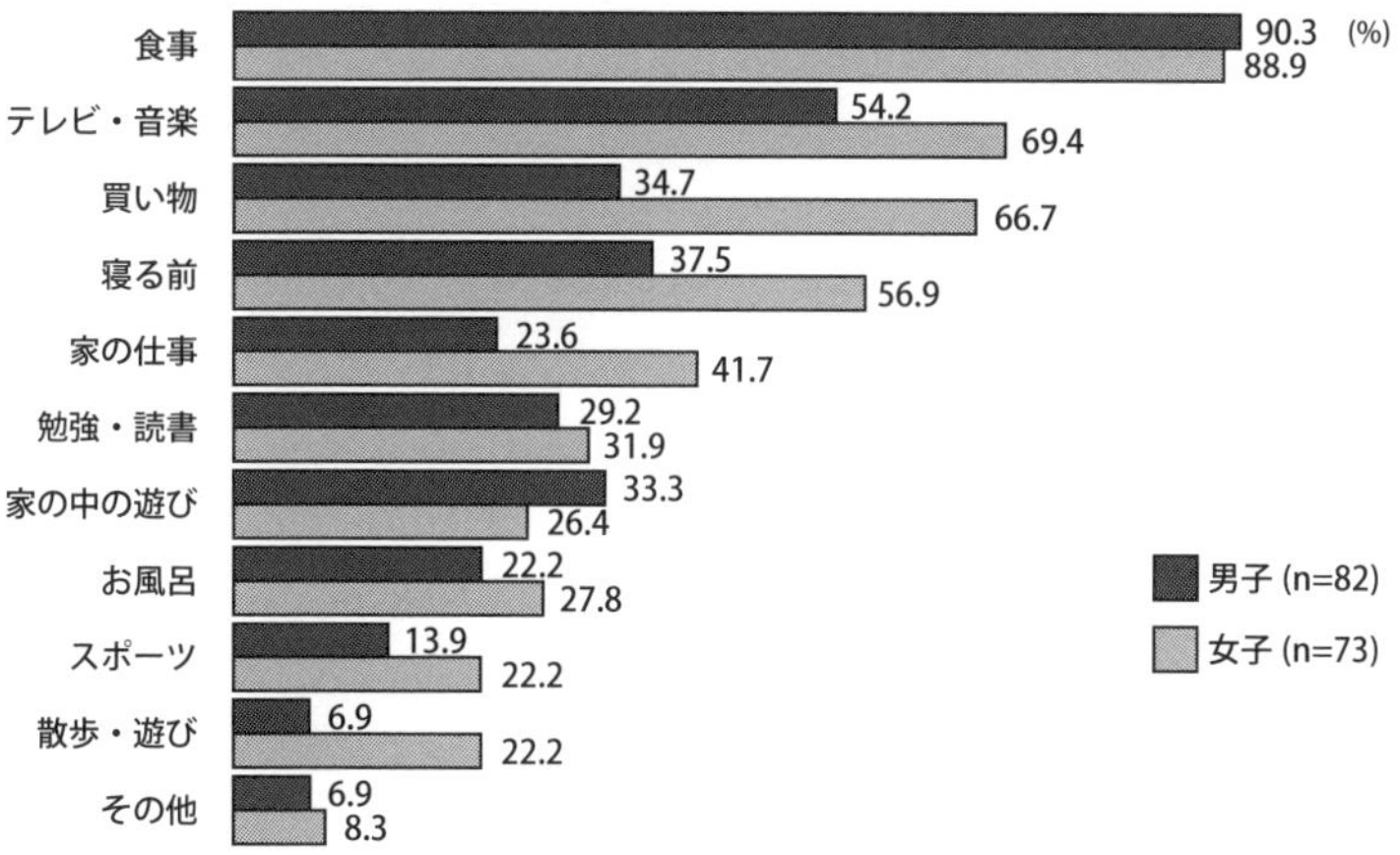


衞藤・足立：学校保健研究、47、5-17（2005）

## 図2 食事中のコミュニケーション

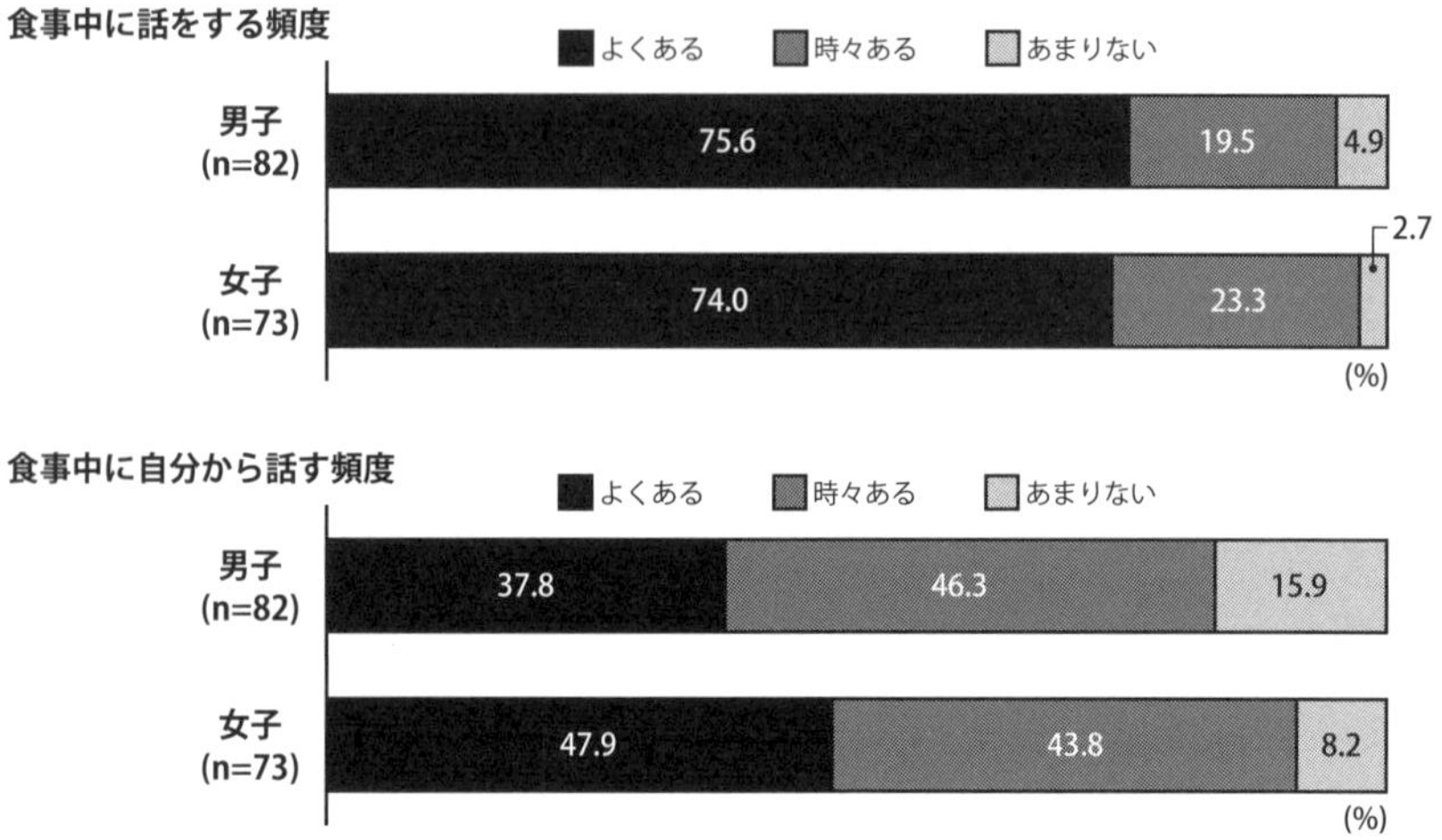


衛藤・足立：学校保健研究、47、5-17（2005）

## 図3 食事中の自発的コミュニケーションと家族関係

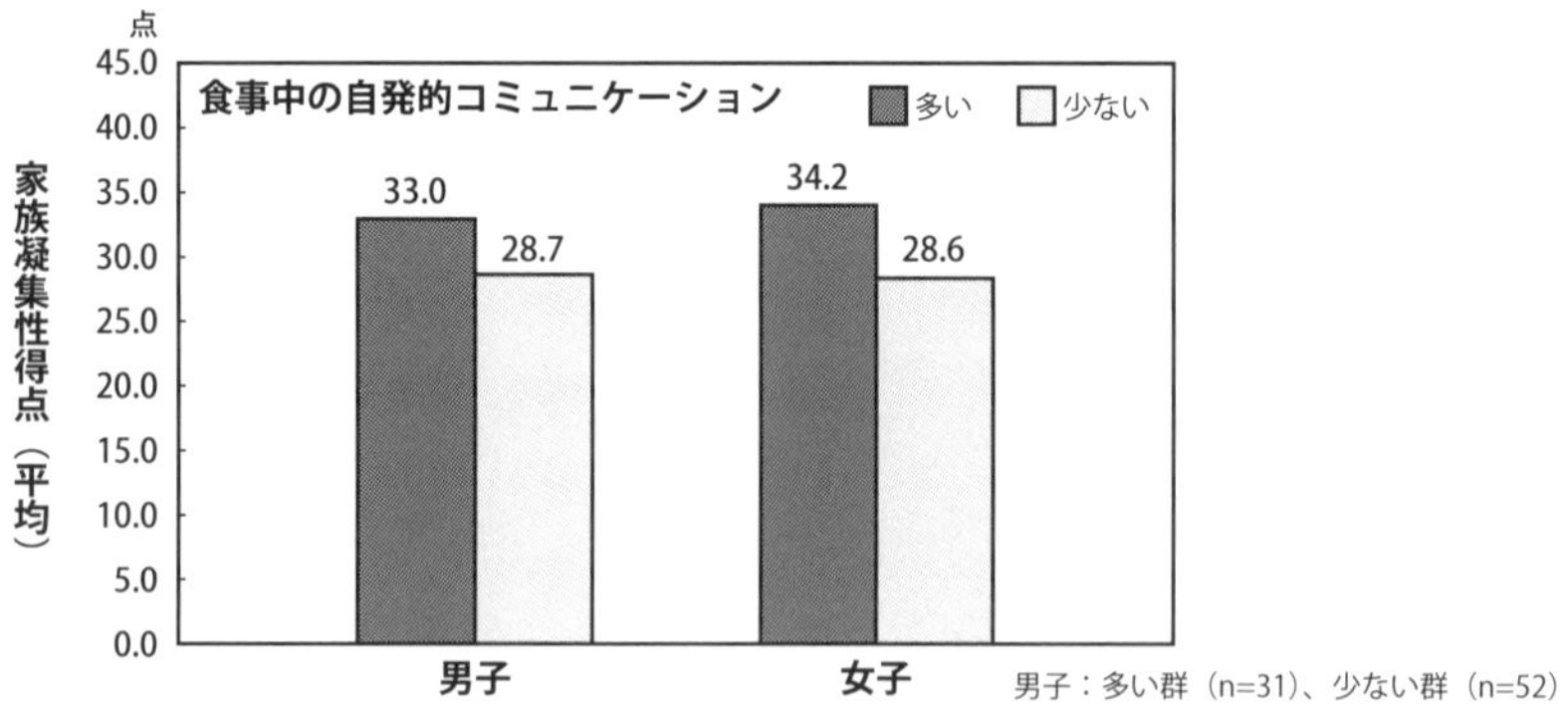


男子：多い群（n=31）、少ない群（n=52）
女子：多い群（n=35）、少ない群（n=38）

家族関係（家族凝集性得点）は、「私の家では、家族がそろい、一緒に集まることをとても大切にしている」など 9 項目についての合計得点（45 点満点）。家族にまとまりがあるととらえている者ほど、高得点を示す。

衛藤・足立：学校保健研究、47、5-17（2005）

ある」または「あまりない」(以下、少ない)子どもに分けて、2つのグループを比較しました。

その結果、自発的コミュニケーションが多い子どもは、少ない子どもに比べて、
●「家族全員」で食事をするときが楽しい
●家族との共食頻度が高い
●食事づくりの手伝いをする頻度が高い(男子)
●食事前後にいただきます・ごちそうさまを言う頻度が高い(女子)
●毎日が楽しい
など、食態度、食行動、生活の資(QOL)が良好であることがわかりました。

さらに、自発的コミュニケーションが多い児童は、ふだんの家族との会話量も多く、自分の家族にまとまりがあるかという「家族凝集性」の得点が高く、家族関係が良好であることがわかりました(**図3**)。

このように、食事中に子どもが自分から話すことが多いことは、家族全員で食べるのが楽しいという共食観や、子ども自身がかかわることが可能な食行動の実践につながるほか、毎日の楽しさや家族関係にも関係していることがわかりました。

## 自発的コミュニケーションが多ければ、共食は少なくてもよいのか?

では、自発的コミュニケーションが多ければ、共食の機会は少なくてよいのでしょうか? その

ことを確かめるために、小学生だけではなく中学生も対象に加えて、検討を行いました。[12)〜14)]

まず、対象となった小学生や中学生を、夕食の共食頻度と食事中の自発的コミュニケーションの多少により、**図4**のようにＡＢＣＤの４つのグループに分けました。

これらの４グループ間で、子ども自身の食態度、食行動、食物摂取状況、ＱＯＬの比較を行いました。その結果、夕食の共食頻度が週４日以上で、食事中の自発的コミュニケーションも多い子ども（Ａ）は、ほかのグループよりも、以下のよい特徴が見られました。[12)13)] これは小学生、中学生とも共通の傾向でした。

●栄養のことを考えて食事をすることは大切である、バランスのよい朝食を食べることができる等、食に関する前向きな考え方を持っている

●食事前後にあいさつをする、家族と一緒に食べ物の買い物に行くといった食行動を行う頻度が高い

●自分は健康だと思う、という主観的な健康感が高い

●毎日や食事の生活が楽しい

さらに、中学２年生の女子については、４つのグループによってふだん食べている食品や栄養素の摂取量にも違いが見られました[14)]（**図5**）。具体的には、夕食の共食頻度が週４日以上で食事中の自発的コミュニケーションが多いＡグループは、以下のような特徴が見られ、より健康的な食べ物を食べていると考えられました。

●夕食の共食頻度が週３日以下で食事中の自発的コミュニケーションが少ないＤグループと比べ

図4 夕食共食頻度・自発的コミュニケーションによるグループ分け

| | | 夕食共食頻度 | | | |
|---|---|---|---|---|---|
| | | ほぼ毎日 | 週4、5日 | 週2、3日 | 週1日以下 |
| 食事中の自発的コミュニケーション | 多い | A | | C | |
| | 少ない | B | | D | |
| | なし | | | | |

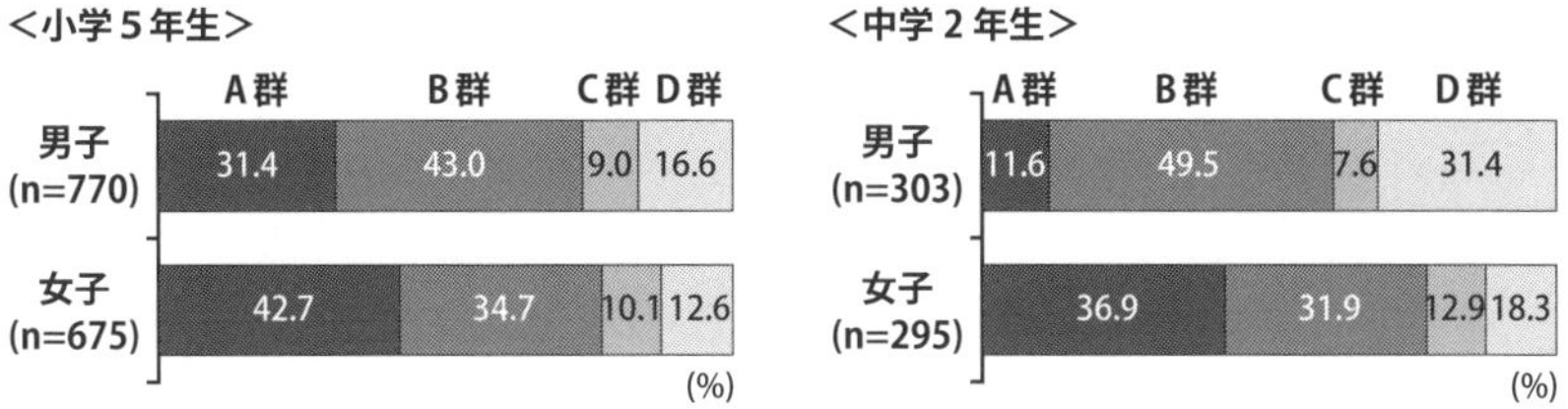


衛藤ほか：日本健康教育学会誌、20、 192-206（2012）／衛藤ほか：栄養学雑誌、72、113-125（2014）

図5 夕食共食頻度・自発的コミュニケーションと食品群別摂取量（中2女子）

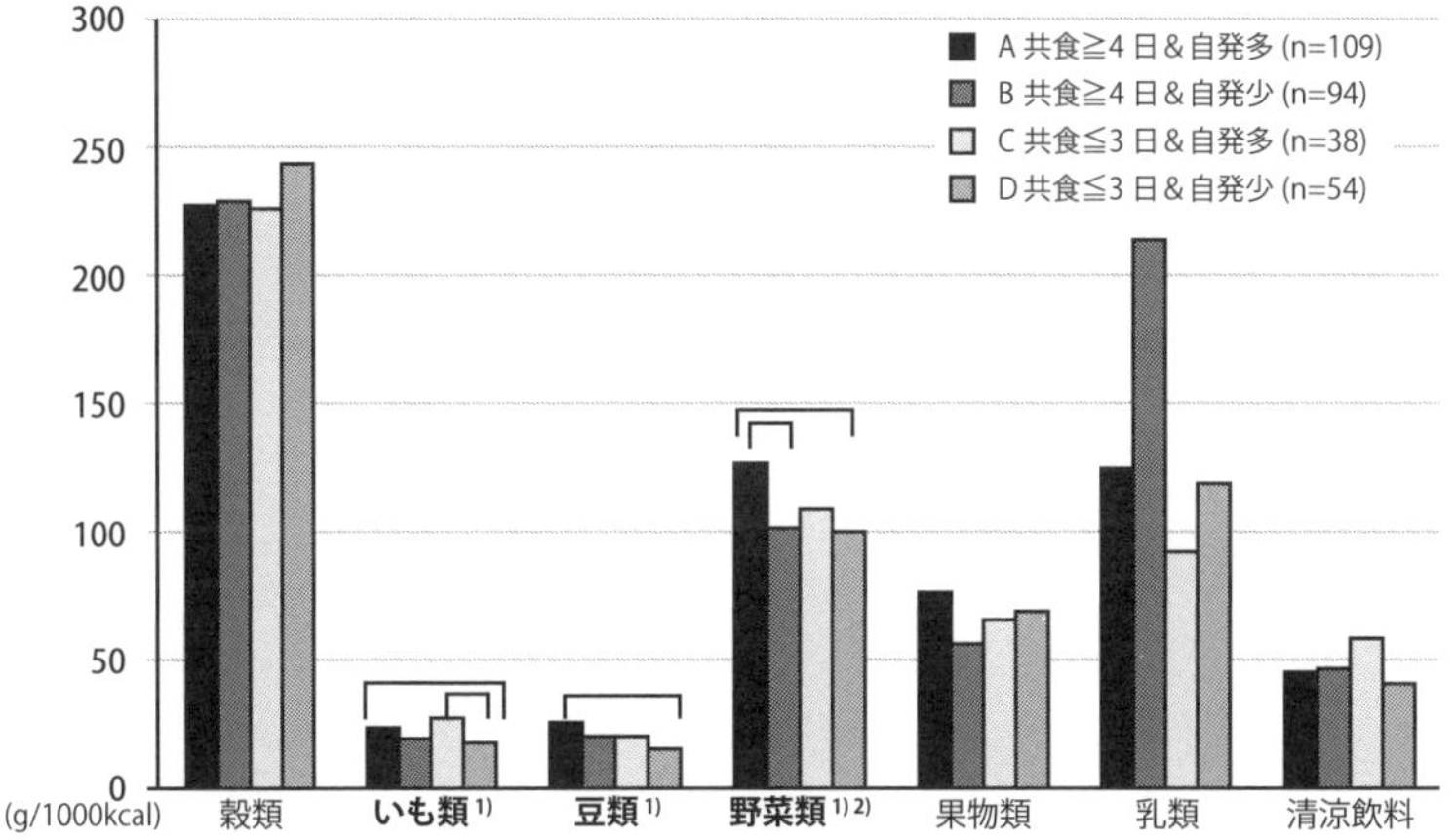


1) 共分散分析（肥満度を調整）の結果、有意な群間差あり。多重比較：Bonferroni 法（ ┌─┐ ：$p<0.05$）
2) 野菜類には、きのこ類、海藻類を含む。

衛藤ほか：日本食育学会誌、14、237-245（2020）

て、いも類、豆類、野菜類の摂取量が多い

●夕食共食頻度が同程度で自発的コミュニケーションが少ないBグループと比べて、野菜類の摂取量が多く、ビタミン、ミネラル、食物繊維を多く摂取している

このように、特に家族との共食頻度が高い子どもの中で、自発的コミュニケーションが多いことが、なにを食べているかにも関係していることがわかりました。

従来の子どもの共食に関する調査では、共食する頻度や回数を用いているものが多くありました。仮に、共食頻度や回数を「共食の量的側面」とすると、食事中の自発的コミュニケーションは「共食の質的側面」の一つであると考えられます。ここで示したわれわれの研究結果から言えることは、食事中の自発的コミュニケーションは、ある程度共食する機会が多い子どもの「共食の質」をとらえることができる、ということです。つまり、週の半分以上程度の家族との共食がある場合に、自発的コミュニケーションが多いかどうかが関係してきます。逆に、夕食の共食頻度が3回以下の子どもについては、自発的コミュニケーションの多少で健康や食生活に違いは見られませんでした。つまり、自発的コミュニケーションがあれば共食の機会が少なくてよい、というわけではなく、最低でも週の半分程度の共食の機会（量）が担保されたうえで自発的コミュニケーションが重要になる、と考えることができます。

## 今、継続していることに意味がある

この研究では、もう一つおもしろい発見がありました。中学2年生については、同じ子どもたちが小学5年生だったときのデータと紐づけを行い、二つの方法で検討を行いました。[13)]

①小学5年生時（過去）の家族との夕食共食頻度＋自発的コミュニケーションと、中学2年生時（現在）の食態度、食行動等との関連

②中学2年生時（現在）の家族との夕食共食頻度＋自発的コミュニケーションと、同時期（現在）の食態度、食行動等との関連

それぞれの関連を検討した結果、家族との夕食共食頻度＋自発的コミュニケーションの4グループ（4群）と有意差（統計学的に見て意味のある差）が見られた項目を整理した結果が**表1**です。小学生のときの共食頻度や自発的コミュニケーションの多少は、その子どもたちが中学生になったときの食態度、食行動との一部は関連していましたが、あまり多くの関連は見られませんでした。一方、中学生のときの共食頻度や自発的コミュニケーションの多少は、同時期のさまざまな食態度、食行動等と関連が見られ、すでに述べたように、夕食の共食頻度が週4日以上で、自発的コミュニケーションが多い子どもは食態度や食行動によい特徴が見られました。

このことから、中学2年生にとって、小学生だった過去ではなく、現在家族と夕食を共食する頻度が高くかつ食事中に自分から話すことの多いことが、食態度、食行動、QOLの良好さと関連するということがわかりました。したがって、小学生のうちにたくさん共食する機会を作り、子ども

## 表1 小学生のときの共食と中学生のときの食生活との関連

| 大項目 | | ①小5のABCD群と中2の食生活との関連 | | ②中2のABCD群と中2の食生活との関連 | |
|---|---|---|---|---|---|
| | | 男 子 | 女 子 | 男 子 | 女 子 |
| QOL | | | ・毎日の楽しさ<br>・食事の楽しさ | ・主観的健康感<br>・食事の楽しさ<br>・毎日の楽しさ | ・主観的健康感<br>・食事の楽しさ |
| 食生活 | 食物摂取状況 | ・清涼飲料<br>・食塩相当量 | ・銅 | ・ビタミンC、マグネシウム、銅 | ・いも類、豆類、野菜類<br>・食物繊維、葉酸、カリウム、マグネシウム、鉄、銅，レチノール当量、ビタミンC、ビタミンK |
| | 食行動 | ・食事前後のあいさつ | | ・食事中の家族との栄養の会話<br>・食事前後 のあいさつ<br>・食事づくりの手伝い<br>・家族と一緒の買い物 | ・食事中の家族との栄養の会話<br>・食事前後 のあいさつ<br>・家族と一緒の買い物 |
| | 食態度 | | ・健康的食事を知る意図<br>・栄養のことを考えた食事SE<br>・バランスのよい朝食SE | ・栄養のことを考えた食事の重要性、SE<br>・バランスのよい朝食SE<br>・給食をきちんと食べることの重要性、SE | ・健康のための食事の気遣い<br>・栄養のことを考えた食事の重要性、SE<br>・バランス のよい 朝食の重要性、SE<br>・給食をきちんと食べることの重要性 |
| | 共食に対する認知 | ・共食の重要性 | ・主観的規範<br>・時間を作る難しさ | ・共食意図<br>・共食の楽しさ、共食の重要性<br>・主観的規範<br>・時間を作る難しさ 、自分の予定調整 | ・共食意図<br>・共食の楽しさ、共食の重要性<br>・主観的規範<br>・時間を作る難しさ |

小学5年生のときの夕食共食頻度＋自発的コミュニケーションと中学2年生のときの食生活やQOLと関連が見られた項目を①にまとめた。

比較するために、中学2年生の夕食共食頻度＋自発的コミュニケーションと中学2年生の食生活やQOLと関連が見られた項目を②にまとめた。

SE＝セルフエフィカシー（やれるという自信）

衞藤ほか：栄養学雑誌、72、113-125（2014）を基に作成が自分から話すことが多いような食事をしていれば、中学生になったらしなくてよいということではなく、小学生、中学生、それぞれの時期にこれらが必要であると言えます。

## 子どもから話しやすいような雰囲気が大事

ここまで、共食する機会が多いかだけではなく、食事中に子どもが自分から話すことが多いことが大事である、という説明をしました。では子どもが自分から話すことが多い食卓にするには、どのようにしたらよいのでしょうか。

筆者は、第3章でもご紹介した、「心の健康度が高い子どもは、食卓が安らぎの場であると感じていることや、食事中の会話の頻度が高い」[15) ]こととあわせて考えると、家庭での食卓が自分から話しやすい雰囲気であるか、が重要ではないかと考えます。子どもが話す内容を家族が「うんうん」と聞いてくれる、ふだんから子どもも大人も話したいことを話す、いつもは多くは話さなくても大事なことを伝えたいときに子どもが話すことができるなど、「自分から話しやすい雰囲気」にはさまざまあると思います。

また、もともと自分から話すことが多い子どもか少ない子どもかによっても変わってくると思いますが、日常的な子どもへの周囲の人々の接し方や食卓での心がけが、そのような雰囲気づくりには必要なのではないでしょうか。

## 楽しい食卓の記憶は成人後の食生活を支える？

子どものころの食卓の雰囲気は、のちに大人になってからの食生活にも関係することが報告されています。内閣府が実施した全国の20歳以上の男女対象の調査の再解析の結果[16]より、過去を振り返ってもらい、小学生のころに「家では、食事が楽しく心地よかった」と回答した人は、現在「主食・主菜・副菜がそろった食事を毎日2回以上食べる」「副菜を毎日2回以上食べる」といった健康的な食生活を送っていることがわかりました（図6）。そのような人たちは、現在の食事が楽しい、おいしい、満足しているといった食に関連したQOLが高いということも示されています。このように、子どものころの家庭での食事が子どもにとって楽しく、心地よいものであることは、成人後の食生活にもなんらかの影響を与えると考えられます。

**図6** 小学生の頃の「家庭での食事の楽しさ・心地よさ」と成人期の食生活

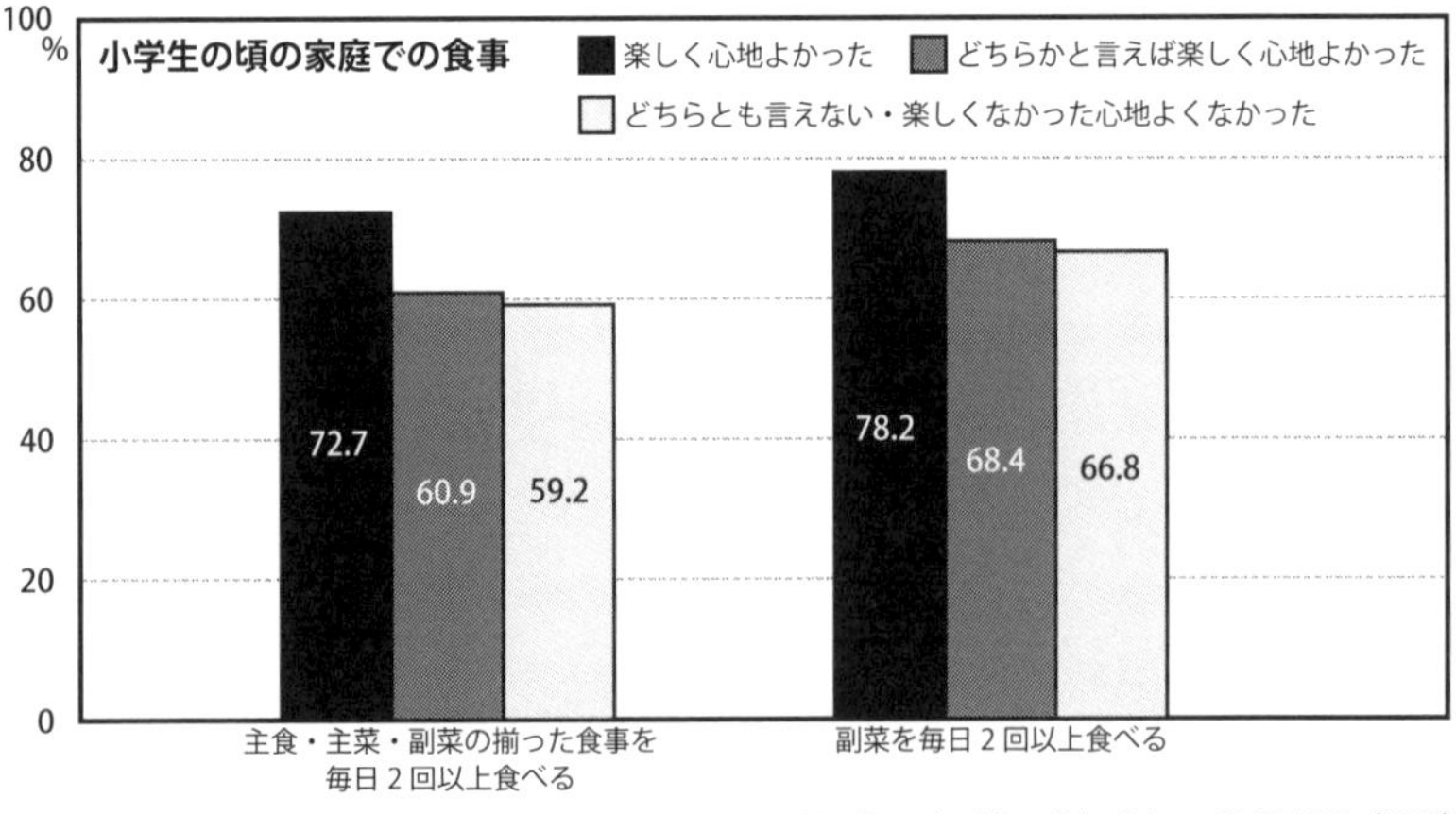


Ainuki, et al.：J Nutr Educ Behav, 45, 274-278（2013）

## アメリカの興味深い「共食の質」の研究

海外においても、近年、共食を頻度や回数だけではなく、質的な側面も含めてとらえる試みが増えてきています。

アメリカのLebronによる研究[17)]では、「家族との食事中のコミュニケーション（family mealtime communication）」として、以下の5項目を挙げています。

①私の家族では、食事の時間は温かく、分かちあう時間（sharing time）であると感じる
②私の家族は、夕食時間中に会話をする
③私は家族と一緒に夕食を食べるのが好きだ
④私の家族では、夕食時間に、だれでも自分の考えを話すことができる
⑤私は、食事時間中に自分の気持ちを話すことができると感じる

これらの項目には、食事中のコミュニケーションとして、食事中に会話をするか（②）どうかだけではなく、共食中の雰囲気や気持ち（①③）や、自分や家族の話しやすさ（④⑤）が含まれています。⑤は自分自身の自発的コミュニケーション、④は自分も含めた家族の自発的コミュニケーションに相当すると考えてよいでしょう。このように、前述した日本における共食の質に類似した研究が、海外でも行われています。

また、アメリカで低所得層の幼児を対象に実施されているHead Startプログラム（国が実施する教育・健康・社会サービス等の提供）の参加者を対象にした研究[18)]では、幼児のいる低所得世帯272

世帯にビデオカメラを渡し、平日の典型的な夕食3回分の様子を録画してもらいました。録画をもとに研究者たちが食事中の様子を以下の4つの視点で分析しました。

①子どもがキッチンやダイニングの食卓に座って食べている

②料理は大皿盛り（family-style）で提供されている

③テレビがついていない

④食事中をとおして親が席に着いて食事を食べている

そして①〜④すべてにあてはまる場合を、

⑤「共食（family meal）である」と定義しました

さらに、食事を録画した日の食事内容についても聞き取り、アメリカの食生活指針をもとに作られた健康的な食事スコア（Healthy Meal Index：ＨＭＩ）を使って食事に出された食品や飲料の内容が健康的かという視点から食事の質を評価したところ、①子どもが食卓で食事をしていること、③テレビがついていないこと、⑤「共食」であることが、ＨＭＩスコアの高さ、すなわち食事内容の良好さに関係していました。これまで共食の定義としては、家族がそろって食卓で食事をすることを意味している研究が多くありましたが、子どもだけではなく親も座っていることやテレビをつけないことも関連していることから、共食は複数の側面からとらえることが重要であると言えます。

ここまでご紹介してきた国内外の研究より、共食をするかどうか、する回数が多いか少ないかという共食の「量」だけではなく、「質」をとらえることが重要であると同時に、「質」のとらえ方は多様であり、「共食の質」をどのようにとらえればよいのか、まだ研究が進行中です。

## これからは「孤食の質」も重要に

現在は共食の質についての研究が少しずつすすんでいるところですが、「孤食の質」も今後は重要ではないかと考えます。例えば孤食であっても、家族や近所の人が作ってくれた料理を食べることは、食事自体は「ひとり」ですが、食事を食べる行為をとおして、おいしい、ありがとう、という「他者との気持ちの共有」がなされます。今のところそういった研究は見あたりませんが、今後はそのような孤食の質についても検討する必要があると考えています。

共食するか、孤食するかの要因には、時間的要因や家族構成など変えたくても変えられない要因も多くあります。1日3食、1週間毎日、量も質も満たされた共食をするというのはむずかしいのが現実です。共食の量と質のバランス、孤食の量と質のバランス、そして量・質含めた共食と孤食のバランスが重要ではないでしょうか。

今日は忙しくてひとりでササッと昼食をすませたけれども夕食は自宅で家族とゆっくり食べよう、ひとり暮らしだから平日は毎日孤食だけれども週末には友人と一緒のランチを楽しもうなど、一人ひとりの共食・孤食は多様です。そのバランスの取り方は人それぞれ、また年齢やライフスタイルによっても変わります。その時々で食事を楽しいと感じたり、からだも心も満たされるような共食を可能な範囲で、ちょっとの工夫や調整をしながら、実践していくことが大事ではないかと考えます。

# 4 コロナで考えた共食とコミュニケーション

## コロナで共食は増えたが……

2020年以降の世界的な新型コロナウイルス感染症（以下、コロナ）の流行拡大後、テレワークをする者が全国的にも増加し[19]、自宅で過ごす時間が増えた人が多かったのではないでしょうか。2020年に農林水産省が実施した調査結果[20]によると、コロナによる食生活の変化として、「自宅で食事を食べる回数」が増えた者が35・5％と最も多く、次いで「自宅で料理を作る回数」が増えた（26・5％）、「家族と食事を食べる回数」が増えた（20・0％）が多く挙がりました。筆者らが全国の2〜6歳の幼児を持つ保護者1982名を対象に2021年に調査をした結果でも、家族での共食回数が増えた者は、朝食で14％、夕食で25％いました[21]。また、子どもが簡単な調理やおやつづくりを行うといった食事づくりに参加する機会や、準備や片づけなどの食事の手伝いをする機会が増えた子どもも約3割いました（**図7**）。一方別の調査では、子どもを持つ保護者からは、食事を作る時間や心の余裕が減ったという声も聞かれました。特に世帯所得が低い家庭で、食事を作る時間の余裕が減った、食事を作る心の余裕が減った、食材や食事を選んで買う経済的余裕が少なくなったと回答した保護者の割合が高いこと[22)]が報告されています。コロナ拡大後、家庭で共食する機会が増え、子どもが食事づくりに参加する機会も増えましたが、家庭の食事づくり担当者の負担感が増えたことや、その負担感には社会経済状況が関係していることを考慮する必要があります。

## 黙食が日常になる中で

この原稿を書いている２０２２年現在もなお、コロナ拡大を防止する観点より、日常生活の中で、会食は控えること、食事中の会話は控えることが推奨されています。「黙食」という言葉も日常的に用いられるようになりました。食事のためにマスクを外す間は会話をせずに食べることに徹しよう、という趣旨で「黙食にご協力ください」

**図7　新型コロナウイルス流行拡大による子どもの食行動の変化**

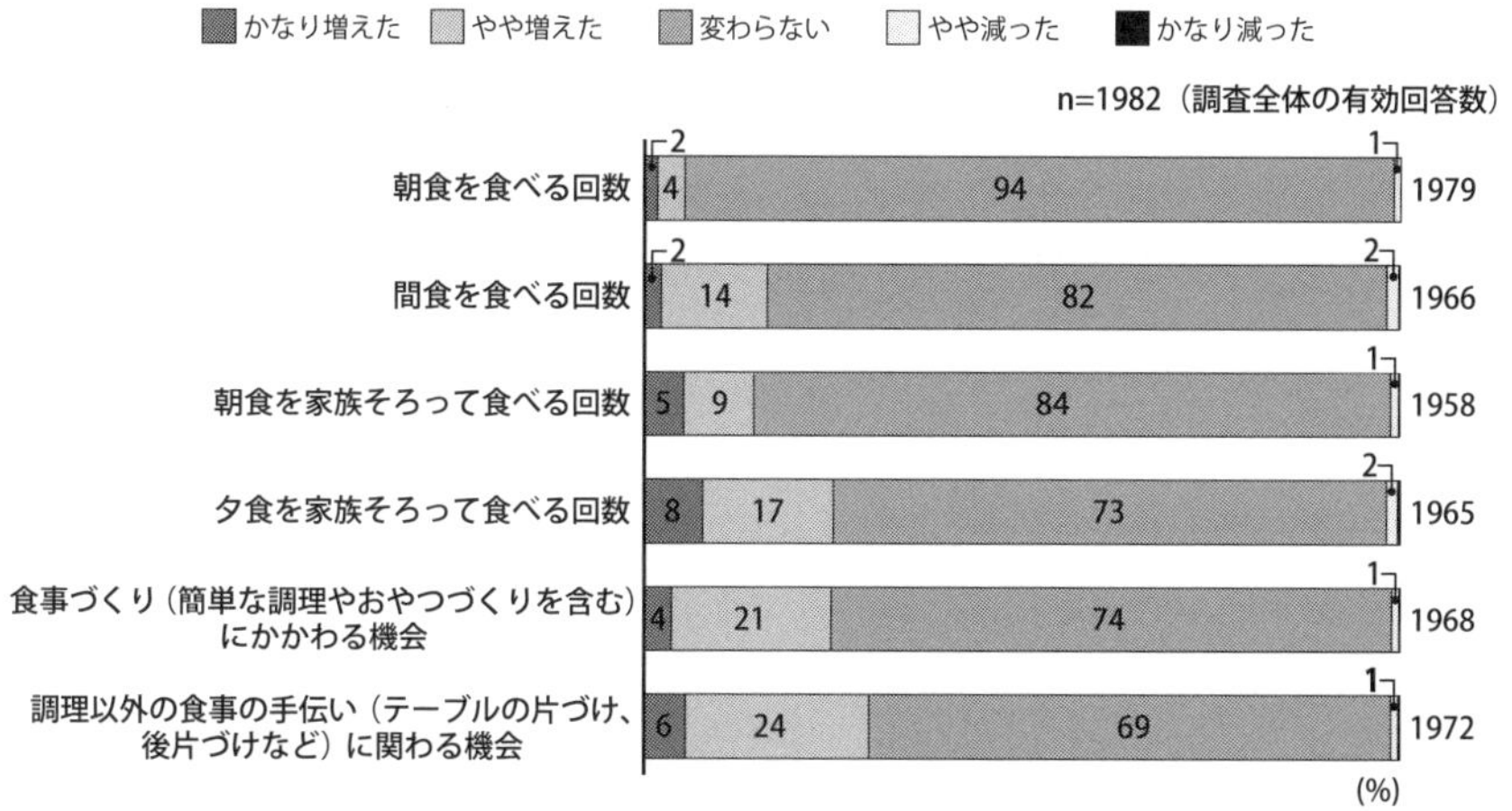


佐々木・衛藤ほか：幼児と保護者の健康・食生活・生活習慣に関する研究～新型コロナウイルス感染症（COVID-19）流行拡大後の実態～、厚生労働行政推進調査事業費補助金（成育疾患克服等次世代育成基盤研究事業）「幼児期の健やかな発育のための栄養・食生活支援に向けた効果的な展開のための研究」令和２年度総括・分担研究報告書、77-107（2021）

というポスターを掲示する飲食店もめずらしくありません。筆者が勤務する大学のカフェテリアも、従来対面式で最大6名着席可能だったテーブルに、現在は3名ずつが座り、全員が同じ方向を向いて静かに食べています。食堂内には「黙食しましょう」といった学生作成のポスター等が多数掲示されています。このように、だれかと一緒に食事をする際は、会話をせずに静かに食べることが日常的になり、あたり前だった会話をしながらの食事が、どれだけ貴重で心のリフレッシュになっていたかを思い知らされました。

## オンライン共食では食情報の交換も

また、なかなか会えなくなってしまった家族や友人とは、自宅でLINEやZoomなどのオンラインツールを使った共食（以下、オンライン共食）をするようになりました。このオンライン共食は、今まではあまり見られなかった、新しいカタチの共食です。従来の対面の共食は食事をする場所と時間を共有しているのに対し、オンライン共食は食事の時間のみの共有です。場所を共有しないので直接的に互いの顔を見ることはできませんが、逆に遠方に住む親戚、海外に住む友人など、地理的距離を超えた共食が可能になります。直接会って顔が見ることができたほうがいいことに変わりはないですが、それでもなかなか会えない状況の中で、スクリーン越しに元気な様子を見て、会話ができるとホッと安心することができます。

また対面の共食は、同じ食事を食べる、つまり食事内容も共有することが多いですが、オンライン共食は、各自で食事を準備するため、食べるものが異なります。同じものを食べて、これおいしいね、と共感することはできませんが、違うものを食べているからこそ、またスクリーンをとおしてお互いが食べている食事内容を見ることができるので、食情報の交換につながりやすいというメリットがあります。例えば、よく一緒に外食していた友人とのオンライン共食では、「Aちゃんが食べている料理おいしそうだけど、それはなに？」「これは○○という料理。簡単でおいしいの。あとでレシピサイトのURLをLINEに送るね」といったやり取りがありました。このような食情報交換により、食事のレパートリーが増えたり、入手する食情報が広がったりする機会につながります。

## 大切なのは気持ちの共有と共感

対面の共食とオンライン共食の共通点として、どちらも顔を見ながらの食事の会話が可能である点があります。このことにより、先ほどふれた食情報の交換に加え、気持ちの共有をすることが可能です。「最近こんなことがあってね……」「そうなんだね、よかったね～」「在宅勤務が続くと気持ちが落ちるときがあるんだよね」「わかるわかる。私もあるよ」といったように、互いの気持ちを共有し、共感することができます。在宅勤務が増える等、家で過ごす時間が長くなり、同居家族以外の人と接する機会が減り、だれかと気持ちを共有する機会が生活の中で少なくなり、その機会を求める場としてオンライン共食が位置づいているように思います。

このようなオンライン共食に、コロナが流行する前から注目している自治体があります。兵庫県南あわじ市では「あわじ国バーチャン・リアリティ」[23]と題した、おばあちゃんと一緒に食事をしている気分が味わえる360°ＶＲ（バーチャル・リアリティ）コンテンツを配信しています（２０１７年1月〜）。孤食の問題を解決するために考案したそうです。このＶＲ自体はだれでも見ることができますが、さらに地域の特産物を使って手軽に料理を作れるレシピムービーも配信していて、これらの特産品はふるさと納税の返礼品で入手可能です（２０２３年4月現在）。レシピを見て料理を作れば、食事を共有しながら、時間と場所を共有する「疑似体験」を行うことが可能です。

このように、対面の共食とオンライン共食には、共通点もあれば、異なる点もありますが、優劣があるわけではなく、それぞれにメリットがあり、共食の多様性が広がったと考えます。オンライン共食がめずらしくない現状で、改めて「共食の質とはなにか」を考えたときに、「食事中の会話をとおした気持ちの共有・共感」は欠くことができない、最も重要なことの一つではないかと思います。会話をすればよいということではなく、会話のキャッチボールをとおして、互いの気持ちを共有し、共感する、心のコミュニケーションこそが大切ではないでしょうか。本章で取り上げてきた、食事中に会話が多いこと、食事中の自発的コミュニケーションが多いこと、食卓の雰囲気が心地よいこと等は、このような共食の場で心のコミュニケーションが図れているため、食事が楽しいといったＱＯＬの高さにつながっていると考えられます。

# 第5章

# 地域で育つ共食 地域を活性化する共食

# 1 「地域の食の営み」で育ちあう「共食・孤食」の可能性

第1章から第4章まで、私たち人間の食は、地域とのかかわりなしに営まれないこと、地域を視野から外して「人間らしい食とは？　その実現の方法とは？　共食とは？」等を考えることはできないことを、再認識してきました。

地域の自然や営みから多くの恩恵を受けつつ、一方で、地域の自然や仕組みにしばられ、阻まれ、苦しい食生活・食活動から抜け出せないことも経験しています。多くの要因が絡みあってできた複雑な地域の営みが、次の「地域の食の営み」に、さらにほかと絡みあいながら地域が形成され、循環していく……。

本章では、この複雑な「地域の食の営み」の内部に「共食・孤食」のライトを当て、共食が地域に支えられて育ち、地域づくりを活性化していく様子を具体的に見てみたいと思います。

地域をどうとらえるかは、概念をめぐって関係する専門分野でも、討論が繰り返されています。ここでは地域について考えるときには、「目的や視点を明確にして関係者で納得し、共有できる考え方を明確にして使えばよい」という先達たちの教え[1]のもとに、食生態学の基本概念図とした「人間・食物・地域とのかかわり」[※]を基礎に、共食と食育の視点で展開した「地域における共食と食を

※ 295ページ右下の図"「地域における食の営み」のダイナミックス"参照。

営む力と生きる力の形成」の循環性を示した図（111ページ図12[5]）を地域の全体像として考えをすすめることにします。

111ページの図12は下から、生活者個人・家庭（家族等）・近隣・市町村（小・中学校区サイズ）・都道府県（高校学区サイズ）・国・大陸・世界・地球や宇宙と重層的に広がっています。

そして、食に関連する地域活動の内容を右半分は「フードシステム」を、左半分は学校など教育施設、さまざまな事業所、生活・福祉・保健・医療等の諸施設、行政、マスメディア等を含む「食情報交流システム」を位置づけています。それぞれが特徴を発揮して活動し、かつ両側面が密接な相互関係を持ちながら活動していることは、すでに承知のことです。数えきれないほど多種多様な共食の場が見られます。

## 「地域の食の営み」の活動４つのタイプ

「地域の食の営み」の活動は、「共食・孤食」の形成や地域とのかかわりから見て、４タイプでとらえることができそうです。

### A　社会活動の一環として提供される、仲間たちとの共食の場

地域のそれぞれの活動の場で、人々は長時間にわたって活動する中、食事の時間を迎えます。本来の活動が目的に向かってより効率よくできるように、利用者や担当者の健康や幸せが向上するよ

うにと食事が準備され、供されてきましました。多くの人は家庭から出発し、保育所給食・こども園給食をはじめ、学校給食、職場給食、施設給食、病院給食等です。

共食の視点で言えば、各社会活動がそれぞれの活動目的に沿った「食事の場・共食の場」を育て、多くの人が共食をしてきました。人々がそれぞれの家庭で家族との営みの一つとして行う共食とは、意味が異なっています[5)6)]。

特に教育施設では教育目的に合わせ、例えば小中学校における「教育の一環としての給食」が特別の意味・社会的な役割を持ち、「学校給食法」という法律が制定され、内容の充実を保持できるように社会が守りあうことになります。このタイプは、長い歴史の中で、さまざまな工夫がされ、改善が繰り返され、現在に至っていることが少なくありません。

特に学校給食の場合は、すでに100年の実績を持ち、全国の普及率も小学校では99％とその実践効果の高さから国際的な評価が高いです。

職場給食も、開設当初は生産性の効率を優先していましたが、近年では、従業員の心身の健康の向上を積極的に考える企業が増加しています。共「食事」・共「食事づくり」の特徴を活かした広義の共食の関心も高まっています。マスメディアが取り上げる『サラメシ』[※]への関心の高さなどが一例と言えましょう。

この中に、フードシステムのさまざまな職場での「まかない食」に象徴される、職場の特徴を活かした仲間たちとの食事・共食も含まれます。

※「働く人のランチ」をテーマにした、NHK 総合テレビジョンの番組。

### B　食堂・レストラン等で商業活動として提供される共食の場

食堂、レストラン、コーヒーショップ、立ち食い店、イートイン等多様な形態で食事や飲み物等が提供され、共食可能な場が多くなりました。生活者は選択的に共食の場を得ます。ひとり食べも可能で、個人的には孤食と見られますが、食堂等で「大勢が食事を共にする雰囲気を共有し楽しむ」人も少なくないと言われています。多様な目的での多様な形態の共食が営まれる可能性が高いととらえることができましょう。

### C　NPO・NGOや小グループ等が生活困窮等の生活者（子どもたちや路上生活者等）に生活支援の一環として提供する食材・食事・共食等の場

第1章で紹介したM団地での「共同保育」がまさにこのグループの一例と言えましょう。わずか6家族10人の子どもたちの世話をしてくださる保母・その補助者・家族たちの小さなグループでしたが。

今、学童保育、学習支援、子ども食堂、拠り所づくり等とこれらのネットワークが提供する共食の場が増加しています。おやつだけ、軽食だけ、しっかり1食、2～3日分をまとめた提供等、食事の場その全部を提供する場や、持ち帰りだけの場などさまざまです。受け取った食事等を「共食する場」を用意して待つことも、受け取りの時間帯に列に並ぶことも、食事の準備を共有するという観点から、新しい共「食事づくり」の1コマです。親子が、並びながら受け取る食材や料理について、話し合っている場などはかけがえのない、ゆっくり時間が取れる共「食事づくり」の1コマと見ることができます。

提供される食材等の内容について、食べる人側の状態が考慮される場合や、提供側の事情に任される場合（結果、菓子だけのときもある）など、健康面での心配も少なくないこともあります。

しかし、大災害の避難場所で、大鍋の具だくさんの汁や雑炊、炊き出しのホカホカのおにぎりなど、厳しい環境下でのかけがえのない命を守る大勢の「共食」、作る人も食べる人もそれをニュース番組などで見て「よかったね」とホッとする人も含めた、すそ野の広い「共食」もあります。そして次になにをすべきかを具体的に考えあう、共「食」につながります。

### D 「地域の食の営み」の重層性が生み出す、共「地域の食の営み」

上記AからCがそれぞれの目的や方法を発揮して役割を果たす中、当該活動の共食が、それぞれの活動をより活性化し、一部はフードシステムの新タイプを生み、担い、より充実した「地域の食の営み」を共有する力を生み出す、いわば、共「地域の食の営み」の活性化へと展開する原動力になる側面を見逃すことはできません。

そして、多様な地域で多様に支えられていった「共食」を、「共食」力と呼んでよいのではないでしょうか。その力を発揮して、人や地域を活性化していくことを重視していきたいと思います。

上記のAからDなどがさらに絡みあって、より大きなサイズの「地域の食の営み」の輪を広げ（営みのサイズが大きくなり）、質を高めていく。逆に、より小さなサイズの「地域の食の営み」に影響し、身近な人↓家族↓一人ひとりの食生活↓食行動↓食事を変化していく……。まさに多層な食のダイナミックスの全体の変化につながっていくのでしょう。ここで重要なのは、地域の活動の源になっている「食行動」のひだの深さです。**図1**に示した「食事を作る行動」のＰＤＣＡは食べる人にとって望ましい食事を目指しつつ、作る人側の諸条件との調整を検討しつつ、「食事」に仕立てていきます。[7)8)]
一方、第6章270ページの**図5**に示した「食べる行動」は、そのとき食べたことは心身の変化にとどまらず、次の食欲の方向を決めて、次の「食事づくり」の方向へも影響していきます。こうしたひだ深い営みを各所に包み込んだ「地域の食の営み」なのです。

「地域の食の営み」は、国内外で、多

**図１「食事を作る行動」のPDCA**

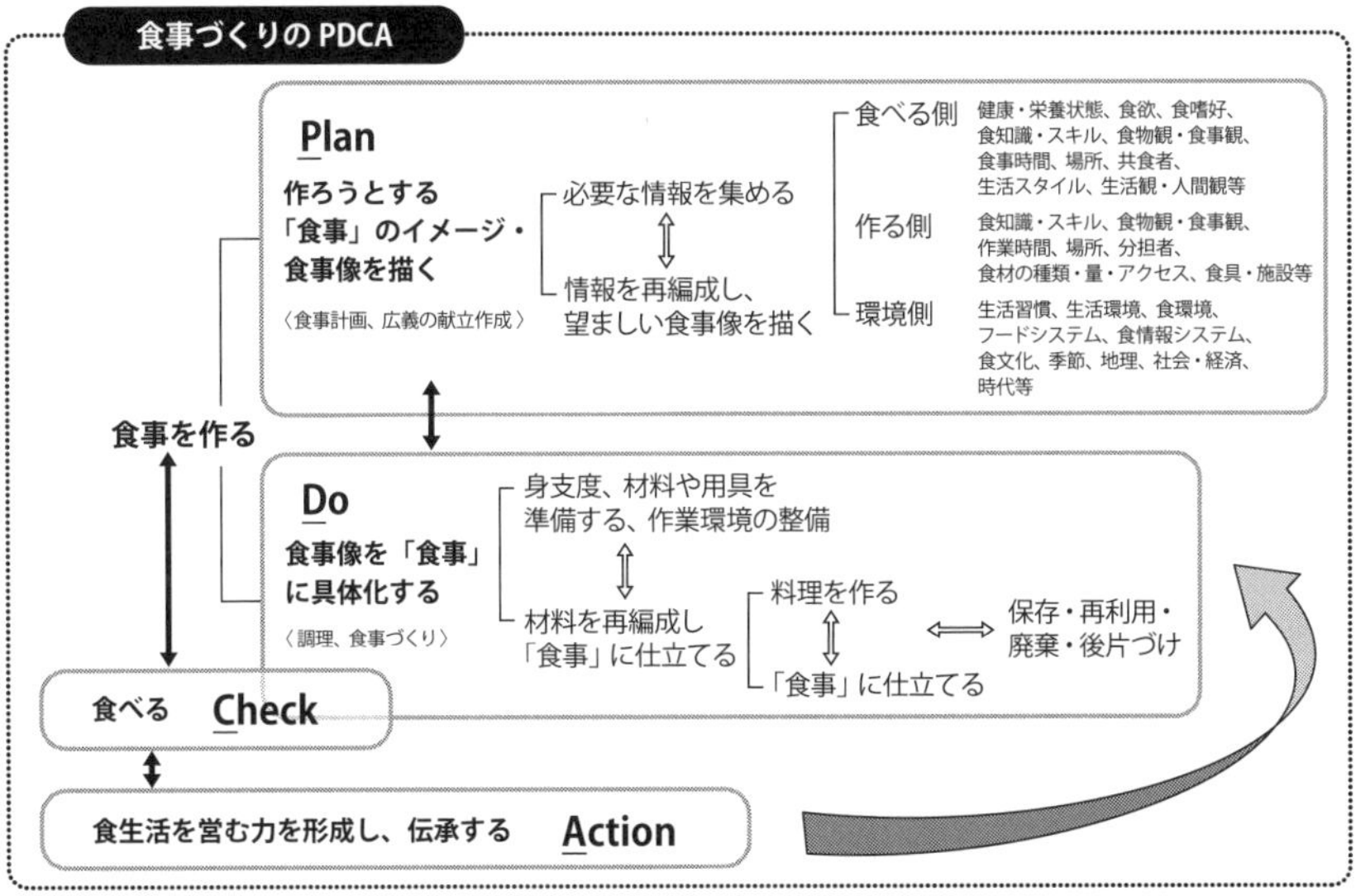


足立己幸（1987）[7)8)]より一部改変

様な目的や価値観で多様な活動がされています。本章では、自身が取り組んだ以下3つの体験を事例に、平面的な紹介ではなく、プロセスやその背景を含めて、ひだ深い理解→共同・協働・連携……の輪が広がっていく「地域の食の営み」について考えてみたいと思います。

**（1）自然から食卓まで「子ども自身が構想し実践する食事づくりセミナー」**

子どもたちの共食・孤食問題への解決の道探しではじめた生活実験。

**（2）高齢者福祉施設を拠点に育つ、多様な地域の共食**

「来院患者を減らしたい」と願う医師の熱意に動かされ、地域住民運動で設立がかなった医療法人診療所とそれに続く「社会福祉法人健友会」での活動。地域の高齢者と共同ですすめた食ニーズ調査から生まれた『共食手帳』（241ページ）とその活用→それを可能にする「食のセンター」設置と活動→これらを活用した住民・さまざまな専門家が寄りあい、育ちあう「みなみかぜ地域交流センター」での共食という一連の発展。

**（3）被災地での共食を通じた支援プログラム**

東日本大震災の被災地、南三陸町の町民たちが『共食手帳』をもとにした「からだ・心・くらし・地域や環境にぴったり合った食事づくり」共食会。さらにそこでのパワーを幹にして、連携の輪が国際社会へもつながる事例。

# 2 自然から食卓まで「子どもの食事づくりセミナー」

## 真夜中、子どもの食事スケッチに涙を流しながらの決断

１９８１年10月の真夜中２時ごろに、突然、私の実弟、高橋守（当時52歳）が足立家にやってきました。私はちょうどそのとき、全国から届いた子どもたちが描いてくれた食事スケッチの調査票（86ページ）を確認していました。子どもたちがありのまま表現する現状の食事の絵と、調査票から読み取れる子どものリアルな喜び・心痛や葛藤などに直接ふれ、調査票の上に涙がぽとぽととしみ込むほど、泣きながら、感動しながら解析作業をしていたときです。

しばらくそばで見ていた弟が突然、「姉さん、なにがやりたいんだ?」と問いかけてきました。びっくりして思ったまま、「家族と一緒に食べたことがない子どもたちは、一緒に食べることの楽しさも、いやなことも、また一緒に食べるとおいしいなってわかることなども経験していないんだと思うの。そういう子たちが、そういうあたり前の経験ができるような場がほしい」

「やるべえ。俺も長野の山の中のホテルで、様子がおかしい人がひとりで食事をしているのを見ると、そばに座って、なにかつまんだり、飲んだりして、夜中じゅう一緒にいると、いつの間にか

元気になって、朝になると自分の家に戻っていくのを、何人か見てきた。俺はそういう人、そういう状態になった人が来て、いろいろしゃべるような、気楽な宿を作りたいと思うようになって、金を貯めるために、長野の山で土木作業をしてきた。目標額に近づいたが、木材等の価格上昇のほうが速く実現ができなくて、今これからどうすっか、と思案している。土地代は貯めたけど、上物代が追いつかない状態。その金を使っていいよ。姉さんが上物代金を調達できるなら、一軒建てられる。やるべえ」と言い出したのです。

「え、本気?」「本気だ。場所は両親がいる仙台と、姉さんの大学のある東京・埼玉の中間ぐらいがいい」「え、ほんと?」「では、俺が土地を探すから……」

上物代にどのくらい必要かも知らないまま、真夜中に約束をし、「食生態学生活実験・実践セミナーハウス」という名前まで決めてしまいました。少し大げさですが、セミナーハウスを決意させたのは、子どもたちの描いた「食事のスケッチ」だったと言えるでしょう。

## 土地選びやセミナーハウスの建築

翌日早朝に「土地選びの条件は?」と聞かれました。「自然が豊か、山も川も畑も牧場もあるといい。そして子どもたちが買い物をすることができる商店が1軒でもあるといい。もし可能なら、その土地の生活文化が育っていて、日常にしみ込んでいるような場所がいい」と言いました。「人間・食物・地域環境のかかわりと循環図[2)3)]」を下敷きにとっさに答えたのでした。

その後多くの皆様の協力をいただいた結果、この難題をクリアする土地が見つかりました。宮城県蔵王町の遠刈田温泉です。蔵王連峰の宮城県側すそ野、みやぎ蔵王温泉郷の一角です。近くに一級河川の松川が流れ、生活の中で生まれた素朴で美しい、伝統こけし工人の集落や、みやぎ蔵王こけし館のある場所でした。山林地帯なので商店はないですが、温泉街が近いのでお土産店があり、湯治客用の日用品も売っていました。

南のほうに下ると開拓地域で、若い人たちが牧場を開き、特徴あるチーズ工場建設の夢を語りあっていました。そのうえ、土地の提供者が建設予定地内に温泉パイプを引き込む準備もできると教えてくださいました。弟（以下、オーナー。子どもたちが名づけてくれた）の専門は工学系でしたので、長くあたためてきた大きな夢を設計図に鉛筆で描きはじめていました。

問題は資金調達です。食生態学実践グループの仲間たちや親族にも相談をしました。セミナーでは子どもたちが5～6人で家族をつくり、生活できる最低限の広さ（6畳くらい）と台所とを考え、全体経費を割り算すると、1室350万円ぐらいになります。このほかに最低6室と、スタッフが集まって学びあったり、就寝場所にもなる大部屋が必要でした。

最終的に、1部屋単位で出資してもらう形になりました。退職金の大半を出した人、老後の生活費預金を解約した人、2人ペアで1室分を準備した人、現金が出せないからと子ども時代から大切にしている絵本を箱ごと送ってくれた人など涙ぐましい「共同出資」で、建築がはじまりました。

蔵王の食事づくりセミナーでは、オーナーだけでは、いわゆる男手が足りず、オーナーの補助者として、遊び大好きの私の長男がたびたび参加をしてくれました。専属カメラマンの役割も担ってくれ、

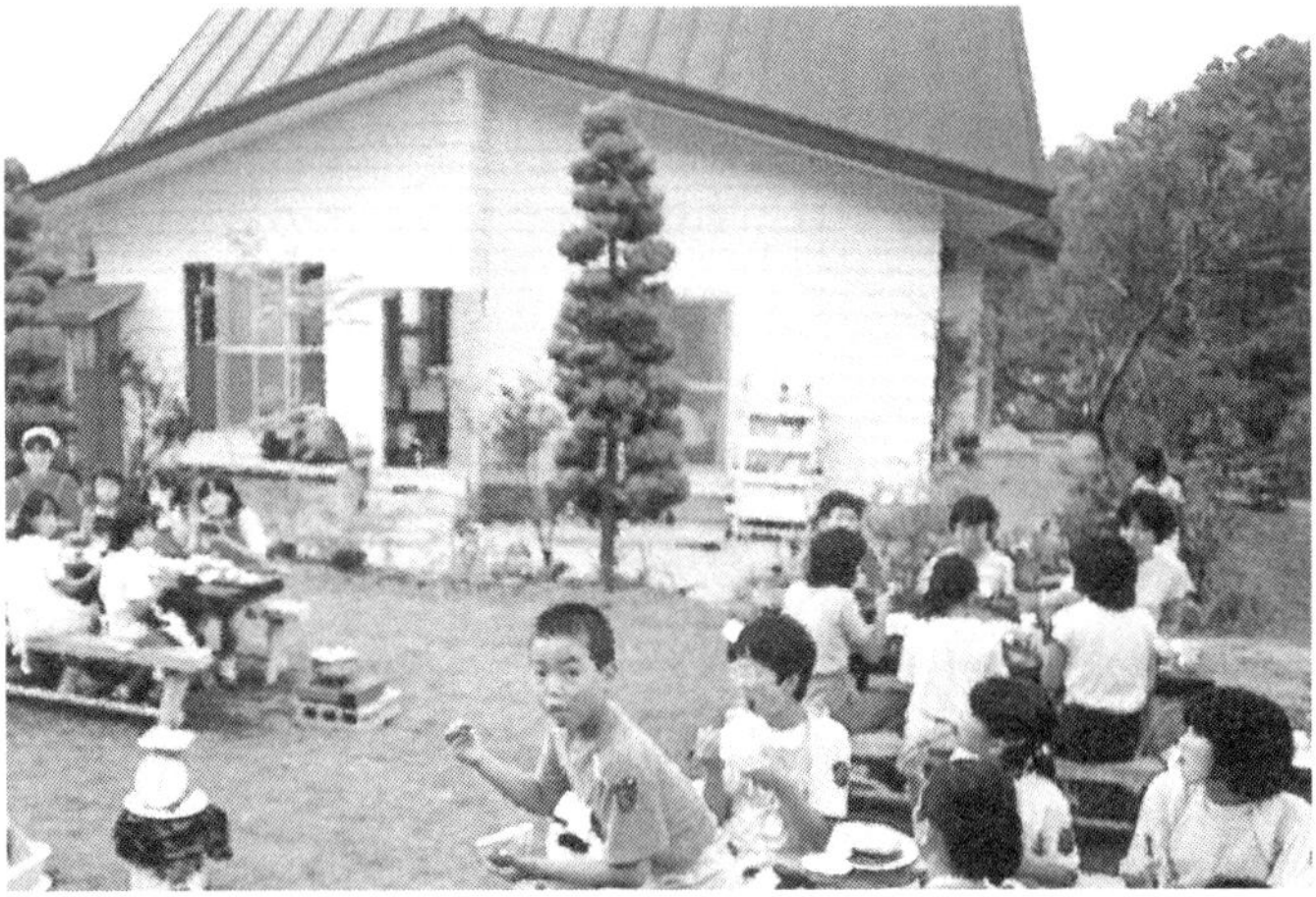

スタッフもオーナーもみんな一緒の昼食。　撮影：足立伸一（1985）[9]

その後発行された『自然から食卓まで子ども自身が構想し実践する食事づくりセミナー　日本の食文化』（社団法人全国食糧振興会）[9]には、子どもたちの顔が生き生きしていると評判の多くの写真が掲載されています。

「食生態学実践グループ」の仲間たちとその親族、その友人たち、女子栄養大学食生態学研究室のスタッフや学生、蔵王町の地主さん・建築関係の人々・近所の人々など、いわば「食生態学」の家族や近隣の多くの方々の手厚い協力での出発でした。

## 子どもたちが集まり、いざ始動！

１９８３年7月に、全館完備ではない状態であることや予備実験・予備実践が必要であることを考え、食生態学実践グループメンバーの子どもたち7名だけを参加児童とする試運転セミナーを開催しました。プログラムの中に、大工さんの手伝いや、新しい窓ガラスの掃除などを入れました。例えば、オーナーの計らいで、小ホールの天井から吊り下げる電灯の笠は世界でたった一つの作品になりました。経費節約で、市販のかごのごみ箱の底にコードを通し、天井から逆さにつるして電灯をつけたセミナーの子どもたちの特製品。そのほか、風呂敷で作ったのれんなど、すべてが特製品の家具や小道具になりました。

かけがえのない、このセミナーを「第1回、Aコース」と名づけました。そして次年度からのセミナープログラムの実施可能性や有効性の検討を担ったのです。

翌年からは、本格的な「食事づくりセミナー」が行われました。[10)〜12)]

**図2**は全国的に配布した参加者募集のチラシの一部です。セミナーの名前は「自然から食卓まで子ども自身が構想し、実践する食事づくりセミナー」。この名前に、セミナーのコンセプトが込められています。

●料理づくりでなく、「食事」づくりセミナーとしました。個々の料理を上手に作るいわゆるクッキング教室でなく、「食べる人にとって、ぴったりの食事」を仕立てる力やセンスが育つことをねらっています。もち

**図２　食事づくりセミナーのねらい**

食事づくりセミナーのねらい

最近、子どもたちの食生活が身体づくり、心づくりの両面から種々の問題をかかえていることが指摘されています。これらの問題点を解決するために、家庭で、学校で、地域社会で、大人たちが積極的な努力をしなければならないことは、いうまでもありません。

私たちは、ひとりでも多くの小・中・高校生が、いきいきと健康な人間らしい食生活を楽しめる力を育ててほしいと願ってきました。ふだんから食事を家族や友だちと一緒に落ち着いて食べることや、自然の産物を活用し、日本や世界の各地で育てられてきた“ちえ”に学びながら、魅力的に食事をつくることができる力、人間としてあたり前のこうした力を育てることをねらって、「食事づくりセミナー」を開講しています。

食生態学の研究や実践の成果、とりわけ「主食・主菜・副菜の組み合わせ」を基本にする食事法と、食事づくりをシステムとしてとらえる食事づくり法をもとにして、子どもたち自身が食事を設計し、つくり、みんなで食べてみる生活実験・実践を食生態学実践セミナーハウスでやっていきます。

大学などの研究者だけでなく、学校や社会教育の現場で活躍している人々、地元のこけし工人、農業者や生活改善グループの人々など、人間らしい食生活に関係のある多分野のメンバーがそれぞれの力を出しあっていることも特徴です。

食生態学実践グループ（1983）[11)]

ろん一人でなく家族と一緒なら、「家族にとって」であり、友だちと一緒なら、「友だちみんなにとって、ぴったりの食事」を作ることです。一般的に料理と食事は区別なく使われることが多いですが、意味が異なります。

●ほかの人に指示されて作るのではなく「子ども自身が、子どもなりに考えて、実行する」力やセンスが育つことです。食事づくりの一部を、だれかの指示に従ってやるのではなく、自分（たち）で計画して、実行し、（食べて）評価し、次のプランに活かす、まさに食事づくりのPDCAサイクル（185ページ図1）のフルコースです。だから、少し難しい言葉になりましたが「構想し……」と名づけました。

●「自然から……」と強調したのは、キッチンや食卓まわりだけでなく、料理の材料になる生産物の一つひとつが、農地や牧場や川などでていねいに育てられ、届けられ、使うことができる、食の循環を具体的に見て、感じて、食事にできること、その全部が自分たちの命をつないでくれるというあたり前のことを「食事の視野」として育ててほしいと願うからです。

参加資格に「本人がやりたいと思う人」「共同生活ができる人」と書き、これは参加者の自己評価にしました。看護師グループが作成した健康調査表は提出済みですが、実際には精神的な病で通院中なのに、「健康」と記入し参加した子もいました。感染性の疾患でなかったので、看護師スタッフが中心となり、特別の注意をし対応しました。最終日の解散時のあいさつで「楽しかったです。また来たいです」と立ち上がって、自分の言葉であいさつができ、皆でうれし泣きをした例もあります。

「持ち物表」も話題になりました。「持ってきてはいけないもの」に「自分勝手な心」を挙げた点です。初日の自己紹介のときに、「ぼくは、セミナーに来てよいか迷いました。実は時々、自分勝手な心が出てきます。家族に相談したら、出そうなときにはセミナーの家族に相談するといい、と言われて参加することにしました」と。迷ったことの尊さ・正直さに、スタッフのほうの胸が引き締まる思いでした。

## 研究室で幾度もリハーサルを重ねた「4泊5日のプログラム」

食教育のプログラム作成は私たちの専門分野の中心のはずですが、日常の生活や学習ニーズが具体的に共有できていない子どもたちについて、４泊５日の中期宿泊型のプログラム形成は初体験でした。

そのうえ、前記のような高望みの目的のセミナーは前例がなかったので、関係する論文や報告書をむさぼり、宿泊型セミナーの経験者への聞き取り等をふまえ、想定する課題対応も含めて作業仮説のようなたたき台を作成し、討論を重ねたのです。

これらのすべてについて、第2章で強調したように可能な限り、科学的根拠（実践的根拠や理論的根拠）をふまえた内容であることは言うまでもありません。

一方、参加を希望する食生態学研究室所属の卒研生・大学院生・研究生やスタッフは、特別の事情がある人を除いて全員が、「食事づくりセミナー担当者」になったのです。実施期間中、研究室

## 図3 食事づくりセミナー（4泊5日コース）のプログラム

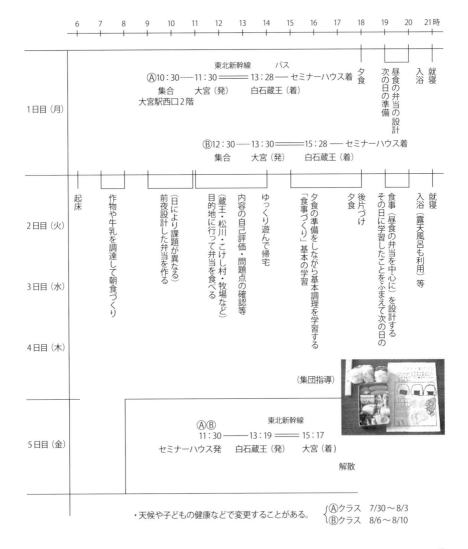

6　7　8　9　10　11　12　13　14　15　16　17　18　19　20　21時

**1日目（月）**

東北新幹線　バス

Ⓐ10：30……11：30＝＝＝13：28ーー セミナーハウス着

集合　大宮（発）　白石蔵王（着）

大宮駅西口2階

Ⓑ12：30……13：30＝＝＝15：28 ーー セミナーハウス着

集合　大宮（発）　白石蔵王（着）

18時　夕食

19〜20時　昼食の弁当の設計　次の日の準備

20時　入浴

21時　就寝

**2日目（火）・3日目（水）・4日目（木）**

6時　起床

7〜8時　作物や牛乳を調達して朝食づくり

9〜11時　（日により課題が異なる）前夜設計した弁当を作る

11〜14時　内容の自己評価・問題点の確認等（蔵王・松川・こけし村・牧場など）目的地に行って弁当を食べる　ゆっくり遊んで帰宅

15〜18時　夕食の準備をしながら基本調理を学習する「食事づくり」基本の学習

18時　後片づけ　夕食

19〜20時　食事（昼食の弁当を中心に）を設計する　その日に学習したことをふまえて次の日の

20時　入浴（露天風呂も利用）等

21時　就寝

（集団指導）

**5日目（金）**

東北新幹線

ⒶⒷ

11：30ーー13：19＝＝＝15：17

セミナーハウス発　白石蔵王（発）　大宮（着）

解散

・天候や子どもの健康などで変更することがある。

Ⓐクラス　7/30〜8/3
Ⓑクラス　8/6〜8/10

実施年ごとにスタッフが作成する「報告アルバム」より[10)]

に残って、通常の研究室業務・現地との連絡・突発事項の処理を担う要人を含めてです。

年度初めから開催される研究室全員参加の「研究室ゼミ」では、定例の課題として「食事づくりセミナー」を取り上げました。このゼミでは「食事づくりセミナー」の目的・目指すゴール・希望する方法・その成果や子どもたちへの期待等を一方的に押しつけるように話してしまい、この段階で作業がきついと逃げ出す学生がいたほどです。

そこでできるだけ、各メンバーの希望をかなえる方向で役割分担を決めました。各々が学習成果を発表して、全員で共有し、プログラムを修正しつつ、必要な教材を作成し、それを使ってロールプレイ方式で実施の可能性を検討し、その年のプログラムを完成する。それを基礎に、子どもたちが自発的にできるような「子どもたち用のプログラム」と、それを成功できるように後方支援する「スタッフ用の作業プログラム」の２種類を作成しました。

毎年、当日ぎりぎりにできあがった２種類のプログラムに沿って、必要な道具や教材を箱詰めにして蔵王のオーナー宛てに送る、それでも間にあわないときは分担して大きな荷物を分けあって、手持ちで出かけるという、すさまじい準備の積み重ねでした。

こうした作業と涙の成果が「４泊５日のプログラム」ということになります（図３）。

## 食事づくりセミナーで個性を発揮する子どもたち

セミナーで子どもたちはグループ単位で活動しますが、あえて、性別も年齢もバラバラの子どもたちを組み合わせ、「家族」と呼びました。

各「家族」は個性丸出しで、同じ課題をめぐって対応が異なり、自己矛盾の内容が異なり、対応の仕方が異なり、子どもたちはこれらの家族差に驚き、大騒ぎでした。

プログラム設計で、各家族が自由に個性を発揮できるようにと考え、プログラムの大枠だけを決め、具体的なすすめ方はできるだけ家族に任せたことが成功の一つだったようです。

例えば、こんなことがありました。

家族メンバーが初めて会うのはJR大宮駅です。新幹線の座席は家族を同じボックスにしました。そしてお互いの自己紹介をしながら、セミナーの「家族」の名前を決めることにしていました。白石蔵王駅に到着する前に決定しなければならず、結果出された名前は「山の家族」「やまびこ」「レモン」「ひょうきん家族」など予想を超えた多様な名前でした。突飛な名前や長すぎるものもあり、駅などで集合の呼びかけをするのに、駅構内のほかの方々に恥ずかしくて、大声で呼べなかったほどです。

毎朝いちばんで、家族全員で近所の牧場に行き、牛の世話を手伝い、38人分の牛乳をいただいて帰るために、オーナーが一輪車を準備してくれていました。家族によっては、バランスが取れなくて車が前にすすまない。横にぐるぐるまわってしまうなど大騒ぎでした。すぐオーナーや高校生ボランティアに助けを求める家族、最後まで試行錯誤を繰り返し、なんとか動き出して拍手喝采の家族など、さまざまでした。

セミナー終了時の感想文に、今回のセミナーで出会った「最も尊敬する人」に、牧場にいた同級生の名前を書いた女子がいました。単に、新鮮な牛乳のある朝食の共食だけでは気づかない生き方への感動だったのでしょうか。一輪車で牛乳を運ぶスキル形成を共有し、その喜びを共有し、次の朝はやれるようになりたいという願望を共有し、やれた喜びを共有できた「朝食の共食」のシンボルだったのでしょうか。三十数年を経過した今でも、思い出すと抱きしめたくなる一コマです。

## 食べる人にぴったりのお弁当づくり

昼食づくりは、前日学習した食べる人にぴったりの「3・1・2弁当箱法[13)〜17)]」（242ページ）を基礎にした食事の設計図を見ながらはじまります。

ほとんどの料理はスタッフが作り、バイキング方式で大皿や大きな鉢の中から料理を選んで、設計図に表現した（検討しつくした）目指す「1食づくり」の学習でした。ふたが閉まらなくなったものもあったり、設計図と「食べたい1食」の葛藤が見られたものもありました。

学習内容と自身の食欲との矛盾や板挟みに気づいて、自分なりの理由を考えだす子、自分の食欲を押しつぶして自己矛盾をもみ消そうと隠れてしまう子、家族全員につじつま合わせを手伝ってもらう子などいろいろでした。

この内なる矛盾への気づきは、プログラム作成時からの予想どおりで、食事の多面性や多様性や個人差など現状と理想の間で、なにをどう選択しつつ、全員がほどほどにうまくできる方向探しの大切さや、難しさを学ぶ絶好の教材でありプログラムでした。さらにこの評価は、「食べる」という心身両面の全身で行われるものですから。
家族という少人数だが、年齢や健康状態や諸条件が異なる集団の中で、一人残らずの人が、まあまあ満足できる「1食」をどう分けあって、全員が平和な食事を続けることができるかについて、「設計図を描く」プランニングの段階から考える機会を共有する、その中のさまざまな矛盾解決を共有する。この学習方法はなんてすばらしいかと、自画自賛したのでした。1枚の絵（設計図）が相対化する各自の内的な欲求と矛盾を、「1箱の弁当箱に詰めあわせる1食」づくりに込めていく方法です。

## 子どもたち就寝後の名物「スタッフ会議」

子どもたちが就寝したあとに、スタッフは遠刈田温泉の源泉から引き込んで手づくりした「大風呂」で入浴し、その後ていねいな「スタッフ会議」

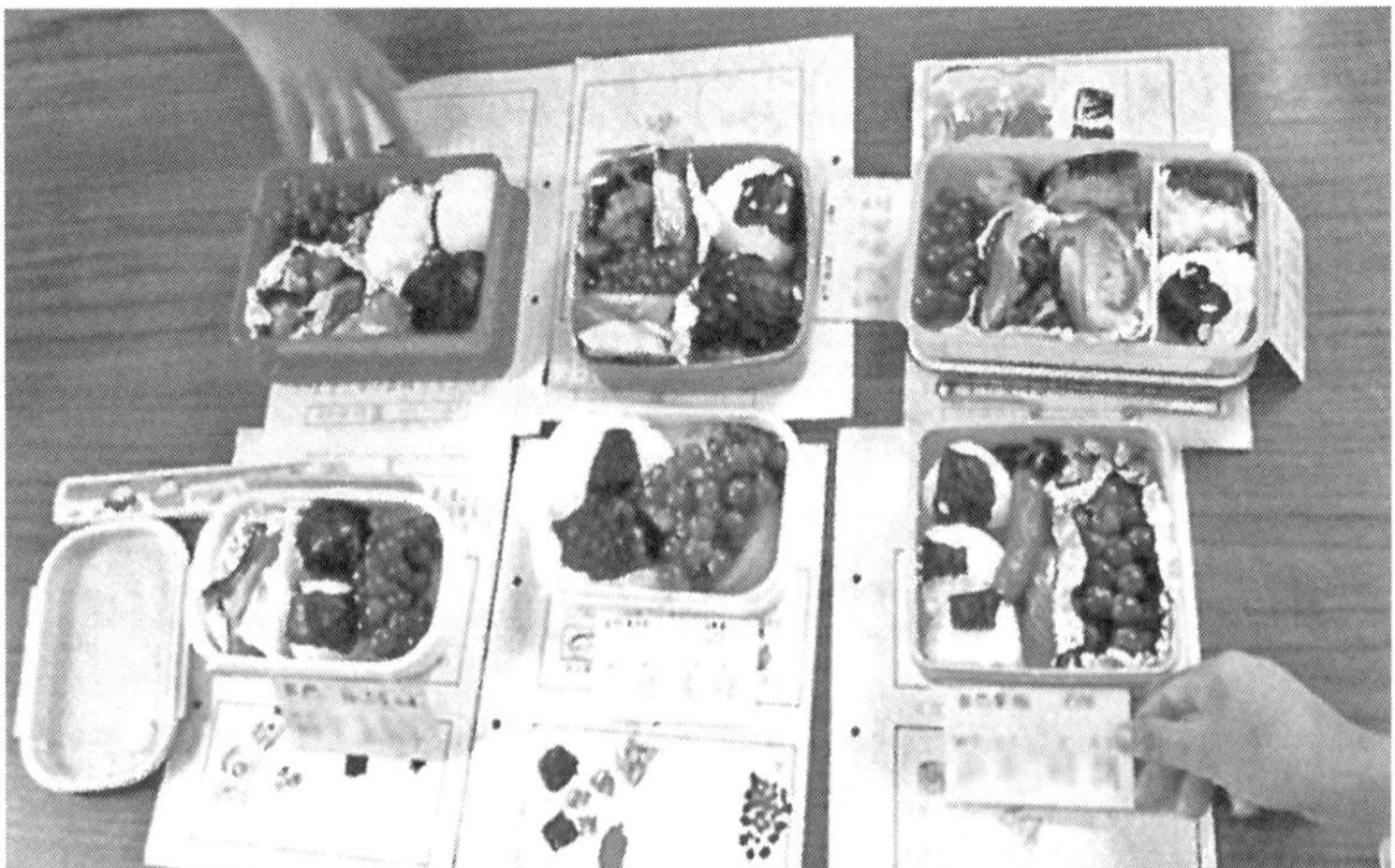

「作りたい1食の設計図」をゴールに見立て、実際に作った1食。

足立己幸・針谷順子（1985）[9) 12)]

（学生たちは「魔の会議」と呼ぶ）を開きました。
●家族ごとの報告、とりわけ特別の教育・生活・心面の配慮が必要な子どもについての実情や課題分析と明日からの対応方針について、こまやかな情報交換と対応策の検討
●関連して、毎回必ずメンバーになっていただいた看護師からの健康面の情報と注意事項、手当ての方法の指示
●これらの具体的問題の背景や対策を含めて担当部門別の報告と提案。キッチン担当、食材担当、教材担当、整備・衛生担当、全体マネージメント担当、研究室の留守番担当等、どれも厳しい労働と忍耐力で支えられていた
●このあとに、各話し合いで追加必要になった物品の調達や資料作成等、まさに魔の時間。しかも、畳つきの部屋は全室子どもたちが睡眠中なので、屋根裏の板張りむき出しの、熱気が下から上がってくる「特別室」での打ち

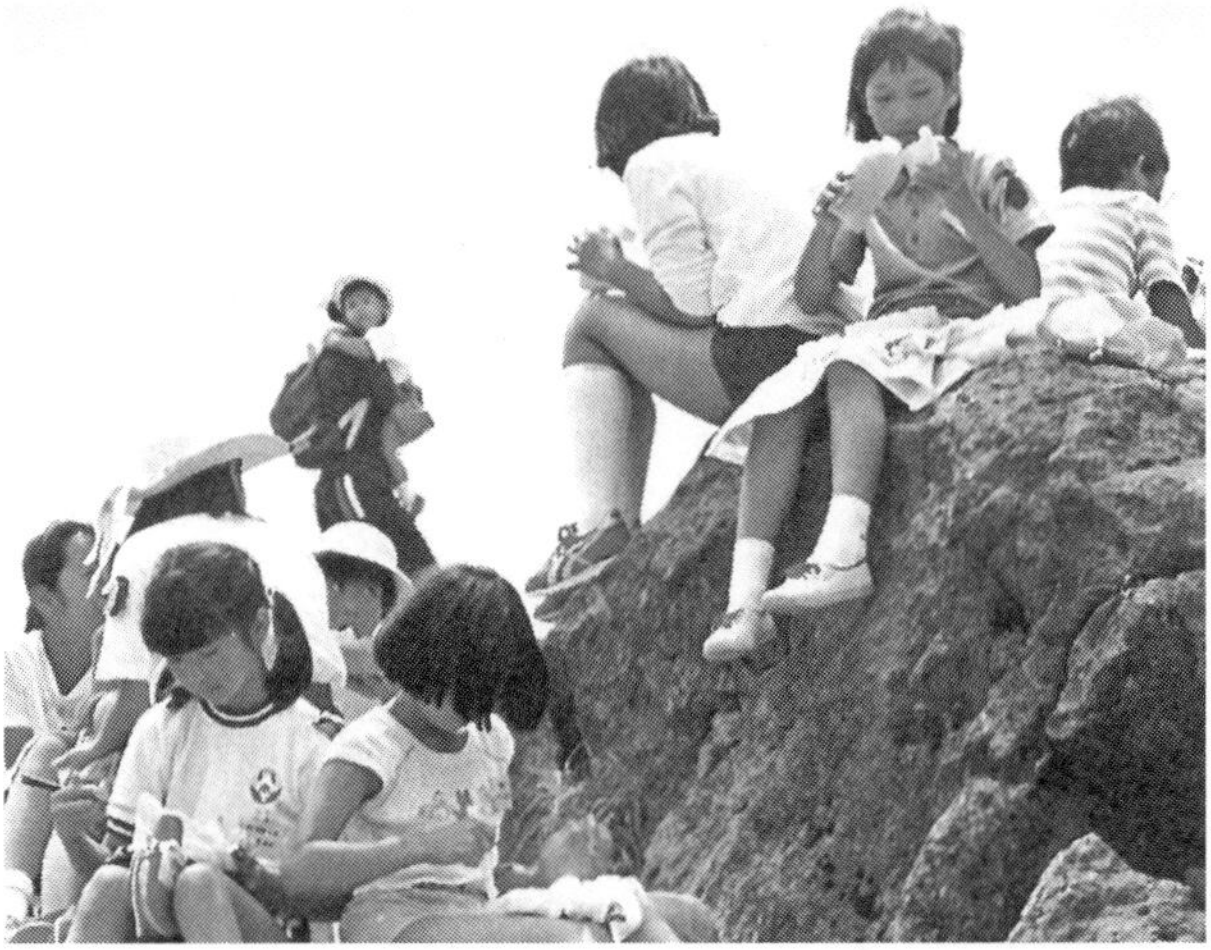

目的地で食べて、「家族」と一緒に作った１食が自分にぴったりかをチェックする。
足立己幸・針谷順子（1985）[9) 12)]

| 期 | | プログラムの主な実践・研究課題 | 教材の開発と活用 |
|---|---|---|---|
| 第1期 | 基本プログラムの作成 | 学習者が自身の食事について基本的な理解をし、それを家族単位で準備し、共食するスキルの形成を目的とするプログラム案を、食生態学の理論をふまえて作成し、その実行可能性の検討 | |
| 第2期 | 基本プログラムの展開期I「自分にとってぴったりの食事づくり」 | 第1期での成果をふまえて、学習者が自分たちが抱えている日常の課題解決を試みる食事づくりのスキル形成を目的とするプログラム案の実行可能性の検討 | |
| 第3期 | 基本プログラムの展開期II「身近な人へのぴったりの食事づくり」 | 第2期での成果をふまえて、学習者たちがセミナーの学習でお世話になっている人など、自分以外の人々の心身のニーズに合わせた食事づくりのスキル形成を目的とするプログラム案の実行可能性の検討 | |
| 第4期 | 基本プログラムの展開期III「地域の人々への共食の輪を広げる食事づくり」 | 第3期での成果をふまえて、高齢者なども含めて地域で暮らすいろいろな人々の心身のニーズに合わせた食事づくりのスキル形成を目的とするプログラム案の実行可能性の検討 | |

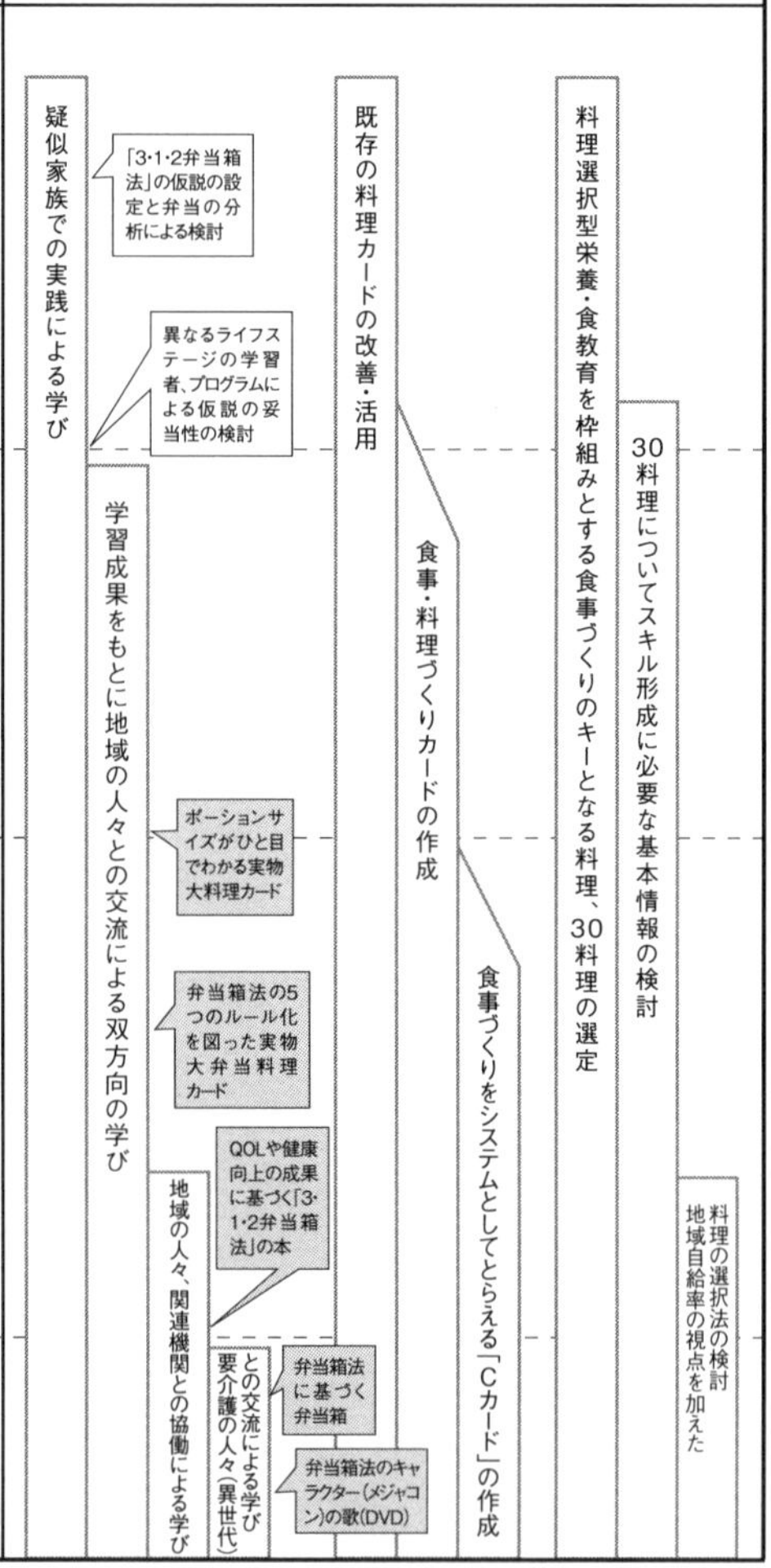


蔵王山麓の20年間で基礎づくりをし、第4期は埼玉県へ。5年目からは、参加の子どもたちの個性や属性に合わせて、毎年テーマが異なる「オーダーメイドの食事づくりセミナー」を行った。

足立己幸・針谷順子・吉岡有紀子・平本福子・食生態学実践グループ（2009）[11]

**図４「自然から食卓まで子ども自身が構想し実践する食事づくりセミナー」25年間の実践**

| 回 | 年 | テーマ | サブテーマ | 期間 | 実施場所 | 参加者数 | 学習支援スタッフ |
|---|---|---|---|---|---|---|---|
| 1 | 1983 | 自然から食卓まで子ども自身が構想し実践する食事づくりセミナー | Aコース | 4泊5日 | 宮城県蔵王町ライブイン蔵王セミナーハウス | 7 | 食生態学実践グループメンバー、大学教員とそのスタッフ、栄養系・教育系・看護系大学院生、学部学生、NPO法人食生態学実践フォーラム |
| 2 | 1984 | | Aコース<br>Bコース | | | 57 | |
| 3 | 1985 | | Aコース<br>Aコース<br>Bコース | | | 88 | |
| 4 | 1986 | | Aコース<br>Bコース | | | 61 | |
| 5 | 1987 | | ぴったりおやつづくりセミナー | | | 29 | 地域の関連職種や行政の協力が加わる（テーマに合わせて要請した専門家の協力） |
| 6 | 1988 | | 朝食づくりの名人になろう | | | 42 | |
| 7 | 1989 | | 丸ごと食の名人になろう | | | 41 | |
| 8 | 1990 | | 食事づくり&口の中ウオッチング<br>食事づくり&バードウオッチング | | | 51 | |
| 9 | 1991 | | ダイエットの名人になろう | | | 24 | 地域の専門職種の連携・協力（テーマに合わせて地域の専門家との企画・準備から連携協力する専門家、機関が加わる） |
| 10 | 1992 | | 飲み物探検の名人になろう | | | 30 | |
| 11 | 1993 | | おやつタイムづくり名人になろう | | | 21 | |
| 12 | 1994 | | お弁当コーディネートの名人になろう | | | 36 | |
| 13 | 1995 | | お弁当で、すてきにプレゼントを | | | 25 | |
| 14 | 1996 | | お弁当でダイエット | | | 26 | |
| 15 | 1997 | | お弁当ダイエット法で食事づくり | | | 18 | |
| 16 | 1999 | | だんご3兄弟・姉妹替え歌コンクール | 2泊3日 | | 53 | |
| 17 | 2001 | | うつくしま未来博「くらしの知恵袋館」<br>親子食事づくりセミナー | | | 45 | |
| 18 | 2002 | | わくわく食探検<br>おやつも食事も自分たちで作っちゃおう！ | | | 33 | |
| 19 | 2003 | | 朝食づくりの名人になろう<br>家族の分も、おまかせ！ | | | 34 | |
| 20 | 2004 | ↓<br>子ども自身が食育セミナーリーダーになる | 「ぴったり弁当」わくわく食探検隊！ | | | 27 | |
| 21 | 2005 | | 「ぴったり弁当」を見つけよう！ | 日帰り | 埼玉県鶴ヶ島市みなみかぜ | 23 | 福祉、医療等多様な専門職種が加わる |
| 22 | 2006 | | メジャコンといっしょ<br>楽しい3・1・2弁当箱法 | | | 28 | |
| 23 | 2007 | | ハートを食事でプレゼント！ | 2泊3日 | | 11 | |
| 24 | 2008 | | ハートを食事でプレゼント！Part2 | | | 18 | |

＊ 参加者数は児童数、ただし16、17回は家族参加のため成人を含む。

合わせ会だったのです。

この間、興奮気味の子どもたちが廊下でひそひそ話をしている、ホームシックでしくしく泣いている、寝具の取りあいをしてけんかをしているなど、大小の「事件」もありました。

「うるせー！　どこの部屋だ？　全員外に出してやるぞー！」のオーナーの一喝で、全館がシーンと静かになった夜もありました。次の朝、庭の整備をしているオーナーのそばに5～6人の子どもが近寄り「昨夜《ゆうべ》のこわーい大声はオーナーでしょう?」「そんなことがあったのか？　俺はな、酒を飲んで早く寝たから知らねえよ」と楽しそうな会話が聞こえてきました。

こんな風に子どもたちは怖いことがあったり、スタッフに怒られたりすると、地下室のオーナーの事務室に降りていくので、「関係者以外立ち入り禁止」の札が貼られました。実はスタッフの学生たちも、悲しくなったり、つらくなると、子どもたちと同じように地下室に行っていたようでした。そのおかげで、翌日はプログラムに沿ったセミナーをすすめることができたのかもしれません。

## さまざまな専門家の希望で複合研修を重ねる

食事づくりセミナーの企画では、大人がそばにいると子どもたちの自分発揮・主体性育ちが阻まれることを恐れて、子どもたちの実際の家族の参加もない大人抜き、見学者なしの前提で出発しました。しかし、参加者公募の文章やセミナーでの子どもたちの生き生きした学びのプロセスが、マスコミ等で公表されたため、全国から、栄養・食教育の新展開を見学したいと、専門家たちの参加・

見学・研修希望が寄せられるようになりました。当初はセミナーの趣旨説明をして断っていました。

しかし、ついに子ども用申込書に全項目を記入し、持ち物リストの内容をぬかりなくそろえたリュックを背負って、農林水産省生活改善課長Y氏が現地に来てしまったのです。「子どもたちと同じに、なんでもします」の強い要請に心打たれ、同席を許可することにしました。急遽、「子どもたちの自由な学びをじゃましない約束事」を交わします。

このことがきっかけで、初期の判断を変更し、「栄養・食教育の専門家のための参与型研修プログラム」を作成し、蔵王セミナーモデルは国内外のさまざまな場で、多様な展開をしていくことになります[18]（図４）。

参加した学生たちがそれぞれに「注目したテーマ」でまとめた卒業論文・修士論文等を基礎にし、あたためつつ、各職場等での「学習者主体の栄養・食教育」への展開がはじまります。

また、毎年、繰り返しのプログラムの深化を共有してきた当時の大学院生やスタッフは、それぞれの関心や専門性を活かした個性的なマイモデルを構築し、教育や社会的な活動の現場で活動し、「蔵王セミナーモデル」の第2、第3世代を育てていきました。

さらに、食事づくりセミナーで学んだ学生たちも卒業後、国内外の各地でさまざまな展開をし、実績を重ねています。国際協力の現場で住民参加型の村づくりに取り組む者、地方の大学や小中高の教員となり、地域の特性を活かした食育を行う者、栄養教育学や調理教育学の教授として総合的な食事力形成のプログラムを再構築する者、厚生労働省や国の機関などで持続可能な食育を目指して奮闘する者などです。さらには、帰国した留学生から「私の国でもＺＡＯと同じにやってみたい！」とうれしいニュースが届いたこともあります。ここには書ききれないほど、全国各地で多種多様な展開がされています。

国や地域の特徴を活かした「〇〇セミナー△△」ができるといい。子どもたち自身が「作ってほしい」「作ってもいい？」とどんどん言えるようになってほしい、と願います。

なによりも大自然の中で、大自然を活かして生活している人々に支えられた共「食事」、共「自然」セミナーに感謝です。

# 3 高齢者福祉施設を拠点に育つ多様な地域の共食

### 地域の医師からの突然の申し出

１９８７年６月だったと思います。女子栄養大学食生態学研究室に、白衣を着て聴診器を首にかけたままの男性と看護師長が、突然、アポイントなしで訪ねてこられました。

「ぼくは内科医ですが、地域に病人が少なくなり、診療所に来る人が少なくなる世の中がよいと思っています。なにをどうしたらよいかを迷い続けている中、この本に出会い、飛んできました」

手には、その年の3月に出版した『食生活論』[19]を持っておられ、付箋がたくさん貼ってありました。この本は尊敬する公衆衛生の先輩から紹介されたとのことで、いただいた名刺には「医師　小川正時　医療法人S理事長・社会福祉法人K理事長・一般社団法人K医師会理事……」(以下、小川理事長)とさまざまな肩書きが並んでいました。直立不動であいさつされ、私は圧倒されながらも、とりあえず座っていただき、「夢」の続きを伺いました。

「地域をなんとかしたいという気持ちはいっぱいですが、具体的にどうしたらよいかわからない。この本で、人間には栄養だけでなく『食事』が大事、だから一緒に食べたり、作ったり、話し合ったりすることが大事であることがよくわかりました。これならできそうな気がします。実は今、特別養護老人ホームの施設だけでなく、在宅高齢者やその中間にあたる地域の高齢者たちが使える、いわば地域に開かれた『みなみかぜ地域交流センター』(以下、「みなみかぜ」)の改築を計画中です。改築の中に、こうした共食の考えや思いを実行できる場や設備を入れることができる、よいタイミングです」

そんな熱い思いを聞き、私は思わず自分の夢を言ってしまったのです。

「みなみかぜのホールは、健康状態や入所時の区分けを超えて、食事どきは自由に使えるように、テーブルなどを固定しない。さまざまなグループがそれぞれのやり方で、一緒に食事『共食』ができるような、自由な組み換え可能なテーブルがいい。車いすの人も訪問してきた家族と一緒に食事ができるように、また1人だけで訪れた人もその輪に安心して入ることができるような、少し大きめの丸いテーブルがあるといいです」

「そして、狭くてもいいので、ホールの片隅に、食器を置いたり、可能なら洗ったり、汁などを温めるコンロがあるミニキッチンがついていると、食事内容はぐっと広がります」

「こうしたことができるためには、理事長の二つの法人全施設にかかわる人々（来所者、入所者、スタッフ、家族や友人などの訪問者等）の食事を包括的に見て、それぞれの施設や個人の状態に対応した食事へと展開しつつサービスができる『食のセンター』（食べる人それぞれの心身の状態や治療・介護などに応じてアレンジする食事づくりにつながる）があるといい。スタッフや関係者の食事も含めてです」

すると、小川理事長は、「スタッフも納得して、それぞれの立場を活かして『食のセンター』を活用できるようにするためには、一人ひとりが食の大切さを実感し、実行できるようになることが必要だろう。そのためには基礎的なことの理解や実践スキルを学びあう場が必要だ。栄養学の専門家はわかっているだろうが……」と言われました。

「ともすれば栄養素摂取優先になりがちな管理栄養士・栄養士にとって、医学・看護・保健・生活支援・社会福祉等、人間生活に直接かかわる多種の専門家と合流した『人間らしい』食事の研修が必要に思います。『食のセンター』の一角でもよいので、グループワークや食情報交流ができる研修スペースがあるといいです」と私は言いました。

こうして初顔あわせのその日に、小川理事長の、地域住民の健康を守りたい・人間らしい生き方を実現したいという熱意に圧倒されて、私は「食のセンター」と「食の研修センター」のねらい・基本となるプログラム、それを実現可能にする要件などを含むラフスケッチを描いて、１か月後に再会する約束をしてしまったのでした。

実は、ほぼ同じ時期に、蔵王の食事づくりセミナーを支えてきた「食生態学実践グループ」を「NPO法人食生態学実践フォーラム」[20)21)]として組織化し、社会的な責任を担う体制づくりをすすめておりました。そこで、上記の夢は、調理学や集団給食、建築関係の専門家の方々をはじめ、多くの方々の指導や協力を得て、「みなみかぜ」の中に具体化されることになりました。

## 「みなみかぜ」から広がる、共食の「場づくり」「仲間づくり」「地域活動づくり」

みなみかぜを拠点に、次に紹介するような、多様な共食・共食の場づくり・共食の仲間づくり・共食が育てる仲間づくり・地域活動づくりが、試行錯誤を繰り返しながらも育ってきています。

### （1）参加者自身が自立的にかかわる共食

介護老人保健施設（プライムケア川越）の昼食の共食で、利用者も協力して食事の準備をした共食。車いすの方も「おしぼり係」として参加し、拍手喝采に。

### （2）子どもたちが高齢者の人々を招待し共食する「食育セミナー」[11)22)23)]

グループホームや在宅高齢者が、子どもたちの「食育セミナー」に招待される共食。子どもたちが事前に心身の食へのニーズ等についてインタビューをし、それらを考慮した特別メニューの共食。そのお礼にと高齢者から教えていただく地域の貴重な話の共有による共「食情報」。

## （3）土曜日開設のレストラン「なごみ」での、数えきれないほど多様な共食[24)]

例えば、以下のような共食がありました。

●入所者が個室で配食されたトレイの昼食と一緒に車いすに乗り、家族に押してもらって、「なごみ」で食べる共食（子どもや夫と2人、あるいは家族4人などさまざま）

●地域のダンスサークル10人ぐらいが活動のあとに立ち寄って、にぎやかな共食

●いつもお世話になっている職員とも一緒に食べることができる共食

●入所者が入所前に所属していた弦楽器愛好者たちが、「なごみ」で文部省唱歌「ふるさと」を演奏し、みんなの拍手を受け、盛り上がった雰囲気の中での、グループ一緒の共食

●1・5キロほど離れた東京国際大学の「まちづくりゼミ」の学生（外国からの留学生も）がホール内で開いた「ミニ喫茶コーナー」が加わって、若いエネルギーが満ちあふれる共食

●地域の「昔話を伝える会」のメンバーが自分たちの活動後に合流し、ほかのテーブルの人が移動してきて、話を聞きながらの共食

●小川理事長が巡回診療終了後にホールに来られ、そのまま共食に加わることも。組織内の立場やいつもの人間関係を超えた人間同士の共食

●ドアの前には、ボランティアスタッフの手編みの袋や、１袋100円の採れたて野菜が置かれているので、それを買いに来た地域住民も、ついでの共食仲間入り、等々

### （4）食事をとおした、作り手と食べる人の共食

ここで供される食事は「食のセンター」が年間計画[25)]にもとづき例えば手製のクックチルを活用し、さらにスタッフが地域食材や季節の香りなどを活かした特製メニューです。「3・1・2弁当箱法」で自分にぴったりの食事です。「今日のメニューは〇〇〇です」などのメッセージが添えられており、自分にぴったりのごはん茶わんを選んだりもできる、食育プログラムの一環です。調理師が目の前で調理してくれるときもあり、作り手と食べる人の直接交流・情報収集の場でもあります。

### （5）「高齢者の共食調査[27)]」関係者たちもチームに合流

さらにすばらしいことは、世界でもめずらしい「高齢者の連続1か月の共食調査」の研究者や学生スタッフのメンバーが受付や話題提供、時にはひとり食べをしている人へ寄りそったもてなし等を含め、「なごみ」の中に溶け込んでいることです。自分だけでなく、地域全体の健康への願いから出発し共食調査への協力→『共食手帳[26)28)]』（241ページ）出版への協力→その学習成果を基礎にした共食の場づくりの担い手→共食の仲間づくり→地域づくりへの広がり、関連学会での発表や討論[29)]につながり、好循環への担い手になっていることです。

そして、調査協力者が「みなみかぜ」の運営委員会委員に選ばれて、「みなみかぜ」全体の活動

方向検討へ直接発言ができる等、利用者主体・住民主体の活動環境が「みなみかぜ」から地域へと広がっていることを実感します。

## （6）近隣の多様な介護事業所で、共食を活かした取り組みへ

「近くに、安心して通える拠り所を」をモットーに、近隣の人々のニーズに合わせた「小規模多機能型居宅介護事業所」がそれぞれの特徴を発揮しています。それぞれの事業所が「食のセンター」と相談して、共食の特徴を活かした活動プログラムを作成し、試行しています。

その中の一つ、認知症の家族を支えあう、地域の茶の間づくりを目指した「サロン活動」について、出発時からのキースタッフの一人、H氏（当時「食のセンター」長）は次のように抱負を書いていました。

サロン活動は、共食と共食後のふれあい活動から成る。食事は、食のセンターから調達し、高齢者用に整えた食事を、参加者の状況に合わせて、食事量・食形態等を考慮して提供している。ふれあい活動は、参加者の活発な交流が生まれるよう、支援者も活動に参加して、会話のきっかけづくりを行い、聞こえにくい等々の困難な面をサポートする。

針谷順子「〝地域の茶の間〟づくりをめざして～在宅高齢者の健康を支える共食」『食生態学―実践と研究』Ｖｏｌ・10、２０１７年[24]

注目したいことは、どんなに心身の状況や環境が変化しても、一人ひとりの食事への思いや要求

はあり続け、それを支えあって可能にする共食はうれしいことだ、ということでしょう。

## 高齢者とともに描いた地域マップ「こんな共食の場がほしい！」

図5は、実践現場で多種の専門家のチームワークですすめるプロジェクト活動の場合は、「ゴールの共有」が大事なこと、ゴールを決めるためには「当事者たちの内なるゴールを重視すること」が重要であることから、「みなみかぜ」を拠り所にする地域包括支援事業[30)~32)]の一環で行った調査結果をまとめたものです。

平成25（2013）年3月に、「みなみかぜ夢のフォーラム：食からの地域包括支援を考える」に参加した70名ほどの高齢者に、『私たちの地域にこんな共食の場がほしい』のマップを描いてみましょう」と呼びかけ、各人が付箋に書いた共食の場を、グループワークでまとめました。書き出された希望の場所は186か所にもなりました。

## 高齢者も「食の発信者」として活動できる場を望んでいる

驚いたことは、希望は共食のサービスを受ける場所でなく、自分が〝サービスする側の場所〟が多く挙げられたことです。

例えば、図の左側から保育の会・子育ての会・育成会・保育園・幼稚園では子育てで困っている若い家族の役に立ちたい、祖父母と別居している孫世代のおじいさん役を担いたい、子どもたちに地域の野菜の育て方を教えたい、地元の伝統料理を食べさせたい、そうした仕事を一緒にしながら一緒に食事もできるといい等の発言がされたのでした。

そのほか、近くの大学の留学生に日本の生活や食事のことを教えたい、一緒に作って一緒に食べたい等、ほとんどが食の発信者として活動ができる「共食の場」を希望していることでした。図の中ほどに貼りつ

**図5 私たちの地域に、こんな“共食の場”がほしい**

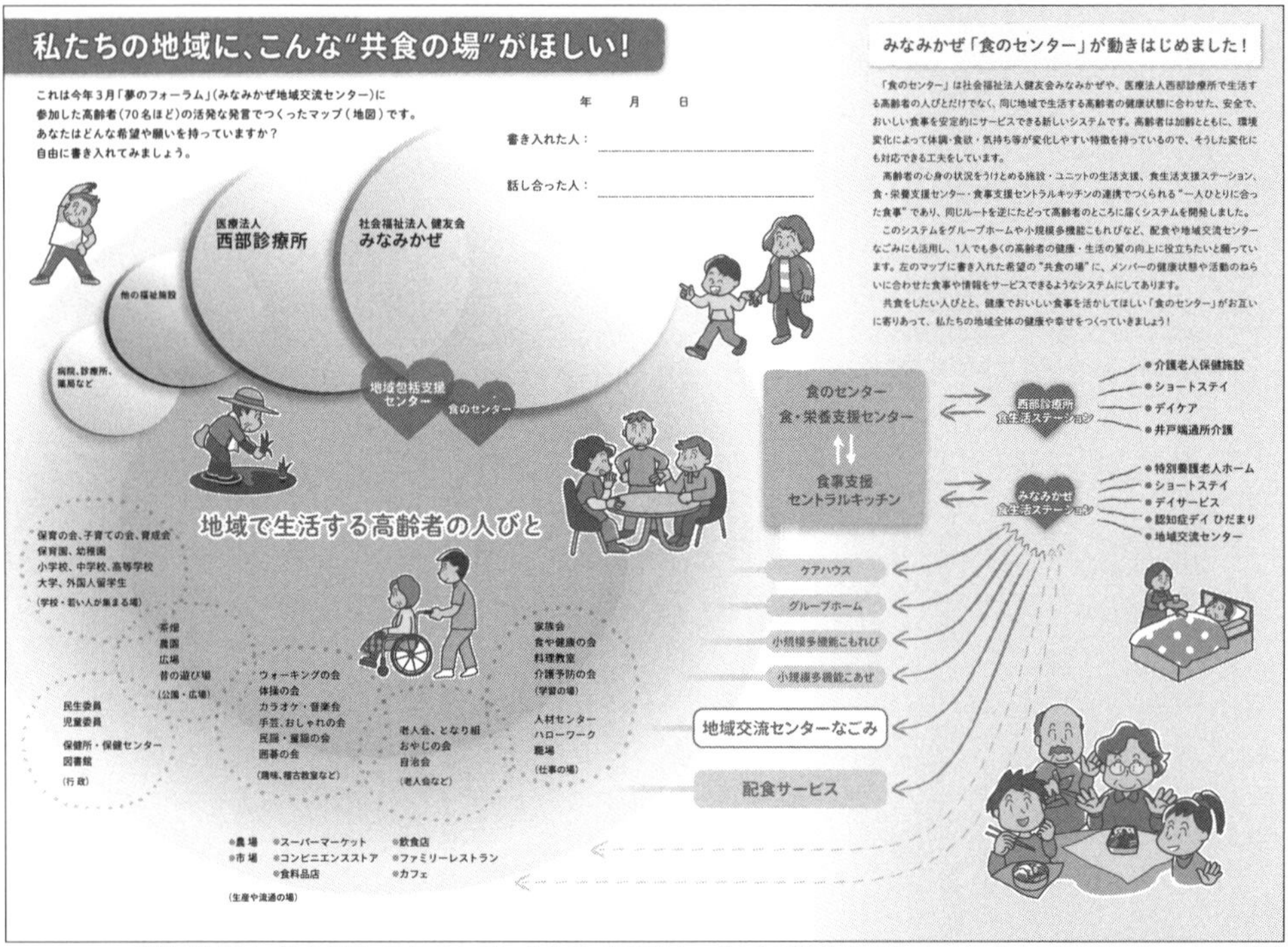


地域高齢者それぞれの健康・ライフスタイル・生きがいを重視した、食からの地域包括支援のあり方に関する研究事業報告書(2013)[30)31)]

けてある趣味やボランティアの会などでも、会の立ち上げや世話役としての視点で、参加者とともに楽しめる「共食の場」を希望する高齢者が少なくなかったのです。

## 共食の場も健康状態に合わせて柔軟に

図の右側には、当時「みなみかぜ」「食のセンター」が包括的に検討しつつ提供している、要介護者を優先する食事サービスを書き並べました。必要になったら、地域で育ってきた共食の場など社会資源をうまく活用できるように、そして生涯計画の視野に、高齢期のさまざまな状態に対応した「共食の場」を位置づけてほしいと願ったからです。

地域で生活する今、元気な高齢者自身も、加齢や環境変化の中で健康状態は変化します。あるときはマップの左寄りから右寄りへと移り、行きつ戻りつしながら、右の支援を必要とするようになるのでしょう。だから、その状態に合わせて、共食の場も柔軟に対応できることが望まれます。当事者も支援者も柔軟に対応できる地域のマップが必要になるのでしょう。

このマップをのぞき込んだ高齢の人がつぶやきました。「そうですよね。私たちのからだは悪い方向へ、一方通行でいくのでないよね。よくなったり、悪くなったり、迷ったりしているの。よいときには楽しい共食の場で、若い人たちと一緒の共食ができるといい。それができれば、からだも心もよい状態が続くでしょう。だから、共食の場は人によって決まっているのでなくて、変わっていいのですね。こう考えると気が楽になった。夢のマップがあるから迷っても大丈夫だ」と握手を求められました。抱き合って涙したことを思い出します。

　地域において、多様な共食を可能にし、必要に応じてしなやかに対応できる「食のセンター」のような存在が重要であることの確認にもつながりました。そしてそのためには、科学的・実践的・理論的根拠を明確にしつつ、関係者と共有し、実践につなげる「研修センター」も重要になってくるでしょう。研修センターは、青年海外協力隊員の派遣前研修や、アジア・アフリカの生活改善専門家の研修にも大活躍で、その都度、日本の福祉活動の現状や課題の話し合いの実例紹介にもなりました。

　こうした日常生活からの課題を医師・看護師・介護福祉士・ケースワーカー・管理栄養士・栄養士・事務部門の人々などによる「チーム力」で解決法を検討し、法人の全体研修や関連の研究会や学会、ＮＰＯの活動報告などで公表し、全国的に関係者と共有する。その成果を各実践の場で活用する……という好循環につなげるやり方も、みなみかぜ流の共「食情報」、共「食」と言えましょう。

　小さな社会福祉法人から出発した「共食」をめぐる活動は、地域の学習支援グループや、子ども食堂との共有など、そして食事の場の共食からの見直しなど、じわじわと仲間の輪を広げているのです。[32)〜35)]

# 4　被災地、南三陸町での「共食会」

## 津波が町を全部さらっていく！

え？　家も大きな建物も木々も流れていく！　屋根の上の人も茶色の濁流の中に吸い込まれていく！　え？　志津川病院が流されていく！　２０１１年3月、テレビの映像が繰り返す、異常事態はなんと父の故郷、南三陸町（旧、志津川町）の実況でした……。

保健所も自宅も流され、住民のカルテも子どもたちの母子手帳も流されてしまっただろう。行政の基本資料も栄養教育の基本教材も流されてしまっただろう。病人など治療や指導が必要な人が倍増するだろうに、管理栄養士たちはどうするのか？　途方にくれて焦るだけの状態だろう、と想像し悪夢のようでした。

宮城県・岩手県・福島県等、のちに「東日本大震災」と名づけられた津波が押し寄せた地域には、親戚や学生時代の友人や仕事仲間など数えきれないほど知人がいます。皆、生活の場や仕事の場があの濁流の中に飲み込まれているのでしょうか？[37)]

やっと連絡がついた仙台の実家は、家具や食器などが粉々になったが全員が無事とのこと、蔵王のセミナーハウス（188ページ）は耐震構造でないので人が家屋内に入れない状態、具体的な状況が断片的に知らされ、おろおろするばかりでした。

町役場も保健所も日常使っている栄養行政や教材など全部流されていることもわかり、とりあえず、お世話になっている女子栄養大学出版部や第一出版の関係者にお願いして、在庫の関連法律集、「食品成分表」などの栄養学関係の書籍を寄付していただき、現地保健所へ送る準備をしました。ところがこの種の寄付（食料品や衣料品など日常必需品以外）の受け入れの仕組みはできていないから、まず窓口の宮城県庁へ。そこから各自治体へ、そこから保健所へ……と通告を受け驚きました。それでは間に合わないだろうと各保健所に宅配便扱いで送りはじめましたが、私の視野には運送料はなかったので、１０００部の基本資料が宙に浮いてしまう（もちろん後日に別途手配をしました）、現実には関係者へ迷惑をかけるなど、失敗を繰り返し空回り状態でした。

## モノよりもほしい支援とは

勇気を出して、南三陸町保健福祉課管理栄養士に、電話をしました。「私たちでできることがあったら、させてください」と申し出ると、電話口で南三陸町の管理栄養士のSさんが、「気持ちはありがたいけど、モノは国内外から十分にいただいて、大丈夫です。ほしいのは、**町の人たち一人ひとりがこれから生きていく力**を持つこと。ただ生きるだけでなく、家族や地域の人々と一**緒に健康に生きる力**を持つようになることです。どうしたらよいか悩んでいます」と言い、そばにいる２人の管理栄養士が同意している様子が伝わってきました。

「家族や地域の人々と一緒に健康に生きる力を持つことは、食生態学でねらってきたこととしっかり重なっているから、現場の後方支援ならやれそうです。探し求めている方向は同じですから、しっかり協力をさせてほしい」と決まりました。年齢や性を超えて、生きている人が、自分で毎日やっていることは食事のことだから、町民全員につながれるのは食事だから、と。

ＮＰＯ法人食生態学実践フォーラムの仲間たちもすぐ賛同してくれ、現地訪問の日時を約束しました。とりあえず、現地に精通し、『共食手帳』（240ページ）の共著者でもある管理栄養士のＴさんと私が先発隊になりました。

## 生死ぎりぎりの避難所での「共食」づくり

あのときの、現地の管理栄養士Ｓさんの「一緒に健康に生きる力を持てるように」という力強い言葉の源泉はなんだったのでしょうか。翌年、彼女が『食生態学─実践と研究』５号へ寄稿した文章を読んで私は納得することができました。

そこには、生死ぎりぎりの避難所で繰り返される「共食」づくりが記されていました。

**【宮城県南三陸町の現地から**
**自宅も、保健センターも、病院も、役場も、町中が瓦礫になって流される中で】**

**突然押し寄せてきた3月11日、その日**

震災当日は、志津川保健センターで、外部講師による健康づくり教室を実施していました。15時までの予定でしたので、もうすぐ終わるという時、地震が起きました。地震＝津波という思いがあるので、急いで、教室を終了しました。先生には、山のほうを通る国道398号線で帰っていただくことをお話ししましたが、無事帰られたかどうかずーっと心配でした（1か月後、ご無事だという安否確認ができました）。

町の職員は、災害時の動きが防災マニュアルで決められています。保健福祉課職員の勤務時間内の対応は保健センターの近くの志津川小学校ということで、職員は志津川小学校へと向かいました。地震で小学校の体育館の天井のライトが落ちていたので、片づけるまで、校庭にテントを張り、待機していました。雪も降ってきてとても寒かったです。（中略）

そのうち黄色い竜巻をあげ大津波が、防波堤を超えてきました。みるみるうちに、津波が押し寄せ、押し流された家が家を壊していきました。あっという間でした。悪夢でした。

ライフラインも途絶え、避難者が集まった所ごとに孤立し、情報も全然入ってきませんでした。翌日から道路が復旧するまでの情報伝達は山道を歩き、避難所から避難所へ情報を伝えるという方法でした。

**混乱する避難所での無我夢中の対応**

震災の夜から避難所での泊まり込みの生活が始まりました。震災翌日には、志津川保健センターで備蓄し持ち込んだアルファー米でおにぎりをつくり、避難者へ配りました。志津川小学校には地域からの避難者と小学生と教職員がいたので、800個くらいの小さめにしたおにぎりを1日2回、3日くらい握りました。また、震災翌日から、被災をまぬがれた地域からおにぎりも届き、なんとか食べることはできました。支援物資が本格的に入ってくるまでの間、被災を免れた地域からのおにぎりはとてもありがたかったです。

志津川小学校の避難所の食提供の流れも何となくですができあがったので、職員数が少なかった別の避難所に４日めに移動しました。避難所では食支援物資や衛生管理に関わりました。はじめは、牛乳・乳製品が入ってきましたが、すぐに来なくなりました。地域からのおにぎりは続いていましたが、コンビニおにぎりも入ってきはじめました。製パン業者からの菓子パンがはじめて届いた時は「甘い物が食べられる」とうれしかったです。箸や器がなく、ヨーグルトの器等を大事にとって使ったりしていました。避難所等での備蓄の必要性をとても感じました。ミルクやおむつや離乳食や介護食が不足していたので、大切に分け合いました。が、支援物資として届けられるようになった時には乳幼児のいる家庭は町外に避難して、せっかく届けてもらったのに余ってしまったという状況でした。

３月19日からは自衛隊の食支援（主食）がはじまりましたが、器がないので、ごはんをおにぎりにするという作業もたいへんでした。

避難者が中心となった避難所運営も、この頃からはじまりました。避難所の生活がいつまで続くかわからないので、不安も大きかったです。

**役場仮庁舎ではじまった業務。「栄養改善対策チーム」としての活動、そしてその後**

３月26日に役場仮庁舎の私たちの居場所づくりをし、私たち管理栄養士が仮庁舎で仕事をはじめたのが、３月31日からでした。はじめは何をしたらよいかデータもなく、ゼロからのスタートでした。栄養士会等からは、応援していただけるというお話はきていたのですが、何をしていただけばよいのか決まらず、お断りした状況もありました。栄養補助食品も支援物資で届きましたが、町民は普段から栄養補助食品を使い慣れていない方が多く、説明が必要ということで積極的に配布することはできかねました。

４月はじめに派遣チームの管理栄養士３名（香川県・熊本市・関西広域連合）と保健所管理栄養士

2名、町管理栄養士3名（5月からは4名）で「栄養改善対策チーム」を組み「避難所における食事状況調査」「炊き出しでの衛生状況調査」を実施していきました（管理栄養士の派遣は3月31日～9月12日まで延べ180名でした）。避難所の食事調査は4月から7月まで4回実施しました。

避難所の調査では、野菜やタンパク源の不足、カップラーメン等の摂取で塩分摂取量が多くなったという結果が出ました。支援物資の配布の流れもはじめはスムーズにいかず、物資が届かないということも地域を巡回することでわかりました。支援物資の流れができあがっても、手元に届くまでに賞味期限が切れていたということもありました。

また、避難所での調理場所が屋外のテントというところも多かったのですが、衛生管理に十分気をつけてもらったようで、一次避難所閉鎖（8月22日）まで、食中毒等の事故がなかったのは何よりでした。3月中は寒かったのも幸いしていたと思います。

避難所の食事は避難者が担当していました。昼食は簡易なもの（おにぎりやカップラーメン、パン等）にしても1日3回というのは、調理担当者にはかなり負担があり、トラブルもあったりしました。話を聞くだけというような感じでしたが、調理担当の方々の調整も行いました。

なお、4月はじめから避難所集約に向けても動きだし、二次避難で町外に避難される方も多くなり、避難所が、拠点避難所（6か所）と自主的避難所という位置づけになりました。

そのため、私たちは、拠点避難所の食支援に重点をおき活動していきました。まず、調理場の改善。拠点避難所で、屋内調理ができるところは2か所だけだったので、屋外調理場4か所に支援団体から支援をいただき仮設調理場をつくりました。また、調理スタッフの作業の軽減のため、週2回、業者の弁当の配布を実施しました。拠点避難所以外でも電気が復旧するまでの間、自主的避難所や民家にも弁当を提供しました。そして、調理担当は、ボランティアだと限界があったので、拠点避難所の調理スタッフに「南三陸町フードサービス」という組織を作ることを提言し、町の委託業者とし、賃金を発生させることにしました。その他にも夕食の充実ということで、管理栄養士の献立提供と食材の提供も行いました。

派遣チームの管理栄養士の方々には、避難所の巡回、栄養講話、相談従事などの他、弁当導入や拠点避難所への食支援の方法等へのアドバイスをもらい、また実現のために上司への進言もしていただき、結果、私たちのその後の活動が見えてきました。

避難所も落ち着き、災害復旧活動が軌道にのってからは、主に保健師と一緒のチームで活動していただくことが多くなりました。が、町には、随時状況を報告していただいたので、町の管理栄養士は状況を把握することができていました（熊本県は6月から9月まで4名の派遣でした）。

当初は災害復旧業務一本でしたが、４月後半になると、従来の保健事業の再開に向けたことも考えなければならなくなりました。業務量がとても多くなったので、５月から町の管理栄養士を１名（病院部局から異動）増員し、４名体制で対応できるようになりました。基本、災害復旧業務担当２名、従来の保健事業再開にむけた業務及び実施２名ということで、従事していきました。分担は、一時避難所の閉鎖後の後始末期間をいれた9月初めまで続きました。

私は、日々の業務量が多く、目の前の業務を片づけていくのが精一杯の状態で「これでよいのか」と不安でいっぱいでした。今もその状況は続いています。

町立保育所は6月より再開したのですが、ライフラインが復旧するまで、パンや牛乳ゼリー、おにぎり等の簡易給食が7月まで続きました。８月からは従来の給食を提供できほっとしました。

食支援を行うとき、町に商店がないということで、食材の調達が大変でした。避難所への食材調達のため、町内の被災した業者に働きかけ再開をお願いしました。弁当業者も食数が減ったということで、町内業者にお願いすることができました。

町は、少しずつですが、元気になってきました。町内の二次避難所の閉鎖は10月20日でした。拠点避難所の閉鎖に伴い、仮設調理場のプレハブや機材、器具の引受先探しもありました。機材や器具は建設予定の仮設保健センターの調理室や学校給食センター、指定管理者の施設等へ、また、プレハブは学校のクラブハウスとなったり、役場や公民館の倉庫となりました。借り物だと撤去していただけるのですが、自分のものとなると行き先も探さなければならないという作業があることを痛感しました。

4月中旬からは避難所や被災をまぬがれた地域での健康教室、栄養相談も実施していきました。6月から学校の空き教室を借り乳幼児健診や仮設住宅での健康教室をスタートしました。10月には特定健診等の集団健診も実施できました。役場も保健センターも大津波で流出や全壊し、過去のデータもなくなりましたが、何とかなるものだと思いました。

私自身は、まだ震災を受け入れられないでいます。が、町の変わりはてた風景をみると現実に戻ります。夏くらいまでは、震災が別のところで起きたような気がしていました。同僚と「泣くことができないね」と話したりもしていました。秋ごろからはいろいろ思い出したり、テレビで震災のことが流れたりすると涙がすぐ出てきます。その中でも、うれしかったことは、町中に電信柱が建っていく姿を見た時、生活用水ではありましたが、水が蛇口から出た時でした。（後略）

佐々木美津恵「〝2011年3月11日〟に何が起こり、どうしてきたか」『食生態学—実践と研究』Vol・5、2012年[38]

## 大きな山場を乗り切ったあと、小さな山場が重なる中で「からだ・心・くらし・地域や環境にぴったり合った食事づくり」共食会をつくろうとするが…

現地の人々との初めての対面会は12月にかないました。町の保健センターから管理栄養士３名（前述のＳさん、震災直後病院から保健センターに急遽異動して前線で活動するＫさん、若手栄養士Ｙさん）も初会見でした。

当時、私と一緒に現地を訪れた、ＮＰＯ法人食生態学実践フォーラムの管理栄養士のＴさんは、この日のことを前出の『食生態学―実践と研究』５号に、次のように報告しています。

昨年12月と今年2月に南三陸町管理栄養士、地元ＮＰＯ、ヘルスメイトとの食支援学習会のために訪れた入谷公民館は、町で唯一、津波の被害から免れた調理実習ができる施設でした。多くの被災者たちが身を寄せていたであろう畳の学習室も、炊き出しの拠点となっていたであろう調理室も、いろいろな要求がこの小さな公民館に集約し、ここで役割を担っていた時の道具がそのまま置かれたままでした。さらに、研修や会議が開ける場所が当施設のみということで、当日も他の会議室は別のグループが使用しており、限られたスペースでまさに膝をつきあわせた学習会となりました。

本支援活動は、地元ＮＰＯやヘルスメイトと連携しながら進めていくことを特徴としており、私たちは町民に直接支援していく南三陸町管理栄養士、地元ＮＰＯやヘルスメイト等専門家支援を主に担当します。仮設住宅居住者の人々や町民のからだ・心・くらし・環境にとって効果的な支援が実施できるように、できるだけ多くの学習会を共有しあいたいと願っています。

しかし、そこに立ちはだかる障害として〝電車やバスが通じていない〟ことがあります。幹線の交通機関の遮断は街中の物流や人とのかかわりを遮断してしまい、気持ちは前向きの変化をと思っても動きようがなく、感覚的にも、南三陸町を遠方へと押しやってしまいます。その結果として、例えば、各自にぴったりの「3・1・2弁当箱法」をベースにした1食づくりの実習をするにも、弁当に詰める料理の調達が町内の弁当屋、惣菜屋等が営業していなくてできない。それでは自分たちで調理しようとしても、調理できる場は自宅から遠いこの公民館しかない。しかも、料理を作るための調理器具も食材もない……と不自由をきたす状況です。

初回の学習会は、町管理栄養士等が分担して、自宅で調理した料理を持ち寄って教材にしました。こんなことからも〝本当に、何もかもなくなったんだ〟と、改めてその被害の大きさや深刻さに気づかされました。家庭環境も地域の食環境も壊滅した地域での〝ライフスタイルにあった食事づくり実習とは？〟を考えあぐねています。

2月の学習会では数名のヘルスメイトさんと言葉を交わしただけですが、「仮設に入ったらまったく運動しなくなった。前の家では物を探しに家の中を歩くだけでも運動になっていたんだね。今日の共食会（学習会）、一生懸命歩いてきたよ」と、本プロジェクトへの期待が感じられる一方、「毎朝仏様に手を合わせていると、今でも涙が出てくる。あれから泣かない日はまだ1日もないんだよ」と言う方も。当然なことですが、未だに心にゆとりのない方も多くいらっしゃることと思います。（後略）

高橋千恵子「〝2011年3月11日〟に何が起こり、どうしてきたか」『食生態学―実践と研究』Vol・5、2012年[39]

以上のように、どんなときのどの場を取り上げても、居あわせる人のすべてが、食べられるように工夫して、作って、分けあって、やっと食事を食べたのです。生死ぎりぎりの中で、やっと立ち上がれそうな時期に、かけがえのない「共食」の原点を再確認した思いでした。社会的な意味は異なりますが、1940年代戦後の家族が限られた食べ物を公平に分けあった「家族そろった食事」との共通点を見た思いです。

## 最初、かなり押しつけになってしまった『共食手帳』

結論から言うと、初めて会う会で私たちが、最良と考えてプレゼントした教材『共食手帳』（240ページ）は、現地の混乱状況の中では、うまくつながりませんでした。表紙タイトルの「マイゴール・マイサイズ・マイペースですすめる……」を話し合える状態ではなく、「学習会」という特別の時間を取る環境でもなく、複数の料理を人数分作ることができる調理環境でもなかったのですから。なにも持たずに、エプロンをして、洗い物担当を申し出て、その役割を果たす仕事などが先決だったかと、いやそれも折角うまくまわっているチームワークを崩してしまって、迷惑だったかもしれないと大反省の連続でした。

でも、できあがった料理を、先にNPOから保健センターに送っておいた「3・1・2弁当箱」の弁当箱に詰めて、寄りあって食べるときには、「これがマイサイズなんだね。いつもは食べすぎ？」「少し頑張って、次の会までにはちょっとスマートになってるぞ。やれたら拍手だね」などと飛び交い大笑いになりました。場違い・勘違いの教材提案への怒りを隠して、グループの仲間入りを許していただいたような、忘れられない特別の「共食」になったのでした。

## 今の自分たちにぴったりの『共食手帳』がほしい

その後、360キロメートル以上離れた南三陸町と私の仕事場を、電話・メール・宅配便等がつないでくれました。

町とNPO法人食生態学実践フォーラムの協働に、公益社団法人米穀安定供給確保支援機構から被災地支援金をいただき、具体的な活動ができることになりました。

これで、現地ヘルスメイトたち発信型のぴったりプログラム案を提案できる体制になりました。名づけて、**「南三陸町仮設エリアから発信 〝からだ・心・くらし・地域や環境にぴったり合った食事づくり〟共食会」プログラム**です（図6）。

思いのままの名前をつけたら、少し長すぎるので、略称が「共食会」になりました。町では、「この前の共食会を欠席して残念。どうだった？」「次の共食会は出られるからね」といった会話が交わされ、保健センターの関係者やヘルスメイトたちも、ごく自然に「共食会」と呼んでいます。もともとこの食育プログラムのねらいは、上手に料理を作ることより、それぞれのからだや心にぴったり合った食事を準備して、一緒に食べられるようにすること、そうした地域にすることですから、ゴールはまさに「ぴったり合った食事の共食」なのです。「共食会」という新しい言葉が交わされる中で、調理とかクッキングとは異なったイメージだからでしょうか、今までとは異なり、男女を超えた食事や食事づくりのイメージがふくらんで、伝わっていくようでした。

まず、町の関係者が希望を出す、私たちがサポートできそうなことを提案する。双方とも、夢のようなことを出しあったのです。

以下は、話し合いをし、確認しあった、いわば南三陸町共食会活動への期待・ゴールです。

●共食会活動は「励ましてもらう」「教えてもらう」活動ではなく、町の人それぞれのゴール実現に向かって学びあう・伝えあう・発信しあう活動でありたい。だから、タイトルの初めに「南三陸町仮設エリアから発信」とつけた

●みんなで共有できる地図になるような、道案内になるようなものがほしい。例えば、初回に使った『共食手帳』のようなワークブックだとよい。でも難しすぎない内容がよい

●「3・1・2弁当箱法」はわかりや

図６ 「南三陸町仮設エリアから発信“からだ・心・くらし・地域や環境にぴったり合った食事づくり”共食会」プログラム

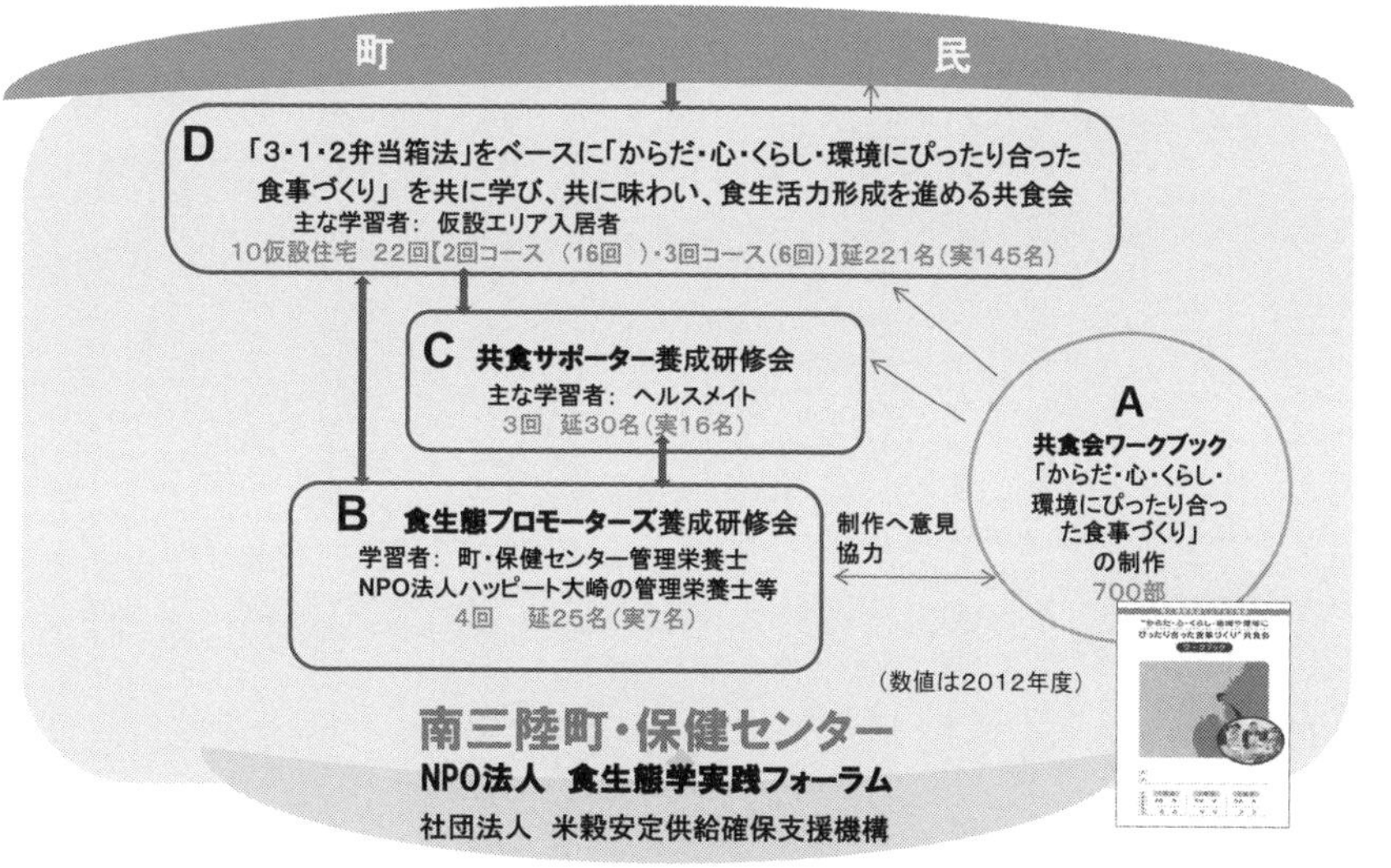


足立己幸・高橋千恵子・宮城県南三陸町・NPO 法人食生態学実践フォーラム（2012）[40]

すぐてよいが、読まなくてもわかる、だれでも見てわかりやすいようにする

●材料は、町で手に入るもので書いてあるとよい

●みんなでやるときに、自分はなにをしたらよいか、はっきりしてほしい。役に立てることがよい（この課題は担当する管理栄養士たちの課題でもあった）。やる気満々→発信型→自分主体。全員で共有する作業計画表の表頭に、関係者の名前を書いて、自分の作業がわかるようにするとよい

●うまくできないときに原因や理由が知りたい。これは作業計画表にチェック欄を作ることにした。全員に必要なことがわかり、相談相手になる管理栄養士たちも、わかりやすい教材を工夫するという宿題になった

等いろいろな意見が出ました。

具体的にどうしたらよいかについて、『共食手帳』の構成やすすめ方でよいという意見が出てきました。初回研修会では拒否反応が大きかったことが思い出されて、大笑いになりました。全体（地域や生き方）から部分を見ていくやり方や、疑問を出して答え探しをしていく、いわゆる課題を確認し、セルフチェックしながらすすめるワークブック方式がよいということになり、『共食手帳』の南三陸バージョンの作成が決定したのでした。[40]

## 自分たちにぴったりの「『共食手帳』ワークブックづくり」をほかの活動に活かしたい

管理栄養士・栄養士たちは、こうした活動・プログラムを立ち上げて、すすめて、評価していくプロセスを、うまくすすめることができる活動企画書（経過書）モデルを作って、ほかの活動でも使えるようになりたいと要求してきました。ヘルスメイトパワーに押し上げられたようにも見えました。

NPO法人食生態学実践フォーラムからは、ほかの地域でも応用展開できるように、公表してほしい。町役場の広報活動、NPOのニューズレターや機関誌、そして関連学会での発表等をして、「環境変化の中での住民主体の食からの立ち上がり活動」について、討論の輪につなげたい等、意見を出しあったのでした。

「共食会」という呼び名が、活動の視野や方法を自由に広げてくれたように思います。

共食会が開かれる日で、私たちが現地参加する2日間は、みんなで決めたPDCA方式の、次のスケジュールでした。

①前日の午後、現地へ到着。保健センターで、詳細な打ち合わせ（Plan と Check の確認）。終了後、南三陸の新鮮な魚のプリプリ刺し身で乾杯つき会食

②当日朝から当番のヘルスメイトも含む関係者で準備。その間、できるだけ町長など行政や食環境関連の方々と情報交換（共食会活動のPRが主目的）

③研修会（参加者各人の役割、自己評価も含む。Do → Check）

④終了直後から、全体企画としてのカンファレンス（全体Check →次への宿題を決めてAction）、散会。私たち町外から来たメンバーをバス停まで送ってくださる車の中で、報告書作成のことなど続きを議論し、17時15分発の長距離バスで仙台へ。新幹線で帰宅……の充実した強行軍だったのです。

大変ありがたいことに、「共食会」活動の全貌が「仮設住宅のコミュニティづくり〝からだ・こころ・くらし・地域や環境にぴったりあった食事づくり共食会〟宮城県南三陸町」として、「平成26年版食育白書[41]」に紹介されました。具体的な活動の状況が紹介され、その活動は南三陸町が中心になり、公益社団法人米穀安定供給確保支援機構の被災地支援の助成を受け、NPO法人食生態学実践フォーラムと連携し、自作のワークブックを活用しながら、ゴールに向かってすすんでいく、自分たちのために描いた図も紹介されたのです。

そして、下の笑顔いっぱいの会食・共食の写真で、文中の数値で示された活動成果が、心身両面からあふれ出るように映し出され、うれし泣きをしました。そしてこの3人の笑顔を毎日使うデスクトップの待ち受け画面に貼りつけたのでした。「健康を自分たちで育てあう食」へと前にすすむ可能性と勇気を渡してくれるように思えたからです。

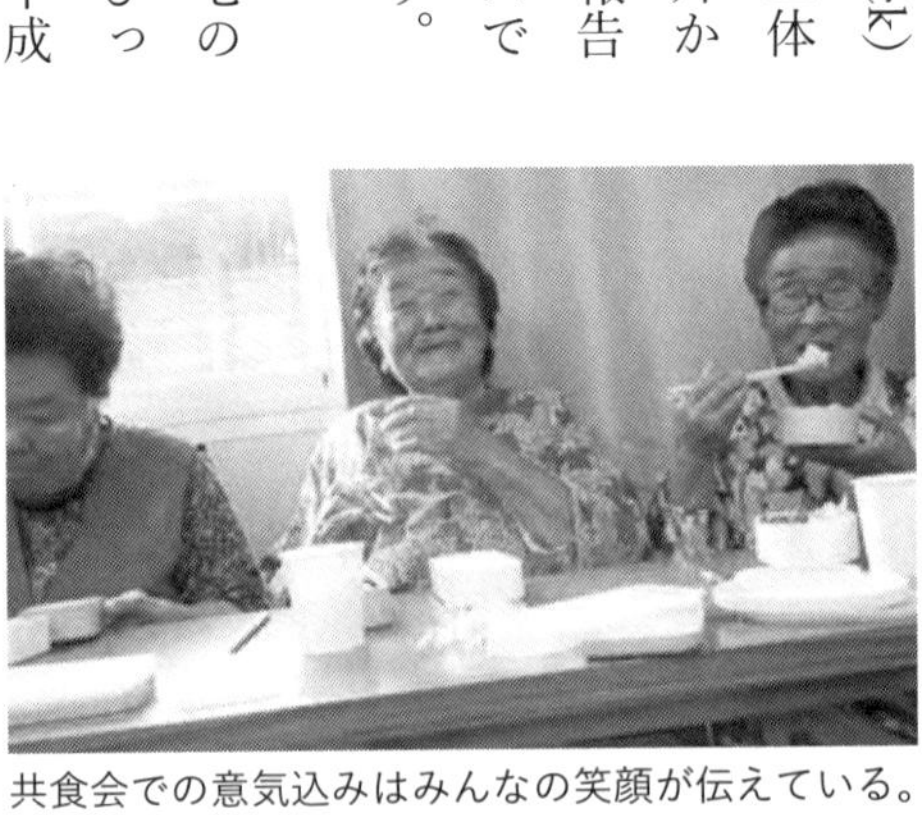

共食会での意気込みはみんなの笑顔が伝えている。

内閣府（2014）[41]

## 「ぴったり度アップシート」の作成

２０１６年２月、南三陸町食育講演会を開催しました。共食会をリードしてきたヘルスメイトたちが運営の担い手になり、受付などの手伝いとともに、今までの共食会の活動経過やその内容と、「3・1・2弁当箱法」をベースにした「からだ・心・くらし・地域や環境にぴったり合った食事[42]」の実物展示もしたのです。会場は満席で、受付には展示資料についての質問者が列をなすなど大盛況でした。

「もっと正しく理解し、多くの人に伝えるために、わかりやすいワークブックがほしい」と、住民やヘルスメイトから声が上がりました。そんな住民パワーに保健センターの管理栄養士や関係者、私たちも大喜びでしたが、経費が必要です。

幸運にも、私が研究代表を務めていた「さかな丸ごと食育」の研究活動の一環で作成した「さかなと人間と環境の循環図[43]」を、南三陸町での実践をふまえて展開できないかと要請を受けました。

今までは、ぴったり合った食事について「からだ・心・くらし」を中心に学習をすすめてきましたが、今回は、活動初期からのテーマだった地域や環境を含め、生産・加工や流通・分配にもぴったりかも加えて検討することになります。女性は食事を、男性は生産をと分けて考えがちだった食の問題を、生活と生産の双方向から循環として「ぴったりか？」を検討するのです。できるかしら？　そのために住民パワー・新鮮な海産物・地域復興・活性化・住民の健康と生活の質向上……の好循環につながるように、生産者側と生活者側がともに理解し共有できる教材にしなければなりません。

## タラの入手ルートから見える町の〝らしさ〟

そこで、新しいワークシートのタイトルに、「ワークブックの活用を広げるぴったり度アップシート」と付記することになります。作成の学習会では、「南三陸町版モデルメニュー」の一つ、主菜料理（タラの磯辺揚げ）の主材料のタラを事例に、どんなルートで食卓に届いてきたかをマッピングするグループワークを取り入れました。事前に、町の管理栄養士が、震災復興中の現状をそのまま入れ込んだ「食の循環図」南三陸町2015年版を作成しておきました。グループワークで具体的な事例を落とし込むときの参考になると考えたからです。

学習会当日はまず、「食の循環図」の復習をしたのですが、現実とつながらないようで、反応は芳しくありませんでした。

次の作業で、メンバーは各自、日常自分の家でタラ料理を作るときの手順を思い出して、図の上に書き込む作業をすることになりました。「海で獲れたものをそのまま持ち帰った。自宅に直行だから1本だけだ」「友人の漁師が多く獲れたと言って、うちにもくれた。この図には漁師の場所がない」「漁がないときには、1年に何回かは巡回の販売車で買う。販売車は書いてないがどこに線を書くのか」等、質問が続出しました。「図にないときは書き足してください」と答えると、急に活気が出たようで、生活者サイドと提供者サイドの双方向から加筆作業がすすんだのです。まさに「食の循環図」が双方向から動きはじめた感じでした。[45]

また、「季節や気象によっても違ってくるから、日にちも書きますか？」などの質問が出て、漁村特有の環境変化による、魚の流れの変化を見落としていることにハッとしたりもしました。（図7）。

　2～3人が組になって互いに図の内容チェックをし、加筆修正後、参加者全員のマップを1枚のマップにまとめて「南三陸町の『食の循環図』2015年2月タラ版」ができました。盛り上がった討論の声が全面にしみ込んでいるような、生き生きとした循環性の高い「食の循環図」の完成でした。

　ファシリテーター役の私が、「海から遠い私の家がある埼玉県S市では、産地直送便を除くとほとんどが魚市場→加工場→スーパーマーケットのお決まりコースです。近所の人との交換も、同じコースで自宅に届

図7　地域や環境にぴったり？　わたしの地域の「食の循環図」でチェック！

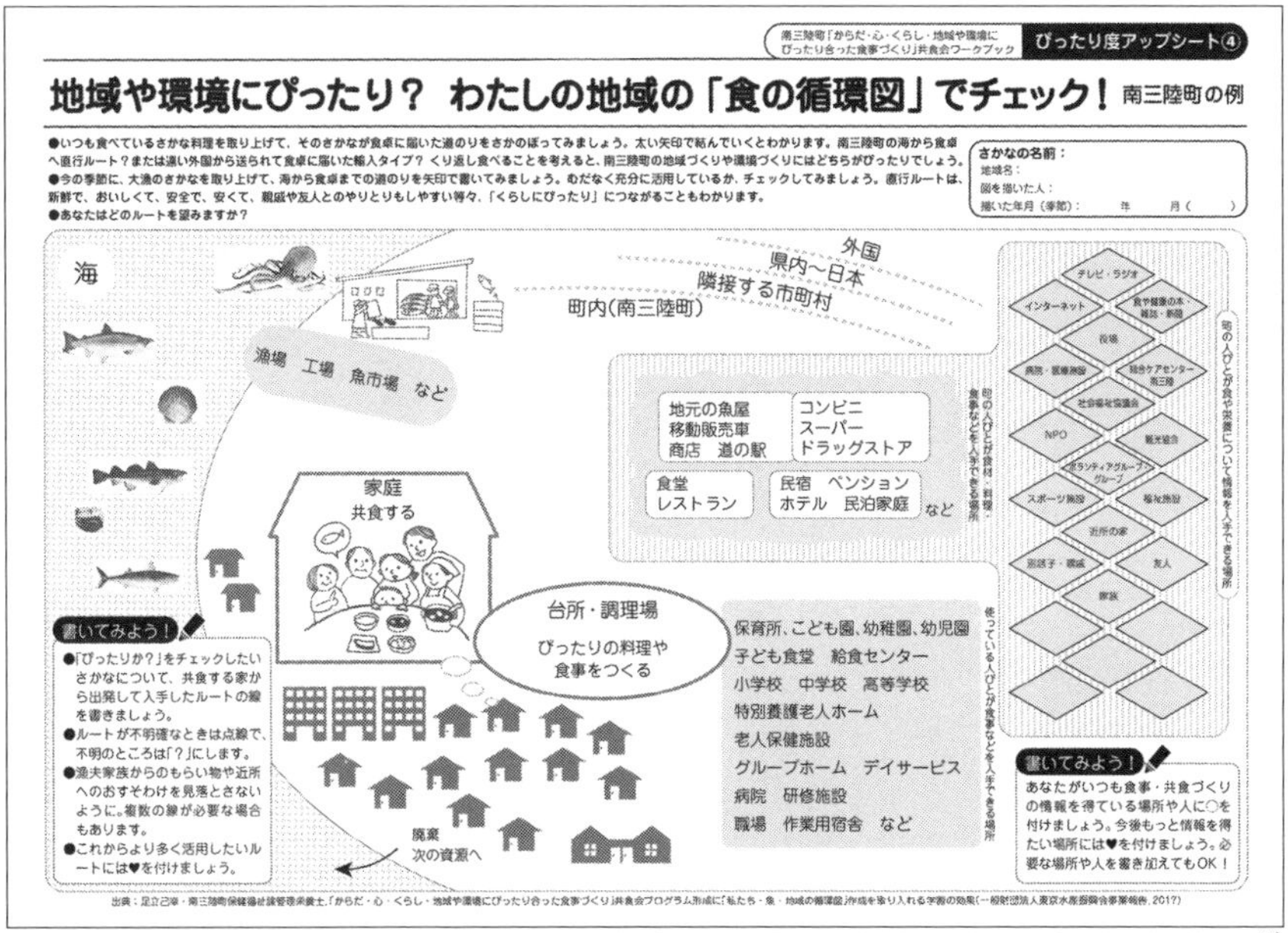


足立己幸・佐々木美津恵・及川陽子・山田峻輔・宮城県南三陸町食生活改善推進員連絡協議会・宮城県本吉郡南三陸町（2017）[44]

いた魚のやり取りになることがほとんどです」と話しました。

「わかった。いろんなルートがあることがこの町らしさだ。だから、主菜をタラ料理にすると、この町の特徴を活かしたぴったりのモデルメニューになる」と歓声が上がりました。一般的なルートの予想図の中に、生活者としての自分、ヘルスメイトとしての自分、共食会メンバーとしての自分がはまった（位置づいた）実感の共有にも見えました。

「スーパーで買うと、切り身をそのとき食べる人数分だけ買うので、おすそ分けがない、だからもらうこともない。すると志津川の海で獲れた魚をもらうことも食べることも少なくなる……そういうことなんだね。財布には高い、鮮度もよくない、人付きあいも少なくなるから、どれもぴったりでないってことだね」と。

記入したマップは、各自家に持ち帰り、壁に貼って、気がついたことを自分や家族がどんどん加筆修正することになりました。そうやってできあがった各自の「わが家の○○魚の循環図」を、次の研修会に持参してもらい、さらに「この町にとってのぴったり合った食事のルート」（基本版）について話し合いました。

## 町の人々が一緒に健康になる力が育っていく

保健センターの管理栄養士グループの実践記録の分析から見ると、共食会メンバーたちのレベルアップは2011年の活動開始から着実にすすみ、とりわけ質的な変化が見られるできごととして

3点を挙げることができると言います。

一つめは、仮設エリアでの学習会の開催で、その日のスケジュール表に各メンバーの役割が明記されるようになったこと。それまでは、担当者欄にヘルスメイトと書かれ、一括標記で一人ひとりが見えませんでした。これと同時に、開始前の話し合いでも終了後のカンファレンスでも、その日の自分の役割とゴール、そのことについての評価を発言することになったことです。

二つめは、食育講演会。受付で多くの人の元気な様子を確認したり、展示発表で質問に答えたり、答えられなかったり、反省が多いけれども、ヘルスメイト・共食会メンバーとしての自覚と自信を持てたこと。

三つめは、「地域の食の循環図」の南三陸町版・わが家版を描いたこと。

「この図は震災直後の共食会開始1日目から毎回、見てきました。そして先生が一生懸命説明をしてくれるので大事な図であることはわかっていたけど、行ったことのない外国の地図のようでした。でも、タラ料理のタラを例に、自分が食べる食卓までのルートを記入したとき、目が覚めたようにわかったんです。目の前で獲れている魚を食事づくりに使うまでは、町のいろいろな人とのかかわりで食物を見ていなかったんですね。生産から食卓まで、心身の健康まで、そして次の生きる力になることを実感できたんです」と話してくれた人がいました。「知る喜び」の共有、「自己効力感の高まり」の共有。食事のことだから、皆同じにチャンスがあるから「食からの生きる喜び」の共有と言えましょう。[46)]

## 専門支援者たちの地道なＰＤＣＡサイクルが重要

共食会活動のこうした変化についてや、町のヘルスメイトを中心とした共食会活動のプロセスや成果について、保健センターの管理栄養士たちは詳細に記録をしていました。229ページに書いた共食会当日のプログラム実践のＰＤＣＡサイクルで内容の吟味をして、その記録を重ねてきたのです。そして、多くの人々の支援をいただく中での大震災からの復旧・復興・新しい町づくりですから、その成果を多くの関係者と共有しなければならないと話し合い、役場内外への報告と学会等での公表・討論を積極的にすすめてきました。[47,48]

例えば、日本栄養改善学会での発表の場合は、テーマをまとめる作業が、次の活動のＰＤＣＡの方向や重点事項の決め手になり、絡みあいながら「町の人々が一緒に健康につながる力を持てるように」のゴールへとすすんできたことに敬意を表します。

これらのことを全部含めて、いちばん学習させていただいたのは、後方支援の立場の私たち自身だったこと。問題が見つかるたびに、持ち合わせの知識やスキルのすべてを出して、それでも解決法が見つからないときが多いので、現地や遠距離通信で話し合って、案を出し合ってすすめてきました。これこそ共「ぴったり合った食事づくり」共食会活動であり、大震災という膨大な環境変化下での食生態学研究と実践の仲間や多くの人々に支えられた、共「食」と感謝します。

# 5　地域の共食で育った世代が地域を活性化する共食づくりを

## 活動は次の世代へつながっている

本章では、「地域における共食と食を営む力と生きる力の形成」の循環性を示した111ページ図12を地域の全体像として、「共食・孤食」の形成や地域とのかかわりから見ると、４タイプがとらえられることを提案し、その中でも、いちばん身近で、自分たち自身がかかわってきた事例を取り上げて、共食・孤食と地域とのかかわりを振り返ってみました。

驚くほど一つひとつのできごとがひだ深く、多様で、どんどん広がって、日常の暮らしや地域の営みに広がっていく様子がわかり、今まで見過ごしてきた「共食の多様性・多層性・多重性」に圧倒された感じです。

共食は共有する食の内容、共有の様式、それらの組み合わせのいずれもが地域とのかかわりがこまやかで、多様で、地域の食の営みに影響を及ぼしながら育っていく、生きもののようであることを再認識し、抱えきれないほど大きなダイナミックスであることを再確認できました。

本章では書ききれなかったのですが、取り上げた共食活動の事例はその後も、抱えている課題の正体探しやその解決法を求めて、活動母体がパワーアップをしながら、次の拠点を作り、新しい地域での共食活動もすすめ、実績を上げ、次の世代へつながっているのです。

例を挙げるときりがないほどですが、例えば、蔵王の食事づくりセミナーで学んだ学童保育のグループが、子どもたちで「べんとうず」と名づけて「3・1・2弁当箱法」を活用する食事づくりの輪を広げ、自治体の食育活動でそのパワーを発揮しました[49]。その子どもたちを食事づくりセミナーのときから、相談・協力・リードしてくださったIさんは「宮城県学童保育緊急支援プロジェクト」を作り、連携の輪を広げています。

また、食事づくりセミナーの学生スタッフで奮戦したSさんは、重度の障がいがある長男が当事者理事を務めるNPO法人を設立し、しっかり共食の力を育てあい、発揮しながら活動しています。

## 事例から見えた重要なポイント

ひだが深く広がりが広いからこそ、生きることに直結しているので「食」について間違いは許されません。「地域の食の営み」として共食をすすめるときに重要なことは、次のことだと考えます。

①地域における共食について、一応4つのタイプを視野に置き、事例の活動を見直しました。しかし、現実には出発点がどこであっても、4つのタイプの各特徴を活用し、縦横につながりながらすすむので、「共食は多様性・多層性・多重性が極めて高い」こと

②だから1人ではできない。協力・協働・連携が必要なこと。連携は課題や場所やメンバーによっ

て異なるので、決まっていない。「緩やかな連携」「緩やかにマインドや専門性や得意なことを発揮し合える連携」[50]がいい

③連携の輪が大きいほど、多様性・多層性・多重性は高くなるので、関係者全員で共有できる道案内とか仲間同士の印（当事者主体ですすめるワークブックのようなもの）[51][53]が必要

④いちばん大事なことは行動や活動の理念やゴールが共有されること。ゴールが明確でないときは、「なにに向かって、どの方向にゴールを探しているか」というゴール探しをゴールにしてもよい仲間のだれかが、道に迷ったときに方向がはっきりしていれば、大急ぎで追いついてゆけるのだから。

## 次章への課題――共食はゴールではなく、ゴール実現のための身近な手段

第5章を書きながら、「共食はゴールではない。別にある大きなゴールを実現するための有力な手段、というほうがよいのかもしれない」と考えている自分がいます。人が生きる・生活する・社会の一員として活動することも、多様・多層・多重……これらの絡みあいが多様だから、これらのそれぞれに対応するゴールがあることにもなります。さらに、人間生活の質だけでなく、環境の質との「共生」が重要[52]です。共食の意味・概念などについて考えるときに、「共食そのものをゴールにするときの共食」と「目指すゴールへの有力な手段としての共食」との両者の関係などについても、検討する必要があるようです[52]。

**■健康チェックも全体から部分へ**

次の、高齢者が気になる「健康チェック」も、「皆どこかに故障や弱い部分を持ちながらも全体のバランスを取って、健康に生きている。とすれば、からだチェックも全体俯瞰がよい」と考えました。

まず「全身チェック」の図に、快調な部分に○、不調な部分は△、治療中の部分は▲などの印をつけるところからはじまります。その後、からだの各部分について、頭からはじめてだんだんからだの下のほうへ、中のほうへとチェック。そして、「治療中の病名や薬」「体格」などを確認し、「体重のマイゴール」を考え、「食事・食行動」パートへとすすみます。

**■自分に合う食事プランを考えたのち、自分に合う共食のプランにトライ！**

「食事・食行動」のチェックやプランづくりも全体から部分へ。まず、「自分の食事の絵」を描き、「満足感」や「食事のバランス」などのチェックからはじめます。そして、具体的な栄養バランスがわかる「3・1・2 弁当箱法」（242 ページ）へ案内。

その後いよいよ「地域・環境」のパートで共食への道案内がスタートします。地域の「共食マップ」（図）の中に、自分の現状を書き込みます。問題点やその原因探しをしている途中段階のものです。同じマップにできそうなことや希望をハートで書き込んで、マイゴールに近づける方法を具体的に考えるマップです。これは地域の人々にも協力いただき、検討を重ねた末、完成したものです。

このマップに記入することで、自分と地域とのつながりをより具体的に知るきっかけになります。また、生活や食の相談を受けるときに、記入した共食マップを持参すれば、その人の具体的な人間関係や行動範囲、どこで買い物しているか、だれと情報共有をしているか等が一目でわかり、より具体的なアドバイスにつなげやすくする効果もあります。

最終ページでは最後にもう一度、「生きがい・くらし」をチェック！　次のゴールを明確にします。PDCA を一まわりした「P」の問いかけです。

この手帳はどのページも、長期にわたる食生態学や共食研究と実践の成果をふまえた内容を根拠にしています。いわばこれまでの実践と研究をだれもが実践できるようワークブックという形に落とし込んだ、「マイ・ワークブック」とも言える１冊なのです。

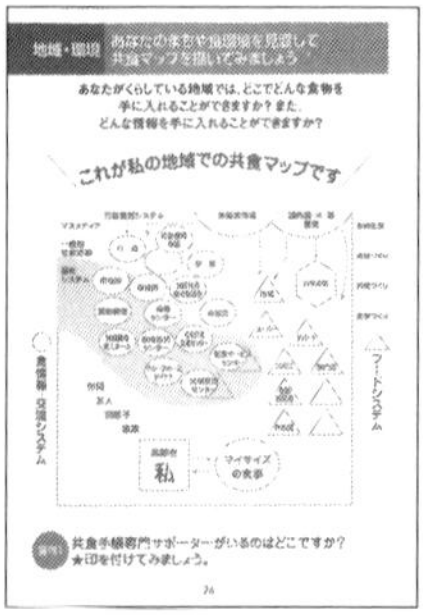


自分が、どこでどんな食物や情報を入手しているかを記入する「共食マップ」。

参考文献　足立己幸：食育ワークブック「共『食』手帳」のコンセプトと活用、食生態学―実践と研究、3、20-25 (2010)
足立己幸編著：『南三陸町発信「からだ・心・くらし・地域や環境にぴったり合った食事づくり」共食会　ワークブックの活 用をひろげる「ぴったり度アップシート」』一般財団法人東京水産振興会

ADACHI EYE

# 『共「食」手帳』の開発を目指して

**■「共食の案内図」がほしい！**

「共食について足立先生の話を聞くと納得するけど、いざ家に帰ると、手の届かない、現状と程遠いように思えてしまう。時間があるときに考えたり、仲間と話し合ったりできる案内図がほしい」と「みなみかぜ」(205 ページ)の利用者の中にそうつぶやいた人がいました。

ちょうど、この地域で実施した世界的にもめずらしい「高齢者の連続 1 か月食生態調査」の内容解析がほぼ終了し、地域内の食をめぐるさまざまな問題が浮き彫りになっていましたので、高齢者主体で改善方法を考えるタイミングでした。

さっそく内科医である小川理事長と、ほぼ全世帯の訪問調査を担当した T 管理栄養士の 3 人で、構想を開始。せっかくだから、ほかの地域や年代でも使える 1 冊にしよう、との考えで一致しました。

**■ PDCA サイクルをマイペースで**

本の名前は、『マイゴール・マイサイズ・マイペースですすめる　食からの生きがい・健康・地域づくり　共「食※」手帳』。少し長いタイトルですが、本書のコンセプトをそのまま書名にしました。

このワークブックは料理づくりも、食事づくりも、地域づくりも、基本的には「PDCA モデル」ですすめています。

〇現状の自分チェックをして、マイゴール・サイズ・ペースを決める“ Plan”

〇学習して、実行する“Do”

〇記録をもとに結果を評価する“Check”

〇反省をしながらステップアップした次へ ”Action” で、次の PDCA を！

このPDCA サイクルをマイペースで、回しながら目標に向かっていきます。

**■食の本ですが、「生きがい」から出発！**

栄養・食の指導を受けても、長続きしない人は少なくありません。その理由に、自分の目指すゴールやうれしいことへの具体的な実感がないことがあるでしょう。

そこで逆転の発想で、自分のやりたいことはなにか、そのために何が必要か？　健康は？　食は？　と逆方向に確かめてみるとよいと考えました。そこで「わたしの生きがいはこれ！　こんなくらしがしたい！」という記入ページからはじまります。

「食事が重要」を前提にしてはじめる食事のあり方を学ぶ方向とは逆になります。

「マイゴール」を出発点に「全体俯瞰」を行い、当事者主体ですすめることが、この特徴の一つになりました。

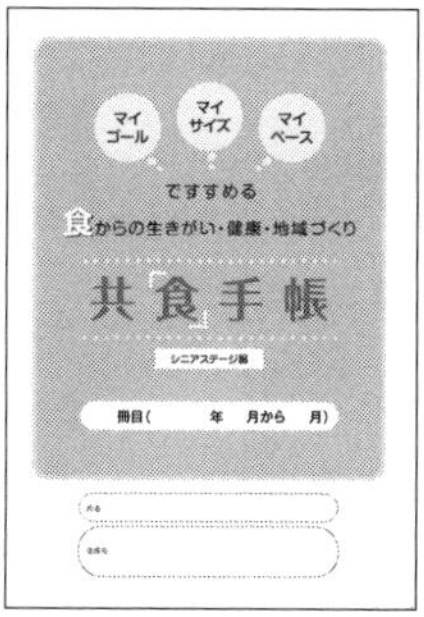


手帳は、最初からではなく、自分が気になるページからはじめて OK。

『共「食」手帳』
足立己幸・高橋千恵子・小川正時（群羊社）



※「食」に「」をつけたのは、食物や食べることだけでなく、作る・準備する・情報を得る・発信する・交流、伝承するなどを含めた「循環的な食行動」を意味しているため。

## ADACHI EYE「3・1・2弁当箱法」について

**■弁当箱を“ものさし”に**

「3・1・2弁当箱法」は、「1食に、なにを、どれだけ食べたらよいか」の“ものさし”です。食べる人のからだに合ったサイズの弁当箱に、主食・主菜・副菜を3：1：2の割合で詰める食事づくり法です。

適量で栄養バランスがよく、味・くらし・環境面からも、すぐれた食事につながることが実証済みです。だれでも実践しやすいように、「5つのルール」でキーポイントを示しています。

**■主食・主菜・副菜から考える意味**

1970年代の後半、「なにをどれだけ食べたらよいかわからない」「頭でわかっているのに実行できない」等の悩みを持つ人や専門家に応えるために、検討がはじまりました。地域に生活する人々の食の営み等を明らかにし、その特徴を活かした実践方法を見いだそうとする「食生態学」のコンセプトを駆使して開発。日本の食文化の知恵である「主食・主菜・副菜を組み合わせる」ことで、適量で栄養バランスがよくなり、食料自給率の向上にもつながるものです。健康・生活の質（QOL）と環境の質（QOE）のよりよい共生を目指す栄養教育・食教育・食育へのゴールへと近づけることができます。

**■より生活者の視点へ――発想の転換**

栄養素や食材料選択から「料理」選択へ、部分吟味から「全体」把握へ、重量ではなく見てわかる「容積」把握へ、1日ではなく食べる行動である「1食」単位へ等、より生活者の視点への発想の転換がコンセプトになっています。わかりやすく、使いやすい、しかも皆で共有しやすい食事づくり法です。

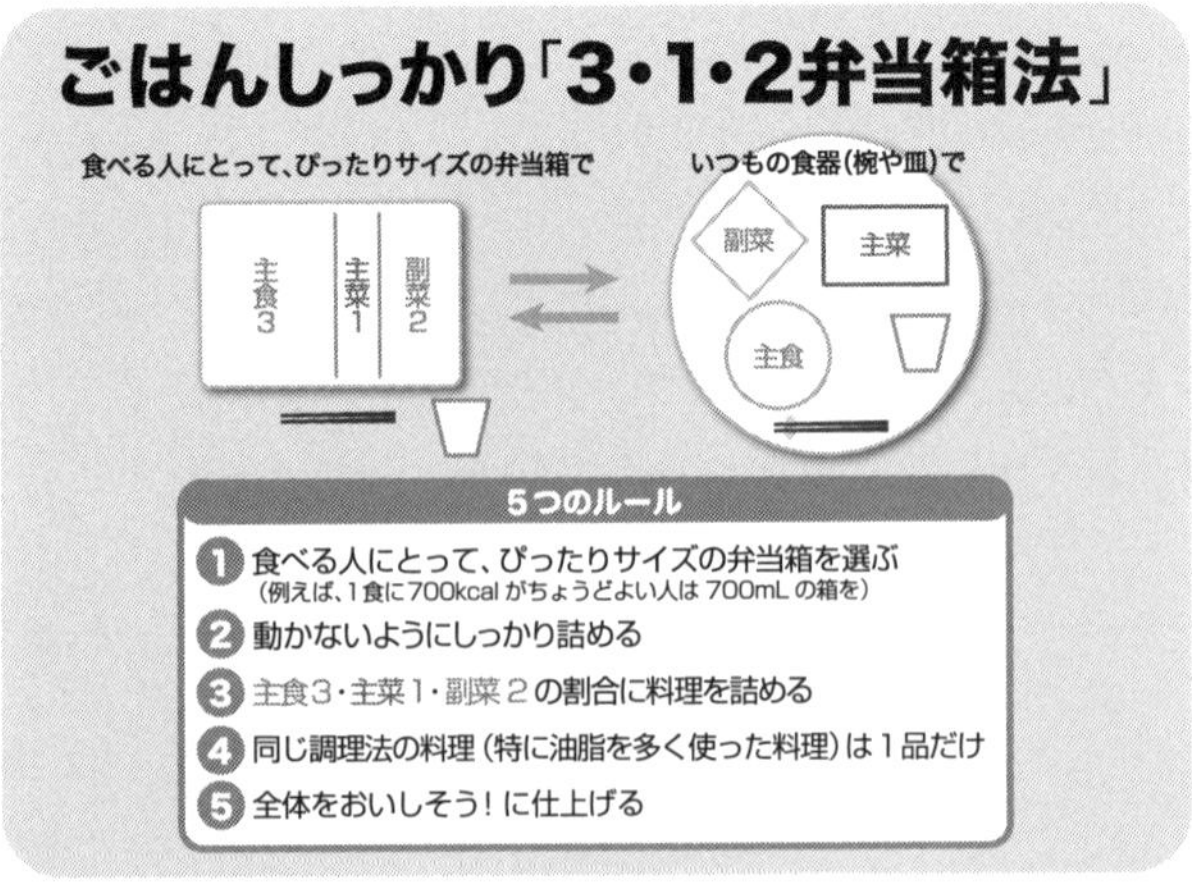
ごはんしっかり「3・1・2弁当箱法」
食べる人にとって、ぴったりサイズの弁当箱で
いつもの食器（椀や皿）で
主食3
主菜1
副菜2
副菜
主菜
主食
5つのルール
1 食べる人にとって、ぴったりサイズの弁当箱を選ぶ
（例えば、1食に700kcalがちょうどよい人は700mLの箱を）
2 動かないようにしっかり詰める
3 主食3・主菜1・副菜2の割合に料理を詰める
4 同じ調理法の料理（特に油脂を多く使った料理）は1品だけ
5 全体をおいしそう！に仕上げる

足立己幸、針谷順子：『3・1・2弁当箱ダイエット法』群羊社（2004）
くわしくは、NPO法人食生態学実践フォーラムのホームページをご覧ください。https://shokuseitaigaku.com/bentobako

# 第6章

# 持続可能な社会に向けて「共食の地球地図」の提案

# 1 新型コロナウイルスが問いかける緊急課題

## コロナによる「共食回避」の流れの中で

２０２０年1月15日、新型コロナウイルス(以下コロナ)による感染者が初めて日本でも検出され、その1か月後、2月11日ＷＨＯが新型コロナウイルス感染症の正式名称を「ＣＯＶＩＤ－19」と名づけ、パンデミックと認定し、世界中へ感染拡大防止対策の強化を要請しました。

日本政府も緊急に「新型コロナウイルス感染症対策専門家会議」を立ち上げ、府省庁や自治体それぞれの立場から、国民に感染拡大回避のための行動指針等を指示しました。「3密回避」だから「2メートル以上離れる」等のガイドラインが示されたのです。

安倍晋三首相（当時）は全国の小・中・高校、特別支援学校に臨時休校を要請し、学校給食休止など次々に通達が出され、現場では発注済みの大量の食材・農産物が行き場を失い、フードシステム全体の混乱を招きました。子どもたちの心身の健康や生活、家族・関係者への影響は、マイナスの方向に複合して拡大し、怖いほどでした。

**図1**は、今回のコロナによる環境変化と「人間の食の営み[1,2]」との関係は、従来と異なり量的変化

でなく、質的変化であることを表しています。近年、人間たちは自分たちに都合のよい方向へ（下から上へ）と、やや一方的に環境を変えてきました。今回は、地球のどこかに生息していたウイルスが活性化し、その感染拡大防止対策が全世界的に、全国的に（上から下へ）フードシステム・食情報システム等を複合的に混乱させ、多くの死傷者を出し、現在に至っています。

ウイルスの正体が不明の中、私たちも驚くばかりで、「食生態学」はなにをしなければならないか？　なにができるか？　どうしたらよいか？　環境とのかかわりを重視しつつ「人間らしい食」とはなにか？がわからなくなり途方にくれました。一人残らずの人が、それぞれの特徴を活かしつつ実現する

図１　人間の「地域の食の営み」の多面・多様・重層的なかかわり（COVID-19 活性化・その感染防止対策等影響）

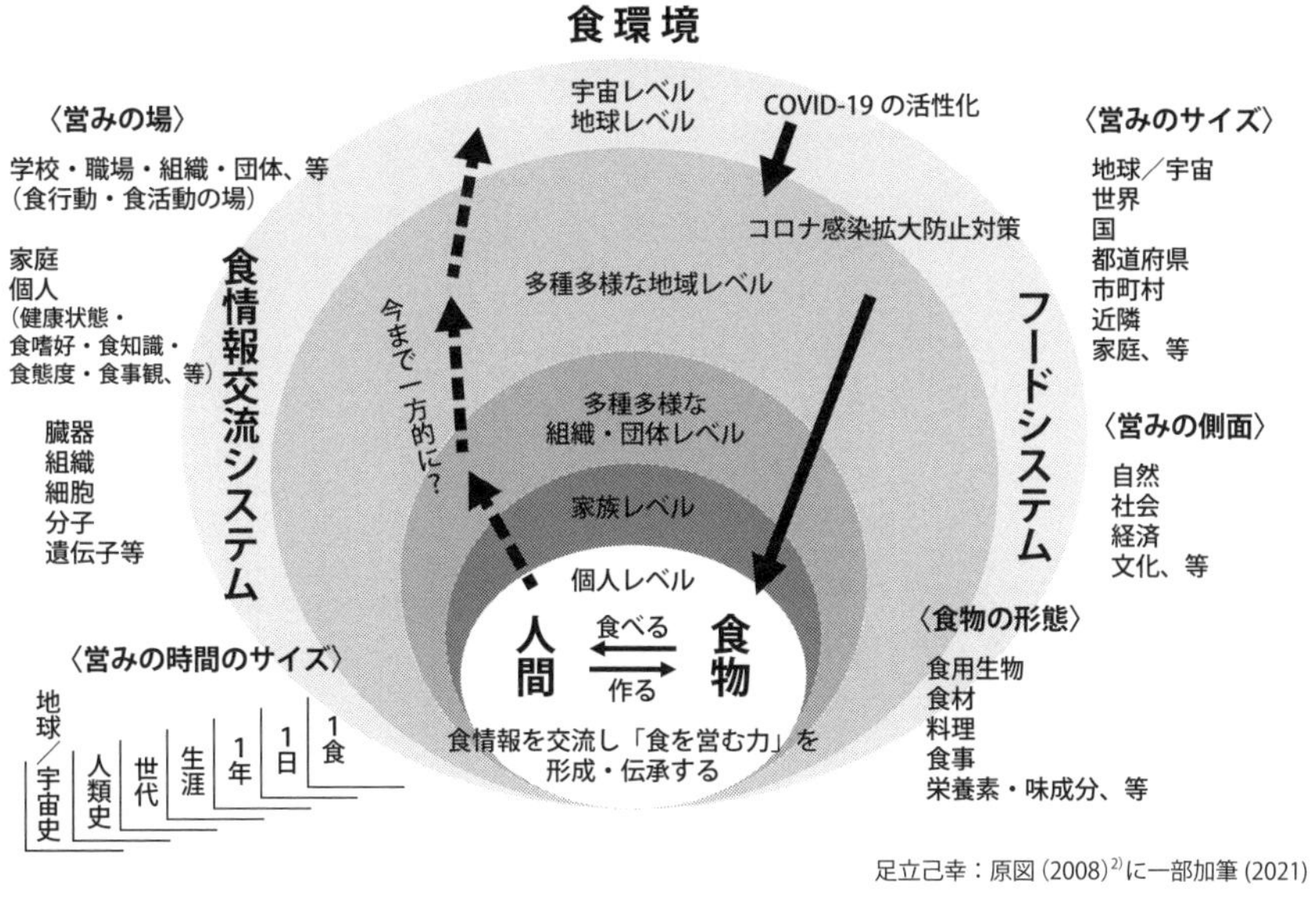


足立己幸：原図（2008）[2)]に一部加筆（2021）

ことができるように、生活の質（QOL）と環境の質（QOE）のよりよい「共生」を目指して実践と研究をすすめてきた「食生態学」だからこそ、今までの実績を活かして役割を果たすことができるはずなのに、具体的な対応ができない……。

全国で「3密回避↓共食禁止・共食後まわし」の風潮が強くなるほど、私は3密回避優先という今まで経験したことのない状態だからこそ、具体的な知恵を出しあい、実践するグループ力が発揮できる「共食」が大事である、という思いが強くなっていました。

## 「コロナとの共生」の模索期に改めて「食」を考える

まず、NPO法人食生態学実践フォーラムの仲間たちに、ニュースレターで問いかけました。[3] 重視したのは次の3点です。

### (1) コロナ「禍」でなく、コロナからの「警告」。だからコロナ「撲滅」ではなく、「共生」の視点で見ることの必要性

「ウイルスは生物か非生物か」の学術的議論が今もされているそうですが、関連学会関係者の共通理解は次のようであると伺っています。[4]「ウイルスとは、それぞれのウイルスに特異な宿主細胞に寄生して増殖し……宿主生物に種々の疾病を起こす」と説明されていることからも、新型コロナウイルスはヒトと同じに地球生態系の一部に存在し、地球上に生息する生物多様性の一端を担っているととらえられます。この見方からすると、今回の感染拡大はコロナを含む「地球全体の生物生

態系がうまく営まれていない状態、破綻の現れ」であるとも受け止められます。だから、コロナは私たち人間の敵ではなく、撲滅の対象でもなく、コロナ「禍」でもなく、「共生」すべき仲間ととらえ、私は「コロナとの共生」模索期と呼びたいと思いました。

さらに、今回のパンデミックについて、地球サイズの生物生態系がうまく営まれない状態であり、特に人間たちが人間優先にすすめてきたやり方では、地球が破綻するという警告・予告・反省の勧めと受け止め、改善策検討への努力が必要と考えました。

**（2）改善案検討のためにまず、地域の「食の営み」や「食活動」「食行動」、さらにこれらの関係について地球サイズで俯瞰することの必要性**

食生態学創設期から、私は「地域の食の営み」の概念図に「地球サイズ」と記載[5)]してきましたが、内容検討を十分にすすめてきませんでした。共食・孤食の視点からも検討が必要です。

**（3）オンラインシステムの導入による就業形態の変化、学校の休業等で、年代を超えて自宅での食事回数が多くなり、食事を作る・準備する機会が増える中、必要な食情報にアクセスできるかの確認の必要性**

学校給食・職場給食等の休業、飲食店・ホテル等の休業により大量の食材の流通が滞り、その処置の一つに宅配の機会が増え、フードシステムに変化をもたらしています。だから食材や料理が提供側の条件で決められることが多くなりました。対応できる個々人の食事力・食生活を営む力の形成と日常的な実践が必要です。[6)]

国の対策は「地域の食の営み」のさまざまな面について緊急対応をして、全国中の食の営みを変化させています。

子どもたちについては保育所や幼稚園、小・中・高校・専門学校や大学等の教育機関の休校による在宅学習日の増加、成人についてはリモートでの勤務システムへの移行による在宅勤務の増大、福祉施設の活動休止や時間変更、医療システムの緊急体制への適応・変更等、全世代の生活様式の大変化がすすみ、予想を超えた家庭内食環境の変化も起きてきました。

食べる家族の生活や時間の変化、それらに伴う食欲や食へのニーズの変化に対応して、食事担当者の時間的、労力的、精神的負担も大きく、自身が社会的な活動をすすめながらのライフとワークのバランスの調整も困難な環境変化での食事づくりになっています。

多様な大変化に共通する問題点の一つは、インターネット注文による宅配、レストラン料理の出前やテイクアウト、市販弁当や料理が購入できることです。ありがたいことではありますが、受け取る内容が「食べる人に合わせた量や内容でなく、家族一括、グループ一括」で家庭内等に持ち込まれることです。多くは提供者側の決めた商品の単位であり、その範囲内で家庭やグループで、個人への分配が決められてしまうことです。食材の場合も、宅配用の商品単位で持ち込まれる機会が多く、組み合わせ可能なメニューが決まってしまうことが少なくありません。

## 豊富な「料理」情報に比べて「食事」情報は極めて少ない

マスメディアやＳＮＳでの食情報提供・交流が急増して、在宅で異世代の人が一緒に視聴する機会が増加しました。「有名レストランの料理が自宅でも食べられる」「有名シェフのレシピを簡単に作れます」「超時短料理」「男性の得意料理」「子どもたちも一緒にできます」等々の呼びかけで、テレビやスマートフォンで簡単にまねができる動画、雑誌での紹介、有名人が自宅のキッチンで自撮りしたプレゼンテーションなど表現方法も工夫され、大量に流されています。魅力的でなじみやすく、在宅中の家族全員が視聴し、わが家の明日のメニューに採用され、おいしく食べられ、繰り返され、自己満足や自己効力感を高めて、他者への情報発信へとすすむようです。

食事への関心が年代や性を超えて高まり、かつ入手した情報を即実行し、いわば食事づくりの行動変容段階を押し上げる方向ですすんでいることは、大変ありがたいことです。遅々としてすすまなかった家族参加の「食事づくり」の行動変容が急速に進行する。栄養・食教育関係者にとっては、夢のような効果的な食情報交流の機会を得たと言えましょう。

しかし、人気があり、多くの人々がアクセスし、実行するのは「料理」とその情報です。それに比べると、一人ひとりが、どんな料理を、どのくらい食べたらよいかの「食事」情報が極めて少ないと感じます。

タイトルに「食事」という用語が使われている場合が多いですが、中身は「料理」や「食材」情報です。食材・料理・食事の区別はほとんどされず、紹介される内容は「料理」がほとんどです。

付けあわせの料理紹介で1食分が出されるときでも、「どんな人の1食」かの説明はなし。同じハンバーグでも成長期の元気な小・中学生なら、体重コントロール中の父親より大きくする、同時に付けあわせの野菜料理も同じくらいの割合で多く添えてあげましょう……などの話題はほとんど聞こえてきません。

これらのことから、現実に起きている地球規模の多様な環境変化の中で、私たち生活者たちがどうしたらよいかの検討をする案内図が必要であること。食生態学の原点に戻って、研究・実践の実績を活用し、地球／宇宙を視野に持つ「人間らしい食の営み」の図、とりわけ多くの人々とのマインドやグループ力を発揮することができる「共食」にライトを当てた図が必要と考えました。

## 2 人間から地球までを視野に入れた「共食」の俯瞰図を描く

### 困ったときにみんなで広げる1枚の図を作りたい

私は１９６０年代後期から今までに、数えきれないほどの人それぞれの共食に出会い、対話をしてきました。その内容を活かして、「共食」の概念や様式の全貌を見渡してみたいと考えました。

そして、改めて人間の共食の多様さを具体的に知り、共食とはなにか？　なぜ必要か？　どんな共食のかたちが人間らしいのか？　それを実現するためにどうしたらよいか？等々を考えて、今回のように地球環境の大変化の下でも、人間らしい食を見失わないようになりたいと思いました。

別の言い方をすれば、困ったときにみんなで広げて、共食や食事や食生活や生活等の方向探しを、のぞき込みながら話ができるような「１枚の図」（地図？　できたら世界地図？　いや、これからは地球地図？）があるといいと考えたのです。そして、次の世代の若者たちと討論ができる、たたき台にもなることを願いました。

## ゴールから見て自分の位置づけや役割がわかる

図の作成にあたって、大切にしたいことは以下になります。

- だれにでもわかりやすいこと。子どもも、大人も、病気の人も、異なった文化圏で生活する人も。
- 日常の共食の内容や形が一目でわかるように、１枚の紙に描く。大まかでよい。
- 自分が目指したいゴールを描けること。明確になっていないときは仮のゴールでもよい。
- ゴールから見て自分の位置づけや役割がわかるとよい。だれと、どのように協力しあえばゴールに近づけるかも考えあえるとよい。

●災害など、なにかが起きてからでは間にあわないから、事前検討ができるとよい。
●一人ひとりが1枚ずつ描いてみて、気がついたときに修正して、満足できるように育てていけるとよい。それぞれが食について、自由に、のびのびと、手描きで描けるような感じがよい。
●世界の人々が目指しているゴール等と、比較しながら話し合いができるとよい。
●自分たちの世代だけではやりきれないとき、次の世代にもバトンタッチできるとよい。
●見て楽しい、描いて楽しい、話し合っても楽しいとよい、等。

## タイトルは「共食の地球地図」

こう願って描いたのが、「共食の地球地図」（**図2**）です。

ここに示したのは枠組みです。該当する部分に具体的な共食行動や活動をマッピングして使える枠組みの図ですから、下敷きになる白地図の役割を期待しています。

**図3**は、第2次食育推進基本計画や、「健康日本21（第二次）」の目標の一つに共食が取り上げられたときに描き、公表し、行政も含めて国内外多くの人々が使っています。[7] そして、最新公表された第4次食育推進基本計画「食育の推進に当たっての目標[8]」の基礎概念になっています。**図2**の食行動・食活動・食の営みについて具体的なイメージを描きつつ、検討ができるように併記しました。

「共食の地球地図」試作第1案は、**図3**と同じ角型を試み、横長へと展開する長方形で数種作っ

図２　「共食の地球地図」で見る「共食様式」（枠組み）

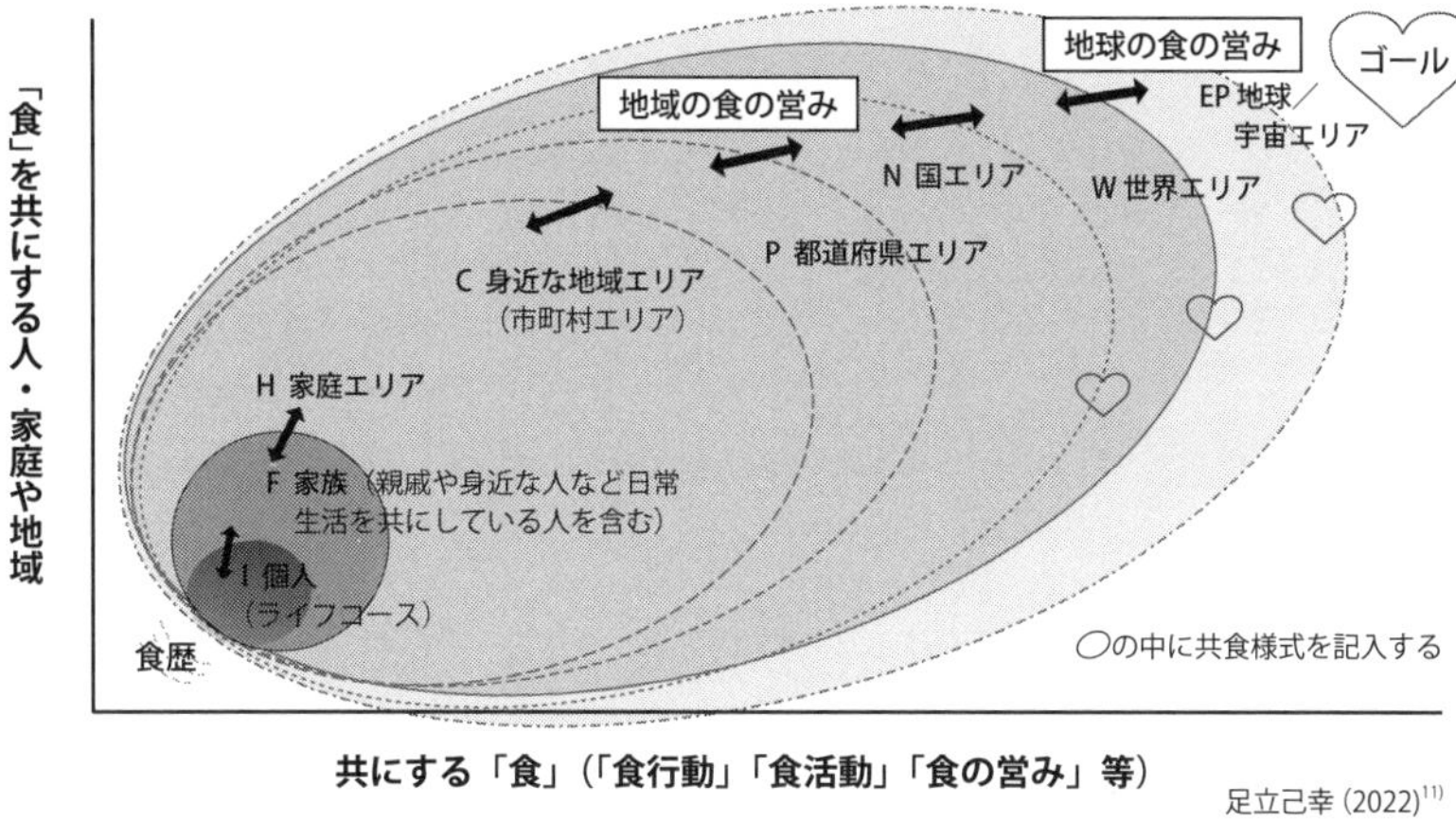


足立己幸（2022）[11]

図３　地域における共食と食を営む力と生きる力の形成の循環

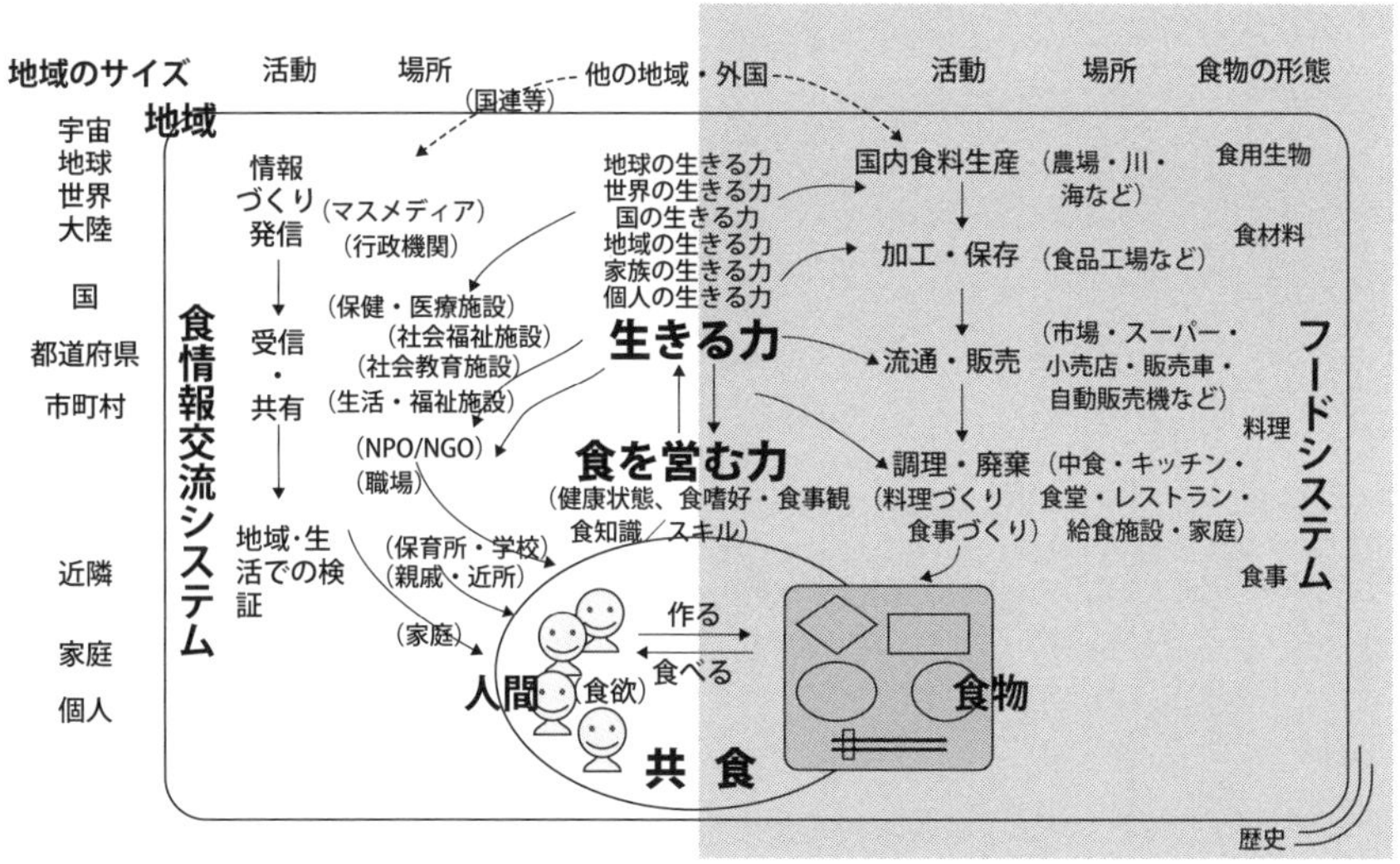


足立己幸：原図（内閣府、2010）[7]の一部加筆（2010）[7]

てみました。[9)10)] 結果、多様な共食のかたちを包み込みつつ、各エリアの大きさも自由に手描きで展開する可能性が高い楕円形になりました。[11)]

## 地図の構成を考える

試行錯誤を重ねた結果、地図は次の構図にしました。

### (1) 共食を成り立たせている要素として、「共」(だれが、だれと) と「食」(なにを共にするか) の2項目を取り上げた

**縦軸**に、前者〈「食」を共にする人・家庭や地域〉を位置づけました。本来、縦軸は人で区分されるべきですが、日常的に人の移動が著しいので、「食」を共にする人やおもな場所にしました。ここでは、地域を「区切られた土地や土地の区域」という広義で使っています。また、家族ではなく家庭にしたのは、近年の家族形態や家族観の多様化がすすむ中、個人の生活基地としての意味を優先したからです。

**横軸**に、後者〈共にする「食」〉を位置づけました。

「食」は「食行動」・「食活動」・「食の営み」とこれらの関係を包括する広い概念です。食育基本法の前文で示す広い視野[12)13)]を持ちます。食行動は、食事を食べる行動・食事を作る行動・食情報を交流し、「食を営む力」を形成し、伝承する行動を含みます。

### （2）両者の交差した場をエリアと名づけた

左下の個人（Individuals）、家庭エリア（Homes）、身近な地域エリア（子どもたちの小・中学校区の広さで、いわゆる日常の生活圏、行政では市町村にあたります。地域は意味づけなしに同じ行政でも、ときにより異なった意味で使われることもありますが、中央に対置して「地域」と呼ばれることが多いです。本書では個人や家族から見て「身近な地域」と呼ぶことにしました）（Communities）。さらに、身近な地域より広いエリアを、都道府県エリア（Prefectures）、国エリア（Nations）、世界エリア（World）、地球／宇宙エリア（Earth & Planet）と名づけました。

現実には、右上のエリアが左下を包括しつつ層を重ねていく関係にあります。しかも、移動手段や通信手段の多様化・広域化の中で、これらの境目が緩やかになり、区別がつきにくくなっているので、より複雑です。

図中のエリアの広さは注目したいことや重要度で、大きさや形を自由に手描きで描けるように楕円形にしました。人間を接合点として共有する自由な円です。

### （3）この図を使って考える共食の方向・ゴールを右上にハートで示した

最も重要なことである、この図を使って考える共食の方向・ゴールを、右上にハートで示しました。ゴールは果てしなく遠い、でも多くの人と共有できる懐の広いゴールであり、その実現に近づくための少し小さなゴール、さらに小さなゴールがあり、手の届きそうな身近なゴールへとつながって、描き加えることができます。ゴールこそ重層的につながっているのですから。重要なことは、小さいゴールから大きいゴールへすすむ方向だけでなく、むしろ思い切って果てしなく大きなゴールから、左下がりに今課題にしているゴールの位置づけや課題探しをすることです。

### （4）行動様式や生活様式と同じ概念として「共食様式」と名づけた

各エリアに、多種多様な共食の実践や期待が記入されていくのですが、共食の人数や回数などの量や形だけでなく、共食の内容や方法、考えや価値観など共食の質を含んでいるので、勇気を出して「共食様式」と名づけました。行動様式や生活様式と並ぶ概念であること[14)]を表明したいと考えたからです。

### （5）「共食（概念）の地球地図」と名づけた

位置づけや表現法など、検討すべき課題を多々残していますが、共食について検討する「大まかな枠組み」が描けたので、さらに勇気を出して「**共食の地球地図**」と名づけました。

これは枠組みで、これから必要に応じて具体的な共食様式など内容を挿入して、具体的な課題解決の方向や方法の検討に入りますので、まさに共食の概念の「白地図」と呼ぶこともできましょう。

# 3　「共食の地球地図」から見た「共食様式」の多様性と重層性

いよいよ、枠組みの図の各エリアに、今まで自身がかかわってきた共食実践・研究の事例を書き入れてみました。事例は大小混在しているので、大まかに類型化しました（図4）。類型化の区分概念は「だれが、どこで、食のなにをどう共有するか」なので、「共食様式」と名づけました。

一覧して、個人から地球／宇宙まで共食様式の多様さに驚きます。図3の地球における食の営みの場所や活動を基礎にして、具体的には本書第1章の自分史で取り上げた例、第2章の研究史の例、第5章の活動事例、そして第4次食育推進基本計画で扱われている事例等を1枚ずつマッピングしてみました。一つの共食行動が多くの行動と絡みあって図が真っ黒になったり、エリアをまたがって身近なエリアから世界エリアまで連なっていたり、エリアからはみ出したりで混線しましたが、図3の構図が類型化の道筋を指南してくれました。

共食様式の多様さをあわせて把握するためには、一律の類型化は不要でしょう。しかし、多様な共食様式の全体像を得るためには、役に立つ図になりました。記入にあたって各エリアの境界線を自由に動かして使うと、取り上げた共食様式の特徴が理解しやすくなることもわかりました。

**図 4 「共食の地球地図」で見る「共食様式」の多様性・重層性**

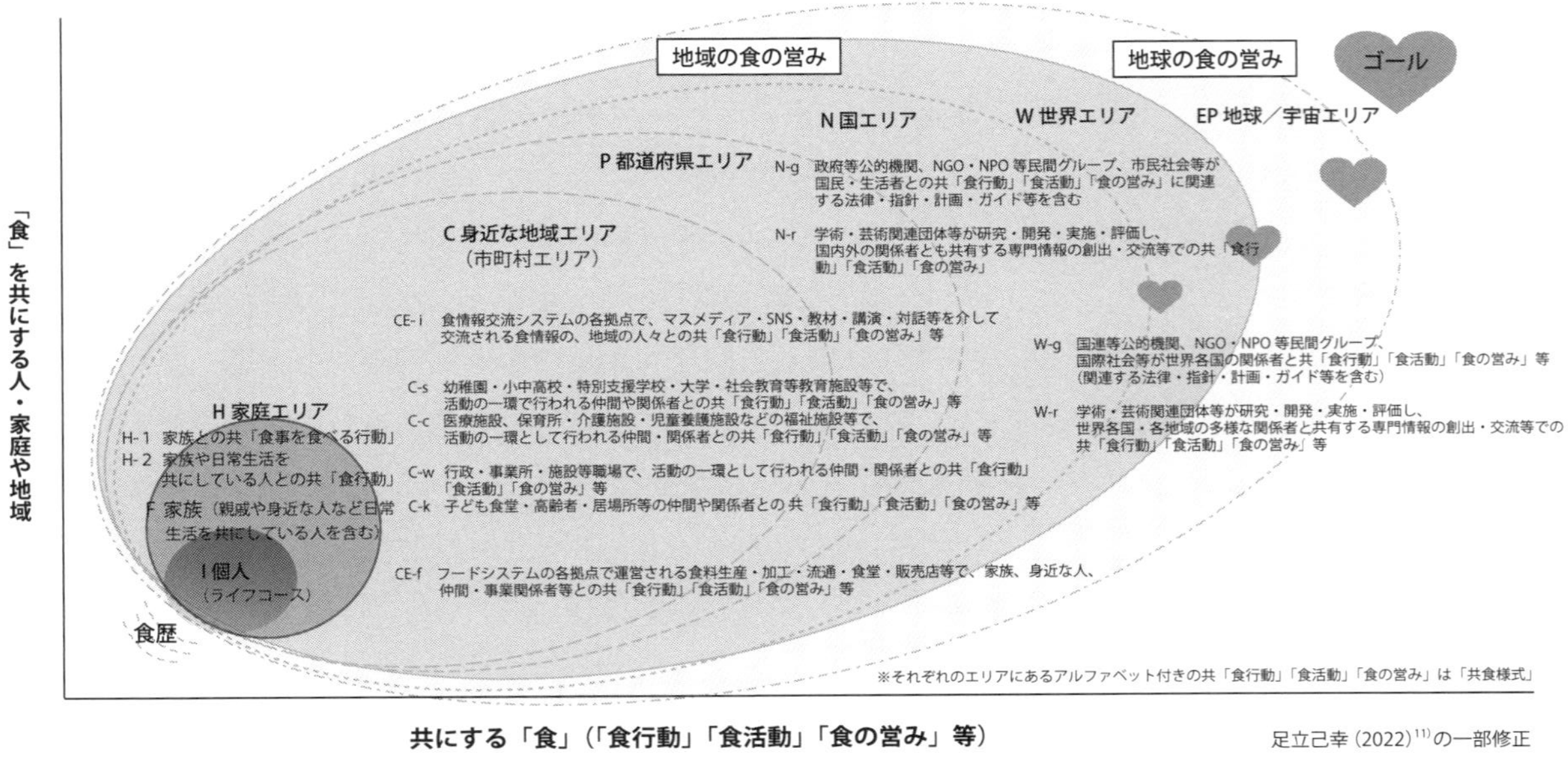


足立己幸（2022）[11]の一部修正

## ［１］各エリアのおもな共食様式と、ほかの共食様式との関係

### Ｉ個人

共食の主体者は一人ひとりの個人です。ときには共食の場づくりの中心になり、ときにはその共有者としての共食者になります。それぞれの食歴を持つ母体の栄養・心身の健康状態等をしみ込ませて生まれ、発育・発達し、生活し、社会活動をしライフコース[15]を回しつつ、次のライフコースにつないでいく個人です。一人ひとりが「共食の地球地図」の起点を生成する「かけがえのない個人」と言えましょう。

### Ｈ家庭エリア

個人を含む家庭エリアの「共食様式」については、各エリアを一回りした最後に、見直したいと思います。

**Ｈ－１　家族との共「食事を食べる行動」（この中に「ひとり食べ」「孤食」も含まれる）**

**Ｈ－２　家族や日常生活を共にしている人との共「食行動」**

### Ｃ身近な地域エリア

共食様式が最も多様なエリアであり、単純に類型化をすべきでないエリアです。家庭エリアの醸成地である側面と、社会活動の組織や団体として役割を果たさねばならない側面を持ち、両面の矛

盾が多いエリアです。食とのかかわり方も多種多様です。さらに、類型化がむずかしい理由として、慣用されている用語が専門分野により異なることや、法律に規制されているため現場で実際にやっていることが異なる場合が少なくなく、理論的な一貫性が取りにくいことです。このことは、共食、人間らしい食の視点からも重要な発見でした。

結果、大きく5つのタイプに分けました。

「それぞれの目的を持つ社会活動」の一環に位置づいている、集団給食等での「食行動」や「食活動」を共にする共食様式です。

C−s　幼稚園・小中高校・特別支援学校・大学・社会教育等教育施設等で、活動の一環で行なわれる仲間・関係者との共「食行動」「食活動」「食の営み」等

C−c　医療施設、保育所・介護施設・児童養護施設などの福祉施設等で、活動の一環として行われる仲間・関係者との共「食行動」「食活動」「食の営み」等

C−w　行政・事業所・施設等職場で、活動の一環として行われる仲間・関係者との共「食行動」「食活動」「食の営み」等

## 家庭ではできない役割が、学校の給食にはある

話は少し地図からそれますが、例えば「学校給食」という言葉は「学校給食法」のキーワードですから、全国中で使われています。しかし、「給食」は本来食事を作る側の概念です。

「学校給食法」（1954年）には、学校給食の目標として「学校生活を豊かにし、明るい社交性及び協同の精神を養うこと」と明記されており、法改正があってもこの部分は変わっていません。学校教育の一環として、文部科学省の関連通達をふまえ、かつそれぞれの学校の教育理念に沿ってさまざまな工夫がされ、計画・実施・管理されている食事[16]を、子どもたちは食べる、その準備に参加する、食育を中心に関連する教科等の学習も行っています。

共食の視点からすると、共食の主体者は子どもたちですから、子どもたちの食行動や食活動との関係がわかりやすい用語が使われるといいな、とひそかに願っているのは私だけでしょうか。

日本の学校給食は1889年に経済的な理由等で弁当を持参できない子どもたちの昼食提供を目的にはじまり、その歴史的な役割を十分に果たしつつ100年以上の実績を重ね、日本では今や小学校のほぼ100%がそれぞれの実績を重ねています。「学校での友人や教師たち関係者との食事」の意味を込めて「学校の食事」のほうが実際に合っていると思いますが、いかがでしょうか。

1972年に私は「学校の食事の理想は、家庭の食事の理想と同じか？」という論考[17]を公表し、当時の関係官僚から、「学校給食が目指しているのは家庭の食事並みにすることです」と叱責されました。私は、学校給食の目的は家庭の食事の「補充食」ではなく、学校教育の一環の食事として質の向上を目指し、その結果として、家庭の食事の不十分さも補完する役割を果たすこと。その実績は第2次世界大戦後の子どもたちの栄養・健康の改善向上に、学校給食が大貢献をしてきたことで知られています。その状態は今もなお続き、とりわけコロナ下で経済格差が増幅し、健康格差・学習格差等負の連鎖が深刻になっていて、特に「休日の学校給食のない日」の食事格差の影響が大きいことも、小学生の生活調査[18]から報告されています。

このようなときこそ、学校給食は「家庭の食事の補充」の役割を発揮することが望まれ、その内容は栄養素摂取面だけでなく、豊かな味わい、豊かな人間性・社会性の形成面を含む「食事」の補充が必要なのでしょう。家庭の食事と学校の食事の子どもたちの成長発達における役割は、それぞれ異なっていること。その中での同世代の友だちや関係者との共食から学び・楽しむ内容は、家庭の食事とは異なっていること。こうした中での子ども一人ひとりの心身の健康状態や、豊かな人間性・社会性が育まれる役割が、家庭とは異なっていることなどを活かした共「食行動」や共「食活動」であると期待するからです。

同じことがC－sのほかの教育施設、C－c福祉施設、C－w職場等の「給食」についても多々あると思います。これらの「共食」について、給食管理や食教育・食育の観点とは異なった「共食」が可能なら、「共食の地球地図」の視野で検討が必要と痛感しました。繰り返しになりますが、それぞれの社会活動の中での「給食」の持つ「共食」の威力の掘り起こし・宝さがしと言えそうです。

## 「子ども食堂」「ひとり高齢者の居場所」などの仲間・関係者との共「食行動」「食活動」「食の営み」等

国は食育推進の観点から、子ども食堂とは、「近年、地域住民等による民間発の取組として、無料または安価で栄養面も配慮のある食事や温かな団らんを提供する」ところとし、全国で約7360

か所を超えている（２０２３年２月確定値）と報告されています。[19]私はＮＰＯ法人食生態学実践フォーラムの仲間たちと全国推進会議のメンバーとして、隔月開催の情報交換会に参加し、要請に応じて個別相談など協力をしています。[20]「あなたのおばさんの代わりと思って、おなかがすいたらいつでも来ていいんだよ」という気持ちを貫き、子どもたちに寄りそってすすめるタイプ、一方、企業の社会貢献事業として、食品ロス削減活動の一環ですすめるタイプなどさまざまです。年代を超えた共食の場づくりが育っています。

行政レベルでは見落とされがちな子どもや高齢者、障がいを持つ人、外国にルーツを持つ人などの人権を守る、その基礎としての命を守る、地域で隠れている問題に寄りそいながら守る、重要な役割を担うことができる、大きすぎない「身近で小さな共食の場」をどう持続可能にすすめるかについては、地域全体として検討すべき課題でしょう。

## 「フードシステム」と「食情報交流システム」関連の社会活動

「地域の食の営み」の全体にかかわり、食環境システムとして位置づけてきた「フードシステム」と「食情報交流システム」関連の社会活動は、全エリアへのつながりが広い[21]ことから、ＣＥとして別の位置づけにしました。

## CE—f　フードシステムの各拠点で運営される食料生産・加工・流通・食堂・販売店等で、家族、身近な人、仲間・事業関係者等との共「食行動」「食活動」「食の営み」等

近年、生産地での食材販売や、生産物を活用したメニューによる共食の場の提供に加えて、生産物の生産・加工状況の紹介や体験学習、自然保護や経済活動と生産活動との調和の学習、これらに関する同業者や関係者との連携、若手人材養成、さらに地域活動への系統だった参画など、フードシステムの拠点を使ったさまざまな活動の輪が広がっています。

また、輸出入を含む国際エリアとの連携の環も育ってきています。生活者にとって身近な交流が可能で、かつ大きすぎない地域の社会活動は、生活者たちが育ててきた多様な資源（学術・芸術・教育・歴史等も含む）との融合も広がり、まさに共「食行動」「食活動」から共「食の営み」へとつながる可能性を持っています。

ＮＰＯや民間組織が、行政や全国レベルの関連組織からの定式化された方向や方法でない自由な地域づくり展開を目指す活動も少なくありません。[22]

こうした動きは、従来の、生産（川上）から、川中を経て、川下の消費者へと一方向へすすむ固定的なフードシステム観から、課題に応じて、（消費者ではなく）生活者から生産者へと押し上げ、地域の特徴を新視点で再評価する方向、しなやかなフードシステム観への転換であり、フードシステムの環の自由な回転の見方になるのではないかと期待しています。[23)24)]

一方、共食の視点から見たときに、いわゆる見学や体験という受け身の学びにとどまらず、実際の現場活動の共有の視点（共「食活動」）にシフトすることができるかの議論も、生産者側にとっ

てこれからの重要な課題の一つだと思います。「作業が大変ですね」「予期しない気象災害等で大変ですね」などの現実の苦心へのねぎらいはねぎらいとして、「作る側」と「使う側」の両方からの矛盾を共有し、その矛盾解決への討論や解決への分担作業による実践への新提案へとシフトすることこそ、「食活動」を「共」にすることでありましょう。食情報交流システムでの新スキルの活用等、若手専門家との共「食活動」・共「食の営み」へと期待されるところです。

## CE－i　食情報交流システムの各拠点で、マスメディア・SNS・教材・講演・対話等を介して交流される食情報の、地域の人々との共「食行動」「食活動」「食の営み」等

地域で生活する人々の食行動や食活動は、食環境の主軸である「フードシステム」と「食情報交流システム」の双方向に密接な関係の影響を受け行われます。かつ、その影響を受けつつ形成された人々の食行動の決定要因（健康状態・食嗜好を含む感性・知識・価値観など）が次の行動の方向や内容を決め、循環し、地域全体の「食の営み」の方向や内容を決めていくことになります。

日常的に人々は、家族・友人や仲間たちと交わしあう・共有する情報、学校や職場等で提供される情報、さらに（自分から求めなくても）マスメディアやSNS等から大量に流される情報の渦の中にいます。多くの人がこれらの情報を共有し、ときには発信者になり、地域中に伝わり、循環していきます。

重要なことは、地域で共有される情報は正しいこと（第2章で確認したように根拠があること）、そして、「共食の地球地図」の右上の♡で示したゴール実現を支え・すすめる情報であることです。

例えば、自分たちが「共食の地球地図」のゴールにＳＤＧｓを描いたのなら、地域中の食情報はそのゴール実現を支えているか、が問われます。

**Ｐ都道府県エリア**

「共食の地球地図」のちょうど中腹に位置する都道府県エリアは、左下の個人や家庭エリアや身近な地域エリアを内包する多様な「食行動」「食活動」「食の営み」を、より大きなエリアである国エリア・世界エリアへと、全体を調整してつなぐ役割を担っているととらえられます。一方で、国エリアの施策等が充実するほど、身近な地域エリアの活動は、多様な地域性を発揮して特徴ある活動にする弁の役割も担っています。

**Ｎ国エリア**

国際社会を構成する独立した国家としてのまとまり、領土・国民・主権が求められましょう。共食についても、一人残らずの国民の生活の質（ＱＯＬ）と環境の質（ＱＯＥ）のよりよい共生を持続可能にすすめることができる国づくりの安定的な保障が求められます。

**Ｗ世界エリア**

国連等公的機関、ＮＧＯ・ＮＰＯ等民間グループ、国際社会等が特定の国との間だけでなく全世界で検討する課題や機会が多くなっています。食生活指針や食事ガイドの作成についても、

Healthy Diet から Global Diet へ、Planet Diet へ、Sustainable Diet へとシフトが急速にすすむ中、各国の特徴を発揮しつつ全世界で共有できるゴールやその実現への具体的な検討の機会が多くなってきました。

地球全体として有限である食料資源の「適正な配分」についての検討は、人間多様性・生物多様性の原点でもあり、１９９２年の世界栄養宣言[25)]の基礎でもあります。分配・Share⇅共有する⇅共「食」……です。複数段階の宣言を重ねて、今、全世界を挙げ「持続可能な開発目標」ＳＤＧｓの実現へと向かう中、栄養・食の重要性が高まっています[15)]。

世界エリアは検討の視野が莫大ですので、食情報交流システムやフードシステムへの影響は多様で大量になり、発信する情報・食物の根拠が重要な役割を担います。そこで、学術・芸術関連団体等が研究・開発・実施・評価し、世界各国・各地域の多様な関係者と共有する専門情報の創出・交流等での共「食行動」「食活動」「食の営み」を特記しました。

これらは、行政・組織や団体として行われるだけでなく、小グループ、家族、個人を含む「共食の地球地図」の多様な共食様式が循環的に重層的につながることの重要性を含んでいます。

## ＥＰ地球／宇宙エリア

私は共食の視野・視界に「地球／宇宙エリア」があり、世界エリアを包んでいる具体的なイメージの共有が重要と考えています。今、まさに進行中の宇宙にかかわるさまざまな研究が明らかにする一つひとつが、共食の視野につながっていくことを期待します。

## ［2］「共食の地球地図」を広げて

### 地図の中でゴールは？　そして自分の立ち位置は？

私たちは、「共食の地球地図」を描くこと・理解しあうことを最終ゴールにしてきたのではありません。「一人ひとり」から地球／宇宙全体までを視野に、多様な共食様式の特徴を全体俯瞰して、「地域で生活する自分たちに合った共食様式について考えあい・探し出し、さらにその実現に向けて、なにをどうしたらよいかを考えあう・実行しあう・伝えあう」ことでした。

これからが本番ということになります。

「共食の地球地図」を広げて、例えば

①自分（たち）が今までやってきた共食様式をマッピングする。今やっていること、今までやってきたこと、やってみたいことなどを、思いつくだけカードに書いてペタペタ自由に貼っていく。このとき重要なことは、途中で評価をしないこと。思い出したことは、全部書き、貼り出すことです。

②①の全体をながめて、自分が重要だと思う、好き、生き生きする、もっと続けたい、ほかの人にも伝えたい、日本の特徴を活かしたい[8,26～28]等の共食様式のカードや貼った場所にマークをする。逆にマイナス評価の共食様式であれば、別のマークをつけ、あとで検討することもよいです。

③右上のゴールを確認し、②でマーキングした共食様式が、ゴール実現に貢献できるかを評価し

て、その理由や支えている背景などを検討します。

④①〜③を経て作図した新しい「共食の地球地図」をながめながら、再度ゴールから全体を見て、これからこんな共食をすすめたい！　というプランにつなげることができます。

この作業を家族や仲間や食育計画の担当者たちと一緒にする。これこそ、まさしく共「共食を考える」、共「食」と言えましょう。

## 4 再度、「家族と一緒に食べる」の位置づけを問う

このように「共食の地球地図」を全体俯瞰し、多様な共食様式があることや、多様な展開可能性があることが見えてきました。自分（たち）らしさを発揮しやすい共食様式を選んで、それぞれの行動につなげるとよい、という考えですすめてきました。一方で、それでは個人が自由にどれを選んでもよいのかというと、そうではないと思います。

## 少年刑務所の子どもたちに伝えた「食事は次の自分を育てている」

２００５年に食育基本法が施行され、日本中すべての子ども・大人たちに食育を学ぶ機会を作りたいという全国的な熱の中、少年刑務所で生活している子どもたちにも、大事なメッセージを送りたいという内閣府関係者の企画が実現され、私も協力することになりました。食生態学[29]を基礎に15分ほどの教材を制作し、ナレーションも担当しました。**図5**は、その中の１枚です。全国の少年院に在籍する少年少女たちが聞いてくれるとのこと、話しているうちに感極まって涙した、忘れられない１枚です。

特に伝えたいことは4点でした

①食事で食べたもの（食べ方も含めて）は全部自分のからだの中に入り、しみ込んでしまい、まさに骨肉化し、新陳代謝し、自分自身になること。だから、今の自分は17歳なら、１日３回×365日×17

**図5　食べる行動、自分自身（体格・健康状態・食嗜好・食事観）次の食欲へのつながり（循環）**

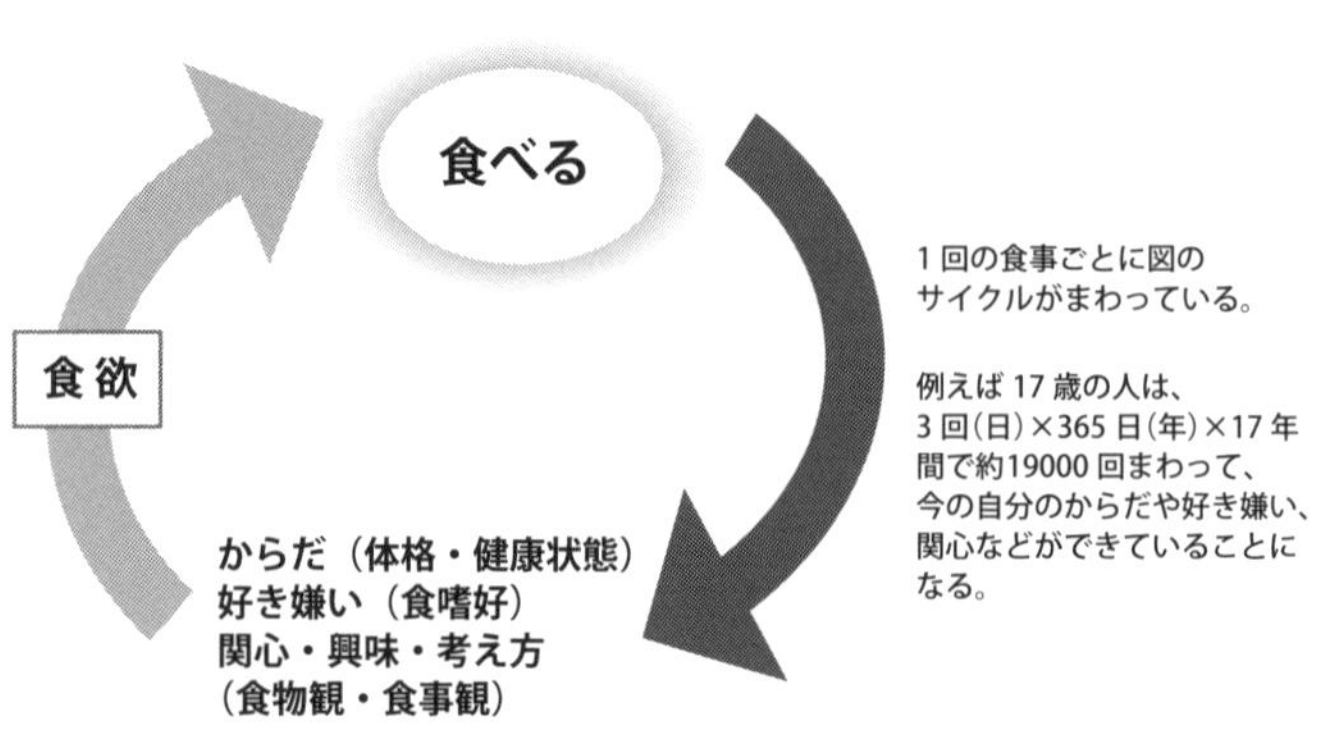
食べる
食欲
からだ（体格・健康状態）
好き嫌い（食嗜好）
関心・興味・考え方
（食物観・食事観）
1 回の食事ごとに図の
サイクルがまわっている。
例えば 17 歳の人は、
3 回(日)×365 日(年)×17 年
間で約19000 回まわって、
今の自分のからだや好き嫌い、
関心などができていることに
なる。

足立己幸：内閣府、録音教材第 510 回企画番組「『食』を考える（第 2 回）」（2008）

年間で、約1万9000回食べたものが代謝しつつ、しみ込んだ結果だ。世界中に同じ食べ物を同じ量、同じ方法で食べた人はいないだろうから、世界中に自分と同じ人はいない。自分しかいない、かけがえのない自分自身であること。

②しみ込んでいるのは生理面だけでなく、好き嫌い（食嗜好）、食への関心・興味・考え方（食物観や食事観）の方向や内容もしみ込んでいる。だから「1食だけ」「1回だけ」と思って食べたとしても、食べてしまったものはからだの一部になり、次の食欲の方向を決め、次に食べる内容に影響し……循環を繰り返してできている。だから、今の自分自身は約1万9000回の食べ重ねの結果であり、世界でただ一つ（1人）のあなたらしいからだ・食嗜好や食事観が育っていること。

③もう変更できない？　いいえ、食事内容や食べ方は、どんな小さな変化であっても、**図5**の循環に乗って、からだ中の隅々まで、直接的・間接的影響を及ぼし、全身を変えていくので変更可能。だから少年院の先輩たちの中に、入所してから体調や健康状態が変わってきた、特によくなってきた人が多いと聞きます。特に、便通がよくなった、体重が適正体重（多すぎる人は減少し、やせすぎの人は体重が増え、元気が出るよう）になったという人が少なくないのでしょう。その理由はこの図で示すように、1回の食事の変化は次の食欲の方向に影響する。健康状態が変化し、次の食べる行動も変化し、心身の健康のどの方向にも進路変更ができるということです。みんな、まだ若いからしっかり変更できる可能性を持っているということです！

実は、施設の食事は管理栄養士や調理師など、専門家が入所者それぞれの心身の健康状態を把握し、改善・向上可能な方向に計画し作っています。いわば、モデルメニューです。「安心して、おいしく食べて、元気を回復してくださいね」と話しました。

④食欲だけでなく、食事を準備したり作ったりする行動の方向決定にも、この食欲の方向決定要因（体格や健康状態・食嗜好・食事観・食知識等）が直接影響することがわかっています（185ページ）。ですから、「1食に、なにを、どのくらい、どのように食べるか」は心身両面からしみ込むように、あなた自身の次の食事・食行動・食生活……の方向を決めていく、ということです。

## 社会復帰してからも、ここの食事を参考にしたいです！

この教材が全国に出まわったからでしょうか、少年刑務所の職員研修会に招かれることが多くなり、もうすぐ社会復帰ができることになった少年と面接する機会をいただきました。2人で話ができる部屋も準備してくださいました。その少年が、「実はぼく、ここに来てから体調がよくなりました。社会復帰してからも、ここの食事を参考にしてやってみます」と言ってくれたのです。そう、関係者が一生懸命工夫して準備してくださった「モデルメニュー」を1日3回、間食も入れると2年間で2900回ぐらい、しっかり体内に取り込まれ、着実に置き換わって元気になってきたのですから。「よかったね」と心から喜びあいました。

ほぼ同じ時期に、全国の少年院在籍者の生活調査に協力しました。その中で、入所前の家族との共食経験なしは40％台でしたが、社会復帰後に「家族との共食の機会を作りたい」との回答者が

60％を超えていました。少年院と家庭では異なりますが「だれかと一緒だと快いことがある」経験をそれぞれに活かす可能性を示してくれたようで、うれしい結果でした。

## 「いただきます」「ごちそうさま」が乳幼児を共食の発信者に育てている

第2章で紹介した、全国5400名の「乳幼児からの健康づくりと食育推進のための基礎調査」[30]結果（104ページ）では、朝食で「いただきます」「ごちそうさま」のあいさつをほとんどする家族の乳幼児は、ほとんどあいさつをしない家族の乳幼児に比べて、食から見た生活の質、健康、1日中の食べる行動、食事を作る行動、食情報を受発信する行動、朝食と夕食の料理の組み合わせから見た食事内容、遊びや眠りなどの生活リズムなど40項目ほどのさまざまな面から、「良好」と評価された幼児の比率が高率でした。また、夕食でのあいさつ行動別の比較でも、ほぼ同じ傾向でした。

さらに、「父や母が食事のあいさつをほとんどする家族」の6割の乳幼児があいさつをしていますが、逆に「父や母があいさつをほとんどしない家族」の6割の乳幼児は、あいさつをしないことも明らかになりました。子どもが食事のあいさつをする習慣は、日常的にあいさつが交わされる食卓を囲んで育つと言ってよいでしょう。

この調査は、食育基本法制定に向けて、食育の重要性を検討する基本資料として日本栄養士会が受託し、「子どもの健康づくりと食育の推進・啓発事業」の一環として実施した1998年の実情です。本調査は「課題解決の答え探し」の目的を持っているので、計画時に「課題解決のための行動変容のキーポイントとなる行動を取り上げ、かつ本人たちが実行できる行動」の仮説を立て、そのズバリの回答が得られる方法や解析方法を選んで実施することにしています（78ページ）。本調査は、乳幼児が自分の意思決定で実施可能な食行動の一つとして、「食事のはじめと終わりのあいさつ行動」に注目し、仮説を設定し、家庭調査と保育所調査の両面から、関係園の絶大なご協力をいただき行いました。仮説は検証され、その結果をリーフレットにして共有されています。

## 黙食優先の中で、子どもの食卓は今

さて、全国、全世代に「黙食優先」が要請される中、食事のあいさつ行動はどう変化しているのでしょうか？　心の中で「いただきます」と言う学びをしている小学生や保育園児がいる家族の子は？　宅食で届いた料理が温まった順に別々に食べる家族の子は？　経済格差が拡大する中、朝食で食べるものがない、食べられない家族の子は？

関係者や調査担当者が、調査目的を確認しあい・調査枠組みを検討し・調査票を作成・使用可能性の検討をオンラインで行ったとしても、調査のスキルアップするための学生との時間が取れない、衛生優先で多忙な保育所の受け入れが難しい。乳幼児の家庭の事情はそれぞれに厳しい中、今こそ「共食の地球地図」のような視野を持つ、共食をめぐる子たちの目標や身の丈に合った調査が必要ですが、実施が困難である実情を思い、とても残念です。

乳幼児期の非認知性認識について、発達心理学の専門分野で活発な議論が交わされているようです。自尊心、自己肯定感、好奇心、意欲、内発的動機づけ、自制心、自己理解などの「自己にかかわる心の力」や、共感性、思いやり、協調性、協同性、道徳性などの「社会性にかかわる心の力」が育まれる「安心な基地」「安全な避難所」の重要性が議論されていることに、日常の共食様式が深くかかわっているのだろうと感じます。[31)]

胎児期を含め、それらを取り巻く家庭環境を含め、「共食の地球地図」のほかのエリアとは質的に異なる個人内要因の形成を含め、生まれたときから日常的に毎日頻度が多く「家族と一緒に食べる」共食様式の特殊性を、「家庭エリア」その中での営みとしての「家族と一緒に食べる」ことの意味については、これからの大きな宿題です。[32)]

## 母胎内で命そのものがすでに育っている

図4の「Ⅰ個人」のすぐ下に、「ライフコース」と書きました。人間の生涯を乳幼児期、学童期から高齢期など各「期」や「ステージ」に分断して特徴を検討する考え方から、これらが切れ目なくつながっていること、それぞれの環境とのかかわりで、行きつ戻りつ交じりあうような状態で、「母体を培地に新しい命を受け継ぎ、生活し、それぞれの個性を育て、次の世代へとつないでいく状態」を重視した考え方（ライフコースアプローチ）へのシフト[15)]です。

１９７０年代中ごろ（偶然ですが「共食」実践と研究が本格的に始動したのと同じころ）、「胎児期や生後直後の健康・栄養状態が成人になってからの健康に影響を及ぼす」というDOHaD仮説

**ⓐ『「食」を共にする人・家庭や地域』**

個人・家族（親戚や身近な人など日常生活を共にする人を含む）の生活基地である「家庭エリア」・身近な地域エリア（市町村エリア）・都道府県エリア・国エリア・世界エリア・地球／宇宙エリアが、それぞれの特徴を発揮し、重層的にかかわりあい、多様に営まれている。

**ⓑ『共にする「食」』**

**「食」**……………人間・食物・地域のかかわり（「食行動」「食活動」「食の営み」等とこれらの関係）を包括する概念（「食育基本法」前文の「食」と重なる）。

**「食行動」**………人間行動の食物とかかわる側面の総称。「食べる行動」「食事を作る行動」「食情報を交流し、『食を営む力』を形成・伝承する行動」を核とする。

**「食活動」**………人間の社会的活動の食物とかかわる側面の総称。主体は個人・組織・団体・国・国連等、行政、NPO・NGO、グループ等を含む。

**「食の営み」**……地域における人間の営みの食物とかかわる側面の総称。「食行動」「食活動」や成果とこれらの関係を包括する。

**「食環境」**………人間生活にかかわる環境のうち、食物とかかわる側面の総称。「フードシステム」と「食情報交流システム」の2側面を主軸に、双方向の密接な関係で、主体や課題とかかわる。

**ⓒ「共食様式」**

人間の共食の仕方。人間の生活の場所や行動、生き方等を総合的にとらえた「生活様式」や「行動様式」に並び「共食様式」と名づけた。

足立己幸（2022）[11]

**図６ 人間生活から見た共食とは**

(1) **家族と一緒に「食事を食べる」→食事を共有する→「共食」**と名づけた
(ひとりで食事をする→ひとり食べ→「孤食」と名づけた)

(2) **だれかと一緒に「食事を食べる」こと**

(3) **だれかと一緒に「食行動」をすること**
(食行動とは、人間の多様な行動の中、食物とかかわる行動の総称。「食べる行動」「作る行動」「食を営む力の形成・伝承にかかわる行動」を核に成り立っている)

共食を (1) から (3) の全体としてとらえるとき、だれでもが、生まれたときから、いちばん身近で、頻度多くかかわる「家族と一緒に食事を食べること」が重要。

足立己幸 (2010)[7)]

＋

(4) **地球／宇宙に生活するすべての人が、それぞれのゴールの実現に向け、「食」を共にすること。共「食」と呼ぶことができる**

共食は、ⓐ**『「食」を共にする人・家庭や地域』**とⓑ**『共にする「食」』**により、多様なⓒ**「共食様式」**が生まれ、発達し、交流し、人間の生活の質 (QOL) と環境の質 (QOE) の共生にかかわっている。

※共食を(1)から(4)の全体としてとらえるとき、(4)は(3)を、(3)は(2)を、(2)は(1)を内包する。(4) は (1) から (3) を包括し、これらの重層性と多様性を発揮し、多様な「共食様式」が生まれ、発達し、循環しながら継承される。この点からすれば、どの入り口から入ってもよいことになる。しかし、だれでもが、生まれたときからいちばん身近で、日常的に頻度多くかかわることができる点、具体的に自身の意志で行う行動である点などから、「食べる行動」とりわけ日常の生活基地である家庭で「家族などと一緒に食事を食べる」ことを、共食の行動目標などとして使うことができる。

足立己幸 (2022)[11)]

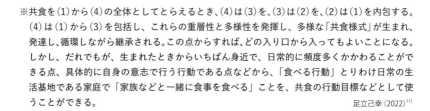

が公表されました。「第2次世界大戦中のオランダで、飢饉下での妊娠中に、子宮内で低栄養になった児が、成長後に高頻度に肥満を呈した」ことを明らかにした研究や、1980年代後半からの「胎生期環境が将来の生活習慣病（冠動脈疾患、脳卒中、肝臓病、高血圧、糖尿病、ガン等）発生に及ぼす影響が大きい」ことを示す研究成果がWHOの栄養政策にも取り上げられました。

**図4**に、「共食の地球地図」の起点、個人に「ライフコース」と「食歴」[33]を加筆してあります。**図5**の食べた食事は次の食欲の方向を決める循環図と重ね合わせてみるとき、「食行動」の中でも食べ物を体内に取り込んでしまう「食べる行動」が、次の食欲・食行動・食活動・食の営みに、直接的な影響を及ぼすという特殊性を改めて確認したからです。

## 一人ひとりの個人から地球／宇宙までを視野に持つ「共食」の概念の総括を

1968年からの人々の日常生活での実践と研究の実績をふまえ、2010年に公表し多くの人々に活用されてきた定義（277ページ）に本書での検討をふまえて（4）を加筆し、総括しました（**図6**）。

（1）**家族と一緒に「食事を食べる」→食事を共有する→「共食」**と名づけた。（ひとりで食事をすること→ひとり食べ→「孤食」と名づけた／1981年）

（2）**だれかと一緒に「食事を食べる」こと**。このときのだれかとは、**図4**でいう「H家庭エリア」の人々を中心に、「C身近な地域エリア」で特に給食を一緒に食べている人々を含んでいました。当時、私は当該施設の社会活動の場としての社会的役割と食事との関係を吟味していなかったので、深いこだわりなしに漠然としていました。

（３）そして、現実の日常生活では、食行動は食べる行動とほかの行動が密接な関係にあり連続性が高いことから、**だれかと一緒に「食行動」をすること**に共食の概念を広げ、家族の形態や生活様式を異にしても、だれでもが「共食」の可能性を持つことができるようにしたのでした。

今回、提案する共食の概念は、（１）から（３）を内包しつつ、地球に生活している人間であることの恩恵と責任を重視し、次のように提案します。

**（４）地球／宇宙に生活するすべての人が、それぞれのゴールの実現に向け、「食」を共にすること。**

**共「食」と呼ぶことができる。**

共食を（１）から（４）の全体としてとらえるとき、（１）がライフコースアプローチの視点で、出生時から日常的に頻度多くかかわることができる点、具体的な行動である点などから、「共食の行動目標や評価指標」として使用することができます。しかし、家族観やライフスタイルの多様化の中、「家族」の用語の扱いの検討も必要です。

（４）にとって必要なキーワードは、以下になります。

**共有する人々**／家庭エリア・身近な地域（市町村）エリア・都道府県エリア・国エリア・世界エリア・地球エリアでそれぞれに行動し、活動している。各エリアは家庭エリアの核である「個人」を起点に、地球／宇宙エリアまで重層構造をなし、影響しあっている。

**共有する「食」の内容**／「食生態学」の基本概念を基礎に「食事を食べる行動」「食事を作る行動」や「食活動」を交流し「食生活を営む力を形成し伝承する行動」を含む「食行動」「食活動」「食の営み」やこれらの組み合わせになる。

**共食様式**／共有する人々の共食エリアでの行動や活動と、共有する「食」の内容を基礎概念とする。

**共にする**／知識・感性を含む態度・行動・環境等をそれぞれの立場で共有すること。味わいあい・楽しみあい・思いあい・行動しあい・伝えあい等である。ただし、こうしたことの共有を可能にする場づくりとして、食教育や食環境づくりが密接な関係を持つことになる。

## 食を「共にする」を大事にしたい

私は、共食を、「食」を「共にする」こと、と理解してきました。

指導でなく「教育」、指示や指令ではなく「分担しあう」、教えてあげるではなく「その課題について、それぞれの立場や発達段階なりに感じあう・思いあう・考えあう、またはそうした可能性のある場づくりをする」[34]と。

だから、お手伝いではなく「分担しあう」、共同ではなく「協働」、寄りそうではなく「寄りそいあう」、支援ではなく「ゴールを共有し、その実現へ向けて分担しあう」です。[35][36]

近年、災害地等での押しつけ支援に偏することを案じて、当事者でなく共「事」者の視点を強調

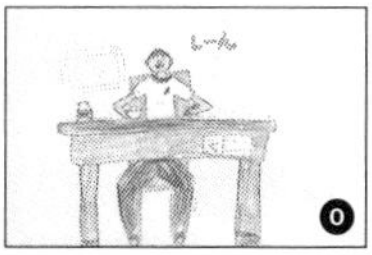

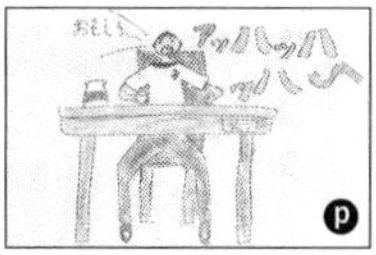

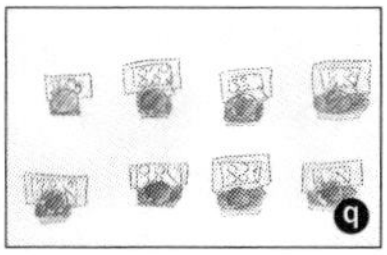
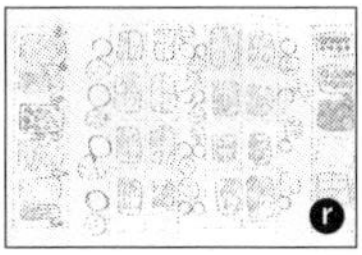

する意見や、コロナ下での自宅勤務による生活様式の変化の中で、人間生活と労働の関係の検討の必要性など、これらの共「考」論を重視する[37)～40)]歴史研究等が活発になっています。考えてみると栄養学・医学・動物生態学・民俗学・生活学[41)～43)]・教育学等を源流に持ち育ってきた食生態学（25ページ）は、共「生」、共「感」、共「経験」は日常生活の中でも古くから使ってきました。

「食」を「共にする」とは、どういうことでしょうか？　これも自由で、人それぞれでよいという意見もあるでしょうが、共食の心髄を問う中で、大事なことがひそんでいるように思います。繰り返し述べてきたように、人間の食は多面で多様ですから、共食様式も多様で、その評価も無数にあるでしょう。一方で、人間は食物を自分のからだの中に入れ、そのことにより新陳代謝しています。即、命・生きることに直結する面を持っているのです。だから勝手でよい、と放っておけない面をあわせ持っています。

多様な共食様式をもっと多様に展開しつつ、一人ひとりの命をしっかり守りあえる共「食」とはなにか？　どうしたらよいか？　もっと自由な共「人間らしい食」の宿題を肝に銘じます。

## コロナ下の子どもたちが描いた「理想の食事スケッチ」に学ぶ

口絵と次のページに紹介した8枚のスケッチ（口絵o～r、282～283ページ）は、「どんな給食の時間だといいなと思いますか。自由に絵で描いてみてください」と問いかけ、小学5年生の子どもたちが描いてくれた学校給食の食事スケッチです。いわゆる「黙食徹底」実施中に描いてくれた、

**今の給食**

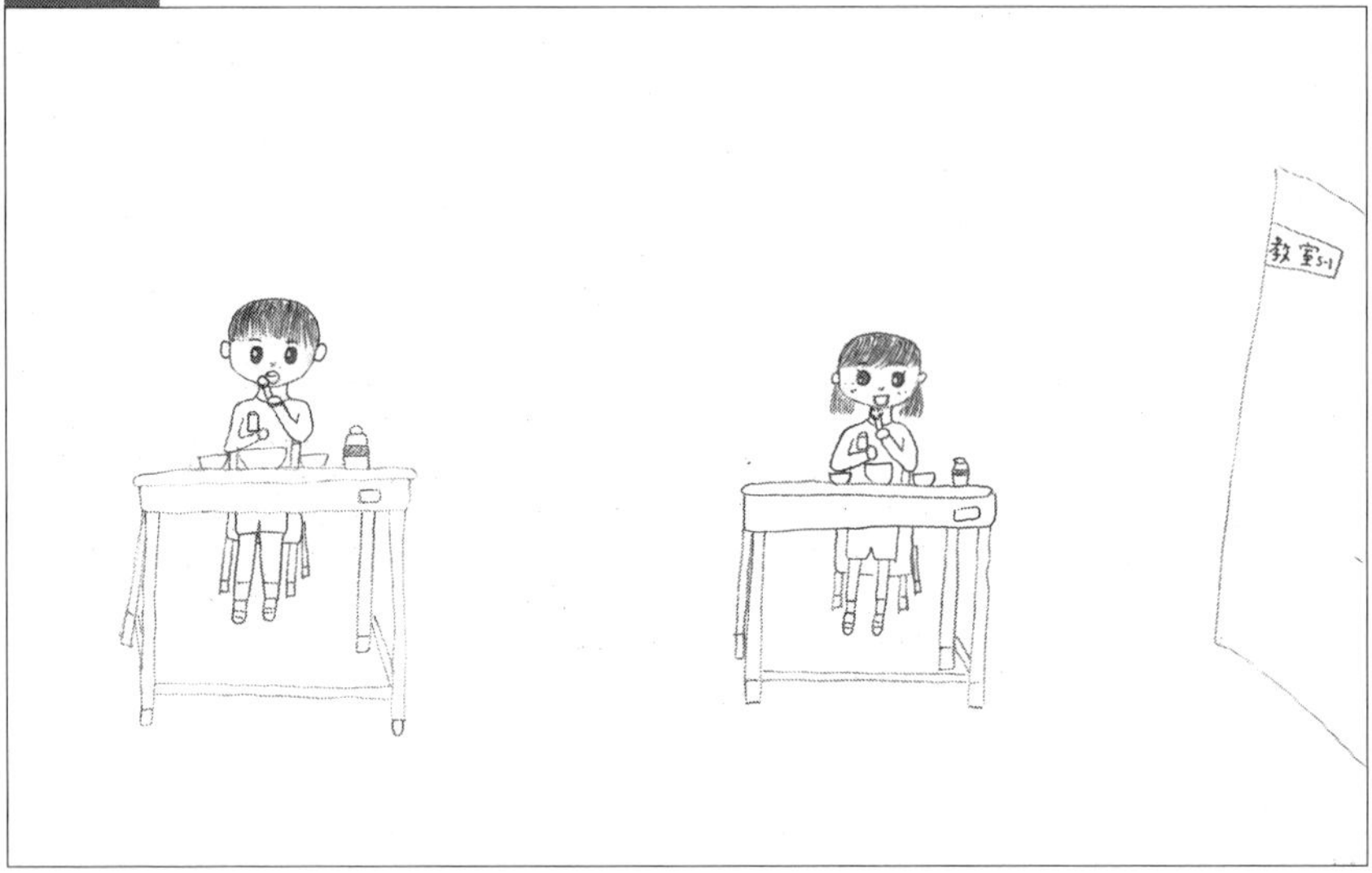


**理想の給食**

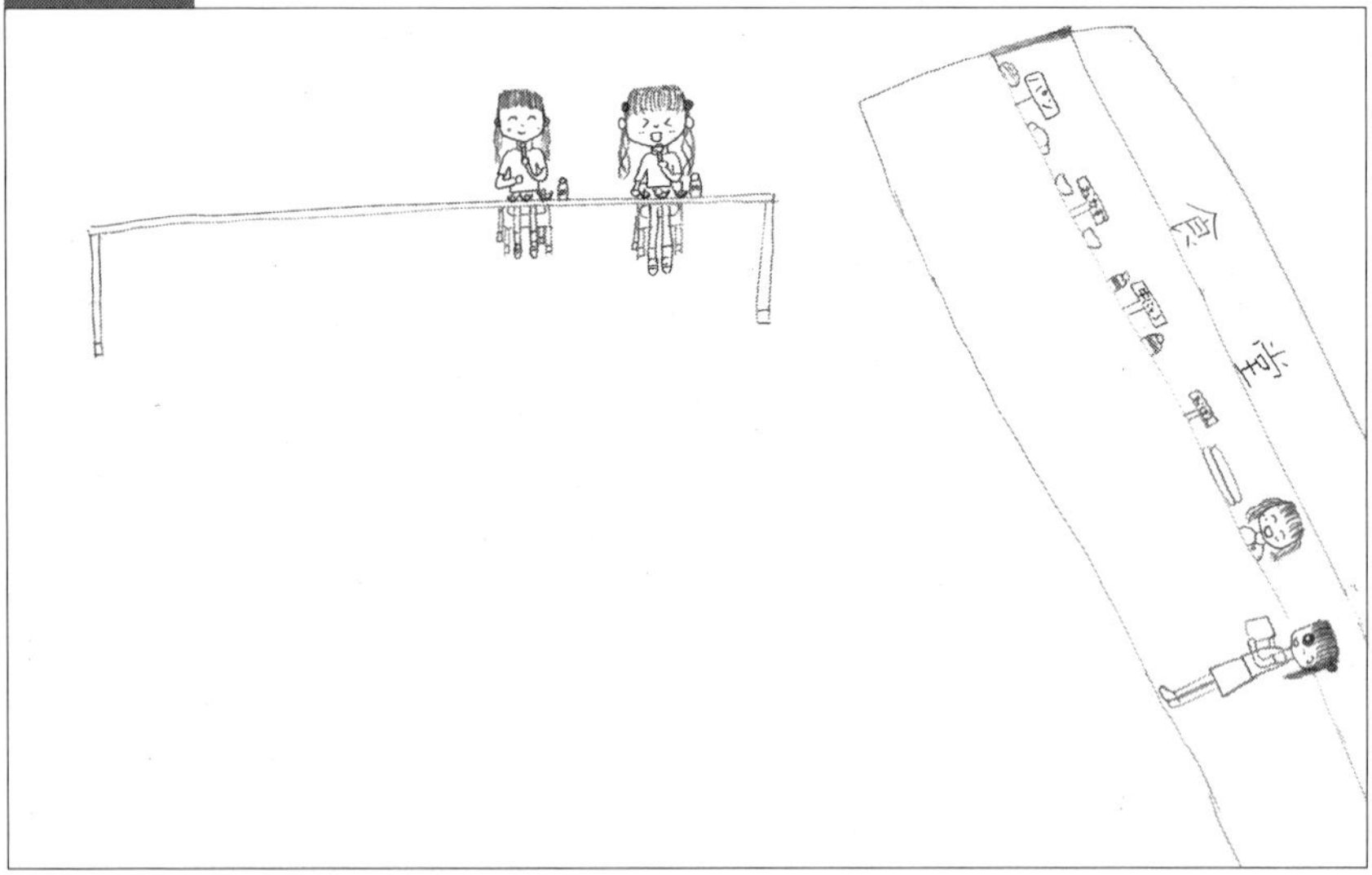


今の給食（コロナ下）は、学校のルールを守って２人は離れて食べている。理想の給食は、食堂でバイキング。自分も友だちの笑顔もていねいに描いてあり、当番や先生も笑顔である。「友だちにやさしく、思いやりがある」と自己評価しているので、その気持ちの一端が見えほほえましい。[44]

今の給食

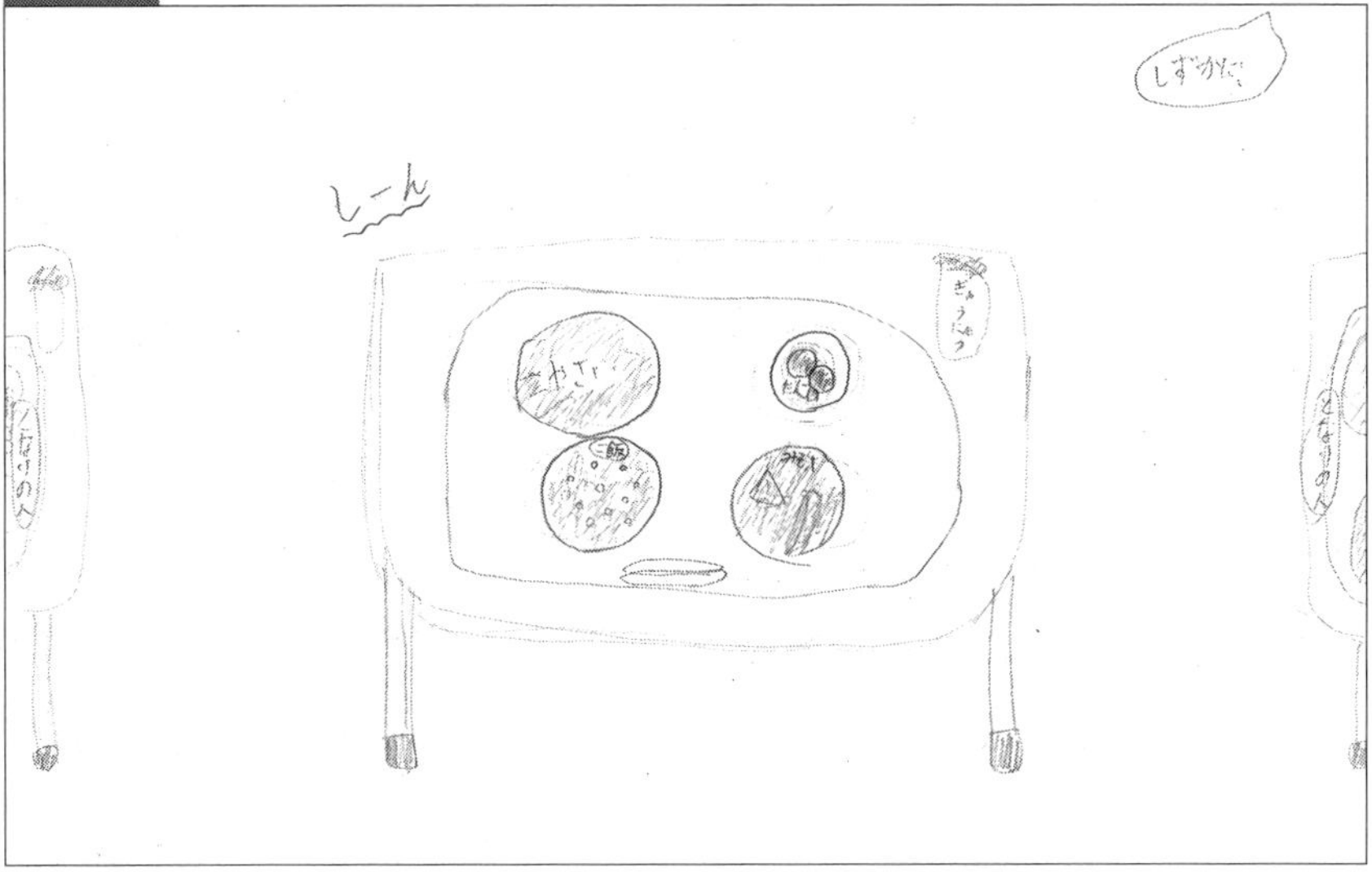


理想の給食

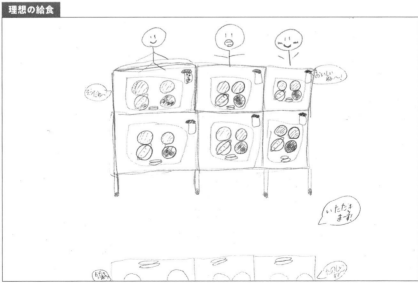

今の給食は、両端に友人の腕が描かれ「となりの人」と薄く書いてある。右上には吹き出しで「しずかに」、食卓には「しーん」と黙食実行のキーワードがちりばめられている。一転して理想の給食では、３人が並び「おいしいね」「そうだね」「いただきます」と気持ちは一つにつながっている。[44)]

多分世界中でも例がない貴重な食事スケッチです。まず先に「現在の給食のスケッチ」を描き、続いて「いいなと思う給食のスケッチ」を描いてくれました。

どう感じますか？

「新型コロナウイルス感染症流行下における児童の給食の楽しさに関する研究」[44]の一環で、栄養教諭のための「あいち子ども食育塾」のメンバーが学校内の理解・協力を得て、子どもたちが描いてくれた1枚1枚です。

私は子どもたちのスケッチを見て、40年ほど前はじめて行った東京都内小学5年生の「食事スケッチ調査」が思い出されました。「え？　理想を描いていいの？」「本当の気持ちを描いていいの？」などの質問が飛び交って、「質問のある人は手を挙げてくださいね。みんなの思いにじゃまにならないように」と質問を止めなければならないほどの熱気が同じだったからです。子どもたちが元気で、自分表現ができるひとときを得たようで、よかったとホッとしたのでした。

今回いちばんうれしかったことは、子どもたちが「理想」を想像できたこと。そしてそのような自由に自己表現できる子どもたちを、厳しい環境下でも育ててくださっている学校があることです。厳しい規制下であった調査当時、家庭も学校も地域も異常事態の中、日本中すべての子どもたちが、のびのびと「理想」の食事スケッチを描くことができるとは限らないと思うからです。描こうとしても描けない、描こうとしない、描くチャンスがない、描くことを望んでももっと重要なことを優先しなければならない等、さまざまな事情や気持ちの子が少なくないと考えられます。

このスケッチを描いた子どもたちは幸いにも、学校全体が教育理念・教育計画の中に学校給食を明確に位置づけ、栄養教諭ら関係者がその役割を十分に果たしつつ、日常的に安定した学校給食を楽しみ、子どもそれぞれの食事観・学校給食観を育ててきている環境にあると考えられます。とりわけ、学校給食を受け身で食べるだけでなく、自分たちの学校給食のねらいや方法の特徴を話し合い、発言することもできる、まさに日常の学校給食で共「食事」・共「食行動」の体験を重ねているからでしょう。

## 持続可能な共「食」のために

本章を執筆中に、学校給食と地域の食の営みとの関係にひそむ課題を明快にする論考が出されました。『朝日新聞』の「多事奏論」〝食品値上げの波　おいしい給食へ知恵と覚悟〟の一節です。

（前略）「学校給食は地方自治の象徴」という、市民の集まりで教わった言葉が浮かんでくる。人口も、産業も、財政も、それぞれ違う。人口は減って、財政も厳しくなっている。だからこそ、その地域の学校給食のかたちは自治体と住民とで決める。献立は生きた教材で、給食を通して地域の子どもに何を知って、どう育ってほしいか、それがあらわれるという考えだ。（後略）

『朝日新聞』２０２２年６月４日「多事奏論」編集委員　長沢美津子

「共食の地球地図」（図４）にこの一節を重ねてみると、地方自治や住民の「食の営み」の象徴と考えられる学校給食は、国エリア・世界エリア・地球／宇宙エリアを含めた「食の営み」の反映であり、かつこれらの各層が次の層の営みへと重層的に影響を及ぼしていることになります。

さらに、図の左側に示した身近な地域エリアのさまざまな共「食活動」や共「食の営み」、家庭エリアの家族や身近な人との共「食行動」、一人ひとりの胎児期からの食歴が、層をなして関係しあった反映であることが見えてきます。

1枚1枚の「理想の給食の食事スケッチ」は、単に1人の子どもの瞬時の感想ではなく、その家族や学校の給食への取り組みの反映だけでもなく、「共食の地球地図」で表現しようとしている共「食」の全反映・象徴と言うことができそうです。「食事スケッチ」も「共食の地球地図」も言語を超えた絵・スケッチ・図なので、世界中の多くの人と思いや課題を共有しやすい！　共「食情報」・共「食」しやすい[45]！

共食によって仲間を増やし、共食によって内在するいろいろなレベルでの矛盾が見えやすくなり、検討が深まる。その検討の視野で、地球／宇宙まで広がっている！

現代社会で多様な共食様式が生まれ、営まれている中で、胎児期からの食事歴を基礎に、日常的に、頻度多く、食べた食物や食べ方が即新陳代謝にかかわり、心身両面を育て上げていくことを共有する、日常的に「家族と一緒に食べる」ことが、極めて重要になる！

小さな小さな一つの命が生まれ、果てしなく広い・多様な共「食」づくりの仲間になり、その中で次の小さな一つの命が生まれ、さらに多様な共「食」につながり、らせん状に循環していく。小さな命が生まれる家族、その身近な地域・国・世界・地球／宇宙が重なりあって、一人残らずの人々がそれぞれの生活の質（ＱＯＬ）と環境の質（ＱＯＥ）の持続可能な共「生」が可能になるのです。多様な共食様式の中でも、小さな命が生まれ育つ「家族との共食」の重要性を再度確認した思いです。

## 一人ひとり多様だから「共食」「孤食」は深い

「共食の地球地図」を広げて、もう一つ感慨深い再発見・再確認があります。

本格的な「共食・孤食研究」をはじめたきっかけの一つは、１９７４年ごろ「一人ひとり、栄養面からの要求量が異なるのだから、家族別々の食事が理想だ」という、当時の栄養指導への疑問・不満からでした。

一人ひとり異なるからこそ、「一緒に食べる」意味が深いのです。繰り返し述べてきたように、一人ひとりの食歴が異なり、現在の自分（心身のすべて）が異なり、食欲が異なり、その実現への喜びも悩みも異なり、取り巻く環境も異なります。地球上、人間だけでも２０２２年11月には80億人を超えたと言われています。80億人一人ひとりが、それぞれのかけがえのない命・生活・環境とのかかわり・次へのバトンを担っています。多様な一人ひとりであることは、課題への回答も多様にあるのですから、１人では答え探しは難しい。自分の内なる矛盾、他者との矛盾、環境との矛盾などがあるのですから。

しかし、「矛盾こそ、発展のモーメント」と言われてきました。

共食は人数が多ければよい、回数が多ければよいというわけではない。矛盾に気づきあい、さらけ出しあい、乗り越える答え探しを共にできるようなひとときが「発展のモーメント」に。

食事を食べる行動を含めて「食行動」は、生活しているほとんどすべての人が、それぞれの生涯をとおして、それぞれの地域で、１日１～２回以上の高頻度で行っている身近な行動です。しかもさまざまな矛盾が絡みあっている。

個人の食事を超えた、さまざまな矛盾を、発展のモーメントにシフトするパワーが、多様な共食様式にひそんでいる、という再発見・再確認です。

これは、今、世界中の多くの人々が共有し、ゴール実現へと向かうSDGsのアジェンダ「5つのP」、その実現可能性が高い具体的なゴールとして示されている「17のゴール」のゴールへ向かって、共食は一人残らずの人々が身近に、実現できそうな有力な手段であることを、気づかせてくれているようです。

「共食の地球地図」は、世界中一人残らずの人が、それぞれのゴール（「生活の質」と「環境の質」の共生）へ近づく、持続可能性の高い方向や方法探しの地図、自分だけでなく家族や身近な人や地域の人や……世界中の人々と共有できる地図、と言い換えてもよいのかもしれません。食だから、すべての人が直接毎日かかわっている便利な地図、と言ってもよいのかもしれません。

「共食の地球地図」で見るとき、共食と孤食は対置することではなく、孤食は（共有する「食」の内容やエリアを動かして見るとき）共食様式の一つととらえることもできそうです。

孤食の中には共「食行動」や共「食」の視野で見直すと、質の高い共食様式を育てているタイプが少なくありません。一方、環境の大変化の下、経済格差や生活格差が拡大する中、栄養や健康格差がさらに拡大し、即生命そのものを失うほどの危険がひそんでいるタイプも少なくないからです。

おわりに

# 多様に可能な「共食・孤食」様式の中から、自分たちの「生活・地域・地球」に合った様式を選び、育てる時代へ

今国内外で、日常生活の「共食・孤食」への関心が高まり、関連する研究成果も蓄積され、これらをふまえた教育や施策がすすみ、多くの人々が家庭や地域エリアで、さまざまな共食行動や活動をすすめています。

国際的には１９９２年の世界栄養宣言、日本では２０００年の食生活指針や２００５年の食育基本法制定等で、「人間らしい『栄養・食』へのアクセスが人権の一つであること」を宣言し、実現への努力がされてきました。その主軸の一つに、「共食・孤食」の視点がつながり、日常生活での実現が試みられてきたのです。さらに、本書の執筆中にも「健康日本21（第三次）」（２０２４～２０３５年度）の具体的なアクションプランの一つに、しかも今までの家庭を生活拠点として検討されてきた実績をもとに、「地域としての取り組み」に「共食」が取り上げられ、より質の高い・実現性の高い具体的な方法への議論がすすめられています。

今、国際社会が共有するＳＤＧｓなどに象徴される、一人残らずの人の「生活の質」と、地球を含む「環境の質」の持続可能な「共生」を目指す活動のうねり、それを活かして日本人の知恵ある日常の実践や研究・教育・施策等が共「食」への追い風の時代に入っていると、言えましょう。１９６０年代後半から、「人間らしい食事」の必須の視点として多様な側面を持つ共食にこだわり、調査・研究・発信・仲間づくりをすすめてきた私たちにとって、うれしく、勇気づけられる新時代到来です。

しかしその一方、新型コロナウイルスのパンデミックやその拡大阻止対策等を「支える環境づくり」がうまくすすまなかった中、「孤食とその悲しい連鎖」は広がり、深刻化し、さまざまな格差拡大をもたらしている現実に、私たちは直面しているのです。

## 私たちはこれからなにをするべきか？

そのような今、私たちはなにをすべきか、そしてこれから、なにができるでしょうか？

私は本書で紹介したように、今まで国内外の個人・グループや地域（行政も含む）で、積み重ねられてきた**「共食・孤食」行動や活動の実態・研究成果を体系的に整理し、「共食・孤食」の実態を全体俯瞰し、ゴール達成への方法や課題を関係者で共有し、検討できる「共食の地球地図」を描いてみました。**環境変化が著しい中、価値観等の多様化、行動様式や生活様式の多様化が急速にかつ予想を超える方向にすすみ、共食・孤食も多種多様に使われているからです。

①「共」食だから、「だれと」→行動・活動・営みの拠点の重層性がわかる。

②共「食」だから、共有する「食の内容」→食べる行動・作る行動・食情報を交流し、伝承する行動や、地域の「食活動」「食の営み」など。そして、これらのすべてを包括するのが「食」である。

①と②の交差部（エリア）に、無数に近い多様な「共食様式」が生まれ、育てられ、交流・伝承され、循環している。

③「共食の地球地図」は、一人残らずの人々と、文字や文化を超えて共有できるように、自由な手描きの楕円で枠組みを描いていること。好きなように楕円の大きさを変えることができること。でも、同じゴールを多様なルートから実現できる、自由な枠組みです。

私は、この「**共食の地球地図**」**をながめて、自分（たち）に合った共食様式を選び、育て、ゴール実現に近づけて**いただけたらと願っています。

今までの実績や得意なこと、仲間が多いことなどプラス面を優先して、共食様式を選ぶとよいでしょう。これも主体的学び（実践からの課題・研究・実践・次の課題へすすむ）Active learning の方向です。自分（たち）のマイナス面を埋めることを優先する方向でなく、プラス面をより活かして自分らしく行動する・活動する……、その中でいつの間にかマイナス面も改善されていく方向です。

このとき重要なことは、なにをゴールにするか、地球や宇宙を視野に入れた大きなゴールとそれに段階的に近づき、身近なゴールを十分に議論する。そして「共食の地球地図」の右上に大きなゴールを明記し、仲間や関係者と共有することです。「共食の地球地図」だから、家族や仲間たちや地域の人々と話し合って、加筆修正し、地図そのものを育てていけばよいのです。この作業も共食の一つであり、共「自分（たち）に合った共食のゴール探し」行動と言えましょう。

## 「共食の地球地図」で見渡すと、完全な「孤食」は存在しない？

それから、本書名を「共食と孤食」としたにもかかわらず、共食側からのアプローチに終わり、「孤食」側から体系だった検討ができなかったことを読者の皆様にお詫びしなければなりません。私は国内では「孤食とその悲しい連鎖」「5つのコ食」等、悲しい呼び名の命名者と呼ばれ、国際学会でも Dr. Eating alone のニックネームで呼ばれてきました。その社会的な責任を自覚しつつも本書では、共食優先の展開をさせていただきました。

理由は2点。1点目はもともと「共食」と「孤食」は対置概念ではなく、同義語であるととらえつつも両概念の関係の吟味をしないまま、早急の改善策検討へと流れてきてしまったからです。もう1点は、Active learning

の視点を重視し、当事者主体で、積極的にすすめることができる共食側から検討をしたことです。とはいえ、「共食の地球地図」の開発の試行錯誤の中で、孤食をマッピングして見直してみると、孤食も、共食の一つであり、この現代社会において、完全な孤食はないのではないか、という思いが強くなりました。

「食事をひとりで食べた」Aさんの場合、共有する「食」の内容（「共食の地球地図」の横軸）を詳細に見ると、行きつけの食堂のオーナーが、体調に合わせて飲み物を温めてくれる、1品料理を添えてくれ、その料理のいわれを話してくれる、Aさんも故郷の料理の話をする等、共「食事づくり行動」や共「食情報の交流」が伴う食事になっていることなどです。

こうした日常の食生活について、別居家族に話す、友人に愚痴をこぼして改善策を相談するなど、受信だけでない「自発的な共食」へと広がる例も少なくなかったのです。多様な孤食様式の一つとしての「孤食」、または多様な共食様式の一様式としての「孤食」のどちら側からとらえたらよいか、両側から見える「共食と孤食」の心髄探しは、次の宿題になりました。

実は、「共食の地球地図」の枠組みは、共食・孤食関係以外でも、誰ひとり取り残さない「生活の質」と地球を含む「環境の質」の持続可能な「共生」の視野・視点での実践や課題の整理、課題解決のPDCAサイクルを、生活者・家庭・さまざまなサイズの地域の重層性・多層性をふまえながら検討するために役立つこともわかってきました。

さらに、ほかの生活行動に比べて、「食事を食べる行動」は生活者のほとんどが、毎日2～3回以上の高頻度で行うことなので、現状把握しやすいこと、とりわけだれかと一緒の共食の場合は、それぞれの心身の食欲が異なることから、事象への取り組みの矛盾が具体的に出やすい・見えやすいので、該当する事象の心髄がわかりやすいことです。ゴール達成への発案も出やすいことでしょう。食の特殊性、共食・孤食の特殊性を発揮して、「共食の地球地図」が未来へ向けて活用できることを期待します。

# 謝辞

数えきれないほど多くの方々のご協力・ご指導・協働によって、共食・孤食研究とその「核心」の共有を願った本書が刊行されることを、心から感謝申し上げます。

心中のありのままを、食事スケッチや質問票で伝えてくれた国内外の、数えきれないほど多くの子どもたち、いろいろな世代の人々、関係者の皆様へ。そして、共食・孤食に注目した現地調査と結果の詳細な分析、報告書や教材づくり等を協力・協働してくれた「食生態学研究室」(女子栄養大学、名古屋学芸大学等)の学生・スタッフへ。NPO法人食生態学実践フォーラムを創設し、社会活動や仲間づくりを共にすすめてきた仲間へ。共食・孤食について、早くからその重要性に注目し、継続的な発信をしてきたマスメディアの方々へ。栄養・食・健康・生活・福祉・教育・社会・環境・行政等から、研究成果の活用をめぐる討論や実践を繰り返し、内容の充実をすすめてくださった方々へ。国際学会や、国際協力、共同研究などをとおして、実践・研究の充実につなげてくださった外国人研究者や専門家の方々へ。これらの基礎となる人間論・実践論・科学や研究論等をたたき込んでくださり、「食生態学」の創設・育ち・仲間づくり等を指南してくださった先達の方々。そして深く広い人間愛で育て、支えてくれた父・母・兄弟・家族たちへ——。

最後に、出版の声がけをいただいた女子栄養大学 香川明夫学長、出版部 関純子部長をはじめ、執筆に時間がかかる中、編集を担当された城市真紀子さん、編集協力の越智直実さんの尽力なしには、本書は仕上がらなかったと思います。ありがとうございました。

2023年6月　　著者を代表して　足立己幸

# 「共食の地球地図」を描いてきた道のり

## 人間らしい「食」を求めて「食生態学」・「食行動」と「地域における食の営み」・「共食」・「共食の地球地図」の循環を

本書に登場したさまざまな概念図は、いずれも日常の生活や営みを整理した図です。共通して一人残らずの人々の「生活の質」と「環境の質」の持続可能な「共生」を共「食」をとおして、目指してきたものです。これらの図は第6章の「共食の地球地図」とつながり、そして循環しています。

**共食とは**

地球に生活する人々が、それぞれのゴールの実現に向け、「食」を共にすること。

『「食」を共にする人・家庭や地域』や『共にする「食」』の内容によって多様な「共食様式」が生まれ、循環している。

「孤食」もこの中の一部で多様な様式があると考えられる。

(p276-277)

「共食の地球地図」[※1]

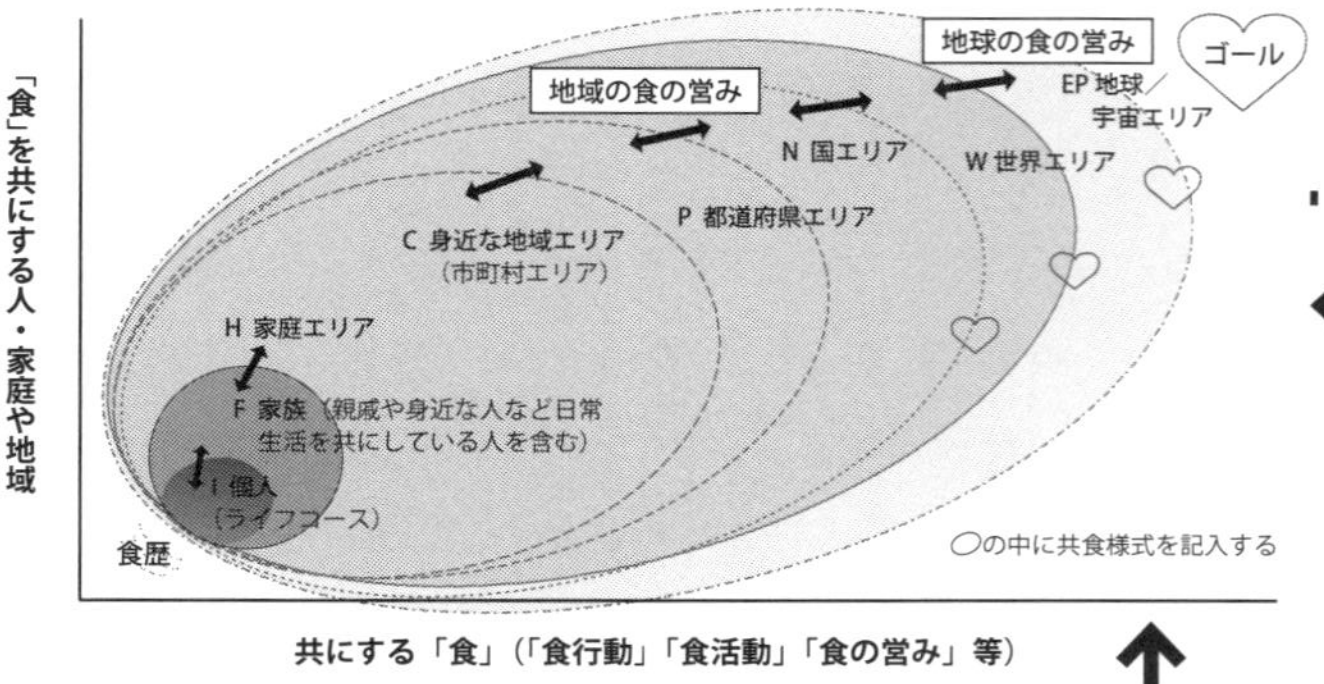


「地域における共食・食を営む力・生きる力の形成」の循環性[※2]

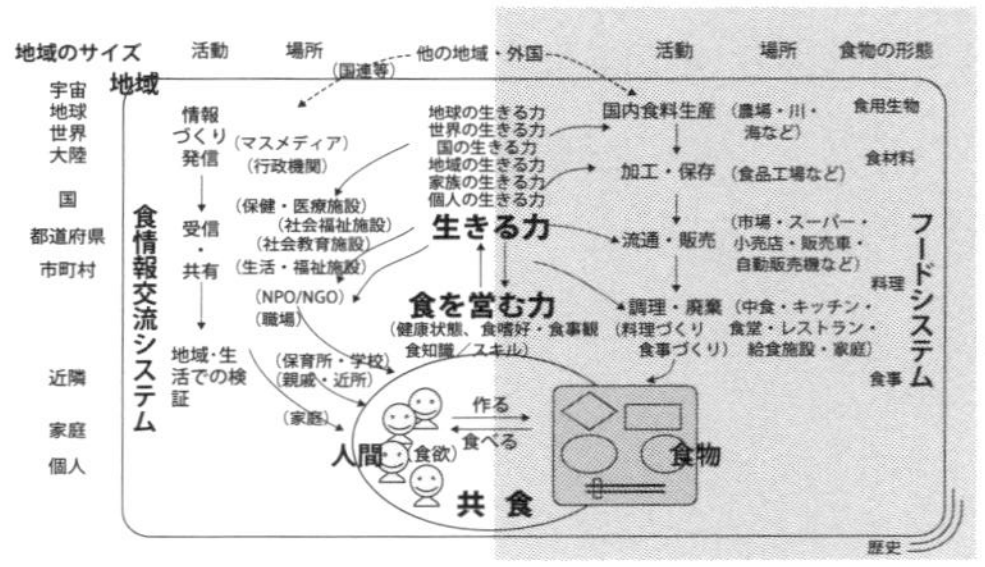

「食事を作る行動」の循環性※5

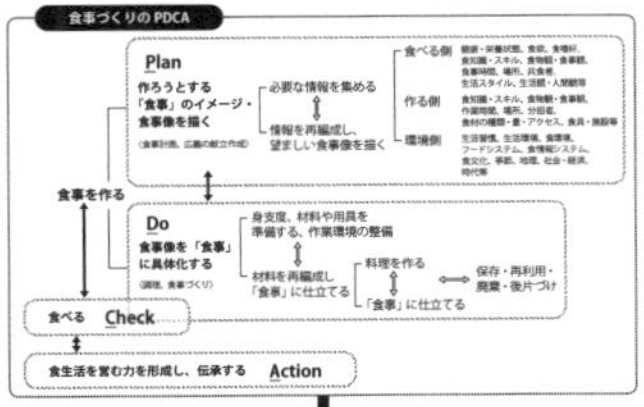


「食べる行動」の循環性※4

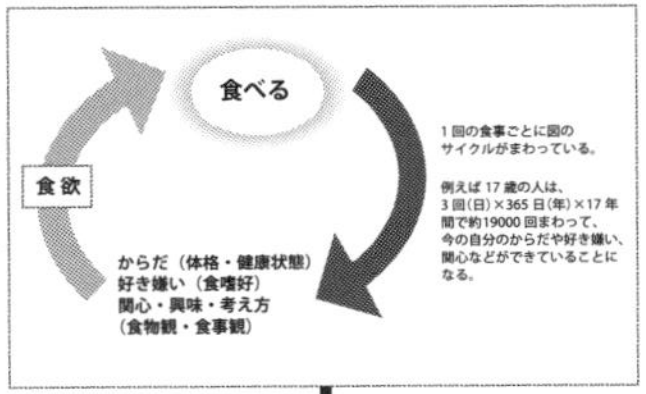


「地域における食の営み」のダイナミックス※3

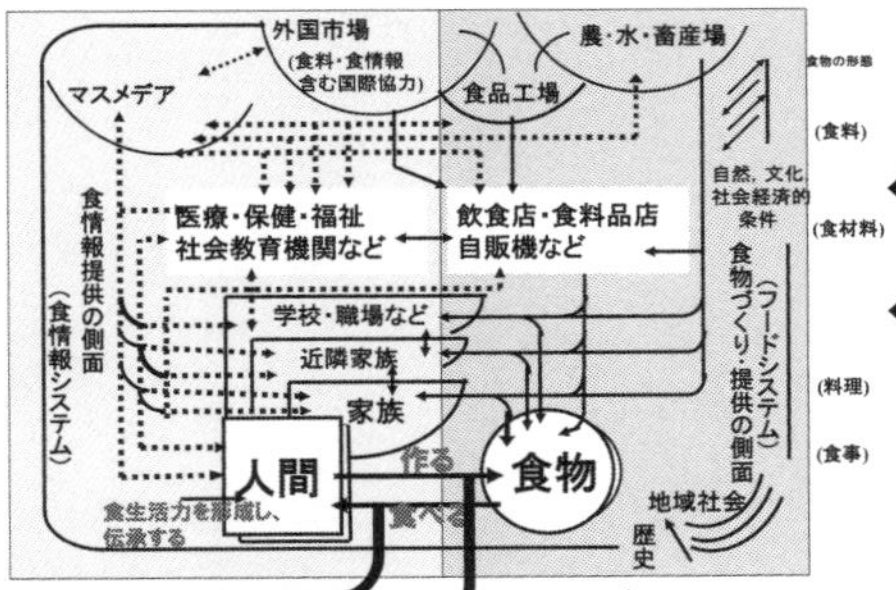


人間の「食の営み」多面性・多層性・歴史性※6

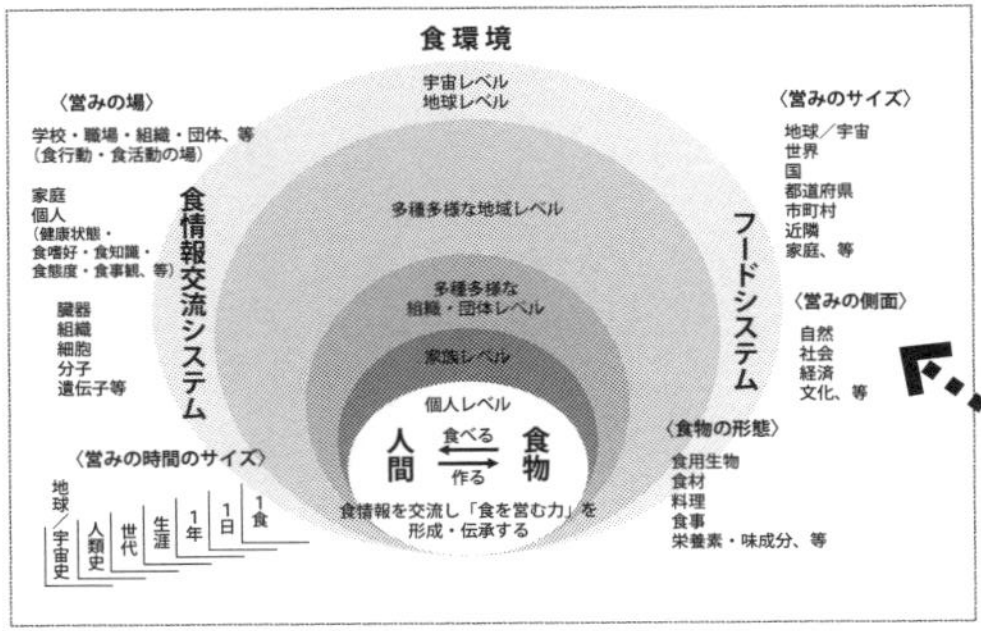


**食生態学※7のねらい**

人間らしい「食」とその形成について、生活や地域とのかかわりを構造的に明らかにし、そのあり方を問い、その成果を活かした生活や社会の実現の方法を提案し、実践しあう。

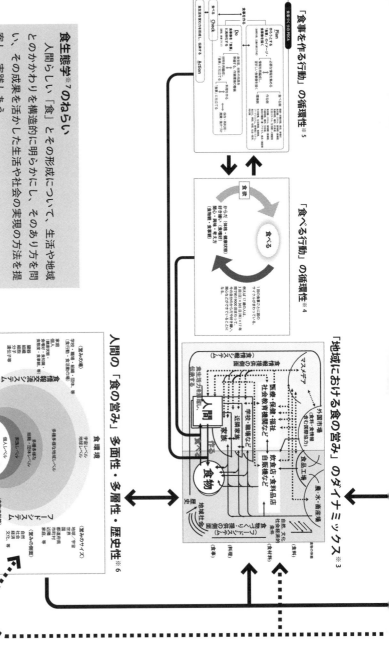

※1：第6章図2、p253／※2：第2章図12、p111／※3：本図は本書に未掲載。足立己幸編著『食生活論』医歯薬出版、p120／※4：第6章図5、p270／※5：第5章図1、p185／※6：第6章図1、p245（一部改変）／※7：Ecology of Human and Food

8) 第4次食育推進基本計画（農林水産省）、https://www.maff.go.jp/j/syokuiku/attach/pdf/kannrennhou-24.pdf（2023年7月4日アクセス）
9) 足立己幸:「新型コロナウイルスとの共生」模索の中で、考えなければならないこと、しなければならないこと、実力発揮できそうなこと――「食生態学」が積み重ねてきた実績・パワー・マインドを活かして、食生態学―実践と研究、14、4-9（2021）
10) 足立己幸：“人間生活から見た「共食」の概念”の重層性について地球サイズでの俯瞰図を提案しました、足立己幸のつぶやき https://adachi-miyuki.com/archives/1129（2023年4月4日アクセス）
11) 足立己幸：「3密回避」が優先する今だからこそ、「共食」が大事　従来の概念を総括した『共食の概念図』の提案、食生態学―実践と研究、15、4-9（2022）
12) 足立己幸：「食育基本法」前文の英語訳案を食育等の議論に活用してほしい、名古屋学芸大学健康・栄養研究所年報、8、115-120（2016）
13) 足立己幸・衞藤久美：食育に期待されること、栄養学雑誌、63、201-212（2005）
14) 川添登:生活学とは何か、『生活学事典』（川添登・一番ヶ瀬康子監修、日本生活学会編）、3-8、ティビーエス・ブリタニカ（1999）
15) 足立己幸：今、世界の栄養状態はどうなっているか、『導入教育　第2版』（特定非営利活動法人日本栄養改善学会監修、伊達ちぐさ・木戸康博編）、57-60（2016）
16) 上原正子：学校給食から“みんなで楽しく食べる”はどうかわったか、食生態学―実践と研究、15、10-11（2022）
17) 足立己幸：家庭の食事と学校給食、学校給食、23、60-63（1972）
18) 塩原由香・村山伸子・山本妙子ほか：小学生の1食の食事パタンにおける栄養素等摂取量の実態と適正さの評価、栄養学雑誌、81（1）、3-19（2023）
19) 認定NPO法人全国こども食堂支援センター・むすびえ（理事長　湯浅誠）：2022年度こども食堂全国箇所数発表　https://musubie.org/news/6264/（2023年4月4日アクセス）
20) 一般社団法人 全国食支援活動協力会：「広がれ、こども食堂の輪！推進会議」、https://www.mow.jp/（2023年4月4日アクセス）
21) 足立己幸：「生活の質」と「環境の質」の持続可能な「共生」をゴールにすることの必要性と具体的な実践事例―食生態学の研究と実践から、フードシステム研究、27、124-136（2020）
22) 平野達也：農場から食卓への「野菜直販」から：SNSなどで広がる食を通したつながり、食生態学―実践と研究、15、12-13（2022）
23) SNEB：Sustainable Food Systems Division, https://www.sneb.org/1369-2/（2023年4月4日アクセス）
24) ジェシカ・ファンゾ著、國井修・手島祐子訳：『食卓から地球を変える』日本評論社（2022）
25) FAO/WHO：INTERNATIONAL CONFERENCE ON NUTRITION World Declaration and Plan of Action for Nutrition（1992）、https://apps.who.int/iris/bitstream/handle/10665/61051/a34303.pdf?sequence=1（2023年4月4日アクセス）
26) 清野富久江：東京栄養サミット2021、臨床栄養、140、823-828（2022）
27) 中村丁次：『臨床栄養学者中村丁次が紐解くジャパン・ニュートリション』第一出版（2020）
28) 石川みどり：地球規模の健康・栄養課題と誰一人取り残さない取り組みへの挑戦、臨床栄養、140、790-798（2022）
29) 足立己幸：食生態学の実践と研究のために共有してきた基本概念図の関係・循環性、食生態学―実践と研究、10、7（2017）
30) 社団法人日本栄養士会　子どもの健康づくりと食育の推進・啓発事業委員会（委員長　足立己幸）：食育に関するプログラム（2001）
31) 遠藤利彦ほか：[特集]非認知能力の発達と保育・教育、発達、170、ミネルヴァ書房（2022）
32) 外山紀子：『発達としての〈共食〉』新曜社（2008）
33) 足立己幸：『食歴を豊かに』（企画制作/食糧庁　米流通消費対策室　財団法人全国米穀機構）（1991）
34) 足立己幸：「お手伝い」でなく、食事づくりの「参加」へ、日本健康教育学会誌、24、63-64（2016）
35) 足立己幸：多様な個性や専門性を発揮できる“ゆるやかな”連携がいい、食生態学―実践と研究、2、2-3（2009）
36) 足立己幸：食生態学もNPO法人 食生態学実践フォーラムも、“もっと人間を大事にしたい・寄り添いたい・寄り添い合いたい”の願いで生まれた、食生態学―実践と研究、11、2-5（2018）
37) 小松理虔：『新復興論　増補版』ゲンロン（2021）
38) 藤原辰史：『縁食論』ミシマ社（2020）
39) 原田信男：『「共食」の社会史』藤原書店（2020）
40) 山極寿一：自然人類学からみた家族の起源とその役割、世界平和研究、47、12-20（2021）
41) 小原秀雄：『動物の科学』国土社（1968）
42) 瀬川清子：生活文化とのかかわり、『食生活論』（足立己幸編著・秋山房雄共著）、91-103、医歯薬出版（1987）
43) 石毛直道：『食事の文明論』中公新書（1982）
44) 安達内美子・上原正子・足立己幸：新型コロナウイルス感染症流行下における児童の給食の楽しさとエゴ・レジリエンスの関連（未発表、2023年4月）
45) Morley D, Lovel H：My Name is Today, London, Macmillan（1986）

いを重視した、食からの地域包括支援のあり方に関する研究事業報告書（代表者足立己幸）（2013）
31）社会福祉法人健友会：“私たちの地域にこんな共食の場がほしい”のマップを描いてみましょう－「地域高齢者それぞれの健康・ライフスタイル・生きがいを重視した、食からの地域包括支援のあり方に関する研究事業」（平成24年度厚生労働省老人保健事業推進等事業）からの提案（2013）
32）足立己幸：新しい“共食”観を求めて、食生態学―実践と研究、7、2-7（2014）
33）針谷順子：高齢者の“拠りどころ”の食支援で「3・1・2弁当箱法」を活用する、食生態学―実践と研究、12、8-9（2019）
34）社会福祉法人健友会（代表者　小川一恵）：独立行政法人医療機構社会福祉振興助成事業
共食による認知症と家族の健康支援事業報告書（2015）
35）田村みどり：軽度認知症の妻を介護する夫への食事づくり支援の例をとおして、食生態学―実践と研究、14、22-23（2021）

【被災地、南三陸町での「共食会」】
37）足立己幸：“2011年3月11日”に何が起こり、どうしてきたか～「食生態学－実践と研究」で何をどうするかを考えるために、食生態学―実践と研究、5、2-38（2012）
38）佐々木美津恵：宮城県南三陸町の現地から――自宅も、保健センターも、病院も、役場も、町中が瓦礫になって流される中で、文献37）と同様、6-10（2012）
39）高橋千恵子：南三陸町食生活力アップ支援プロジェクトに参加して、文献37）と同様、10-11（2012）
40）足立己幸・高橋千恵子（著）・宮城県南三陸町・NPO法人食生態学実践フォーラム（協力）：『南三陸町仮設エリアから発信　“からだ・心・くらし・地域や環境にぴったり合った食事づくり”共食会ワークブック』社団法人米穀安定供給確保支援機構（2012）
41）内閣府：平成26年版食育白書、85-86（2014）
42）南三陸町食生活改善推進員連絡協議会：「さかなを主菜に3・1・2」モデルメニューレシピ集（南三陸町福祉まつり住民への配布資料）（2016年）
43）一般財団法人東京水産振興会：「さかな丸ごと食育」研究―プログラム・教材開発に関する研究（2009年～2015年）報告書（2017）、https：//www.suisan-shinkou.or.jp/promotion/pdf/sakanasyokuiku2017report.pdf（2023年4月4日アクセス）
44）足立己幸（編著）・佐々木美津恵・及川陽子・山田峻輔・宮城県南三陸町食生活改善推進員連絡協議会・宮城県本吉郡南三陸町（協力）：『南三陸町発信“からだ・心・くらし・地域や環境にぴったり合った食事づくり”共食会　ワークブックの活用を広げる「ぴったり度アップシート」』一般財団法人東京水産振興会（2017）
45）足立己幸：「人間・食物・環境のかかわり」の図は具体的な課題が書き込まれると、循環性を発揮する？、食生態学―実践と研究、8、2-5（2015）
46）足立己幸：セルフケア・参加を重視する健康教育からみた栄養・食行動の特徴、日本健康教育学会誌、7、1-2（2000）
47）足立己幸・佐々木美津恵・及川陽子：南三陸町仮設エリアを中心とした食生活形力成プログラム、文献43）と同様、311-320（2017）
48）佐々木美津恵：心・からだ・くらし・地域にぴったりの「南三陸町のさかなと人間と環境の循環図」の活用力をアップする、さかな丸ごと食育ニュースレター、8、8-9（2018）

49）平本福子：『食育の場をどうデザインするか』、12-17、女子栄養大学出版部（2019）
50）足立己幸：多様な個性や専門性を発揮できる“ゆるやかな”連携がいい、食生態学―実践と研究、2、2-3（2009）
51）足立己幸・衛藤久美：食育に期待されること、栄養学雑誌、63、201-212（2005）
52）足立己幸：生活の質（QOL）と環境の質（QOE）のよりよい共生を、日本栄養士会雑誌、51、9-14（2008）
53）足立己幸・安達内美子：持続可能な「栄養・食教材開発のPDCAモデル」の提案、食生態学を視座とする教材開発プロセスでの検証、名古屋学芸大学健康・栄養研究所年報、12、67-96（2020）

## 第6章

1）足立己幸編著・秋山房雄共著：『食生活論』、121、医歯薬出版（1987）
2）足立己幸：食生態学―実践と研究、食生態学―実践と研究、1、2-5（2008）
3）足立己幸：「新型コロナとの共生」模索期に私たちNPOは何をなすべきか？できるか？、NPO法人食生態学実践フォーラムNews Letter 55号、1-3（2020）
4）日本ウイルス学会：http://jsv.umin.jp/about_jsv/about_jsv.html（2023年4月4日アクセス）
5）足立己幸：食の生態学、『公衆栄養』（鈴木健編）、41-80、医歯薬出版（1974）
6）足立己幸：栄養・食教育の枠組み「料理選択型栄養・食教育」、主教材「食事の核料理（主食・主菜・副菜）を組み合わせる」・「3・1・2弁当箱法」による食事法：1970年代からの食生態学研究・理論・実践の環をふりかえり、現在の栄養・食問題解決の課題を問う、名古屋学芸大学健康・栄養研究所年報、9、49-83（2017）
7）足立己幸：家族と“食を共にすること”共食の大切さ、『親子のための食育読本』、13-21、内閣府食育推進室（2010）

 ←参考文献・資料は303ページからはじまります。

衞藤久美）令和2年度総括・分担研究報告書、77-107（2021）
22）Horikawa C, Murayama N, Kojima Y, et al.: Changes in Selected Food Groups Consumption and Quality of Meals in Japanese School Children during the COVID-19 Pandemic, Nutrients, 13:2743（2021）
23）兵庫県南あわじ市：あわじ国バーチャン・リアリティ、https://www.awajikoku.com（2023年1月17日にアクセス）

## 第5章

1）木内信蔵：『地域概論』東京大学出版会（1968）
2）足立己幸編著、秋山房雄共著：『食生活論』、121、医歯薬出版（1987）
3）足立己幸：「食生態学—実践と研究　第10号」記念に感謝、食生態学—実践と研究、10、4-7（2017）
4）足立己幸：どのように人間生活とかかわるか——砂糖を個性的に食べる、『砂糖』（足立己幸編著）、227-279、女子栄養大学出版部（1979）
5）足立己幸：『親子のための食育読本』、13-21、内閣府食育推進室（2010）
6）足立己幸:学校の食事は、ひとの一生でどんな意味があるのか？『子どもたちのための食事教育』（足立己幸・中村靖彦・増田淳子編）、95-116、群羊社（1992）
7）足立己幸：「食事づくり行動」の概念図構築にこめてきたこと、食生態学—実践と研究、9、2-8（2016）
8）足立己幸：食生態学もNPO法人 食生態学実践フォーラムも、“もっと人間を大事にしたい・寄り添いたい・寄り添い合いたい”の願いで生まれた、食生態学—実践と研究、11、2-5（2018）

【自然から食卓まで「子どもの食事づくりセミナー」】
9）足立己幸・針谷順子：『自然から食卓まで子ども自身が構想し実践する食事づくりセミナー』全国食糧振興会（1985）
10）足立己幸・針谷順子・尾岸恵三子ほか：「自然から食卓まで子ども自身が構想し実践する食事づくりセミナー」のプログラム開発、第2回日本健康教育学会総会講演集、52-53（1992）
11）足立己幸・針谷順子・薄金孝子ほか：「自然から食卓まで子ども自身が構想し実践する」食教育プログラムの開発と評価、食生態学—実践と研究、2、20-30（2009）
12）足立己幸：「食」育は子どもから家庭へ、学校へ、地域へ発信、日本健康教育学会誌、15、237-244（2007）
13）足立己幸・針谷順子：『3・1・2弁当箱ダイエット法』群羊社（2004）
14）針谷順子・足立己幸：栄養教育と疾病予防—自分の身体に合った弁当と作るセミナーからの問題提起、学校保健研究、27、470-475（1985）
15）針谷順子：「食事づくりセミナ—」を開くー卵料理を中心とした朝食づくり、学校給食、41、14-20（1990）
16）NPO法人食生態学実践フォーラム：「3・1・2弁当箱法」、https://shokuseitaigaku.com/bentobako（2023年4月12日アクセス）
17）針谷順子・足立己幸（共編著）、食生態学実践研究会（協力）：『食事コーディネートのための主食・主菜・副菜料理成分表（第5版）』群羊社（2023）
18）食生態学実践グループ・足立己幸・針谷順子：『自然から食卓まで参加者自身が構想し実践する食事づくりセミナー　テキストブック』群羊社（2000）

【高齢者福祉施設を拠点に育つ多様な地域の共食】
19）足立己幸編著、秋山房雄共著：『食生活論』医歯薬出版（1987）
20）足立己幸：食生態学—実践と研究、食生態学—実践と研究 、1、2-5（2008）
21）NPO食生態学実践フォーラム：『食に関わる専門家を支える　食生態学実践フォーラム　15年のあゆみ』（2020）
22）NPO法人食生態学実践フォーラム・社会福祉法人健友会:「子ども自身がリーダーになる食育づくりセミナー」のおしらせ　♡を食事でプレゼント（2007）
23）小川一恵：食育セミナーから発した子どもと高齢者が一緒につくって食べる「共食会」、食生態学—実践と研究、10、30（2017）
24）針谷順子：“地域の茶の間”づくりをめざして～在宅高齢者の健康を支える共食、食生態学—実践と研究、10、17(2017)
25）田村みどり・片山由香里・針谷順子・谷口友子：計画停電という名の不定期停電下での食事づくり、食生態学—実践と研究、5、23-25（2012）
26）足立己幸・高橋千恵子・小川正時：『共「食」手帳』群羊社（2008）
27）高橋千恵子・足立己幸・小川正時：居宅高齢者の食事パタンー「共食手帳」を用いた連続1か月調査による検討、第53回日本栄養改善学会学術大会講演集（2006）
28）足立己幸：食ワークブック「共『食』手帳」のコンセプトと活用、食生態学—実践と研究、3、20-25（2010）
29）谷口友子・足立己幸・高橋千恵子ほか：社会福祉施設における「食」に関する多職種複合研修システムの構築（1）～（3）、第17回日本介護福祉学会大会発表報告要旨集、94-96（2009）
30）平成24年度厚生労働省老人保健事業推進費等補助金：地域高齢者それぞれの健康・ライフスタイル・生きが

43) Rosenkranz RR, Dzewaltowski DA.: Promoting Better Family Meals for Girls Attending Summer Programs, Journal of Nutrition Education and Behavior, 41, 65–67 (2009)
44) Sepúlveda MJ, Lu C, Sill S, et al.: An Observational Study of an Employer Intervention for Children's Healthy Weight Behaviors, Pediatrics 126, e1153–e1160 (2010)
45) DeBar LL, Stevens VJ, Perrin N, et al.: A Primary Care-based, Multicomponent Lifestyle Intervention for Overweight Adolescent Females, Pediatrics, 129, e611–e620 (2012)
46) Santarossa S, Ciccone J , Woodruff SJ.: An Evaluation of the Kinect-Ed Presentation, A Motivating Nutrition and Cooking Intervention for Young Adolescents in Grades 6-8. Applied Physiology, Nutrition and Metabolism, 40, 945-950 (2015)
47) 小西史子：児童の自尊感情を高める家庭科授業の工夫、日本家政学会誌、57、53-62 (2006)
48) 小切間美保、甲斐永里、合田沙織ほか：学童期の朝共食の重要性と朝共食のための食育介入の試み、総合文化研究所紀要、29、210-217 (2012)

## 第４章

1) 深田博己：『インターパーソナル・コミュニケーション』、1-30、北大路書房 (1998)
2) 石井敏・久米昭元・長谷川典子・桜木俊行・石黒武人：『はじめて学ぶ異文化コミュニケーション』、1-36、有斐閣 (2013)
3) 池田理知子・E.M.クレーマー：『異文化コミュニケーション・入門』、1-41、有斐閣 (2000)
4) 足立己幸・NHK「子どもたちの食卓」プロジェクト：『知っていますか　子どもたちの食卓』日本放送出版協会 (2000)
5) 吉岡忍：幼児期の食事体験が物語るその後の生き方、『乳幼児からの食事学』（足立己幸・巷野悟郎編）、41-79、有斐閣 (1991)
6) 岸田典子・上村芳枝：学童の食事中における会話の有無と健康及び食生活との関連、栄養学雑誌、51、23-30 (1993)
7) 黒川衣代・小西史子：食事シーンから見た家族凝集性――中学生を対象として、家族関係学、16、51-63 (1997)
8) 白木まさ子・深谷奈穂美：小学生の食品の摂取頻度に及ぼす生活行動の影響について、栄養学雑誌、52、319-333 (1994)
9) Koivisto UK, Fellenius J, Sjödén PO: Relations between parental mealtime practices and children's food intake, Appetite, 22,245-258 (1994)
10) 衞藤久美：児童における家族との食事中のコミュニケーションに関する研究、女子栄養大学大学院修士論文（指導教員：足立己幸教授）(2003)
11) 衞藤久美・足立己幸：児童における家族との食事中の自発的コミュニケーションと食生活及び家族生活の関連、学校保健研究、47、5-17 (2005)
12) 衞藤久美・武見ゆかり・中西明美ほか：小学５年生の児童における家族との共食頻度及び食事中の自発的コミュニケーションと食態度、食行動、QOLとの関連、日本健康教育学会誌、20、192-206 (2012)
13) 衞藤久美・中西明美・武見ゆかり：家族との夕食共食頻度及び食事中の自発的コミュニケーションと食態度、食行動、QOLとの関連―小学５年生及び中学２年生における横断的・縦断的検討―、栄養学雑誌、72、113-125 (2014)
14) 衞藤久美・武見ゆかり・中西明美：中学生における家族との夕食共食頻度及び食事中の自発的コミュニケーションと習慣的な食物摂取状況との関連、日本食育学会誌、14、237-245 (2020)
15) 川崎末美：食事の質、共食頻度、および食卓の雰囲気が中学生の心の健康に及ぼす影響、日本家政学会誌、52、923-935 (2001)
16) Ainuki T, Akamatsu R, Hayashi F, et al.: Association of Enjoyable Childhood Mealtimes with Adult Eating Behaviors and Subjective Diet-related Quality of Life, Journal of Nutrition Education and Behavior, 45, 274-278 (2013)
17) Lebron CN, Agosto Y, Lee TK, et al.: Family Mealtime Communication in Single- and Dual-headed Households Among Hispanic Adolescents with Overweight and Obesity, Journal of Nutrition Education and Behavior, 52, 840-849 (2020)
18) Kasper N, Ball SC, Halverson K, et al.: Deconstructing the Family Meal: Are Characteristics of the Mealtime Environment Associated with the Healthfulness of Meals Served?, Journal of the Academy of Nutrition and Dietetics, 119, 1296-1304 (2019)
19) 国土交通省：令和２年度テレワーク人口実態調査－調査結果－（令和３年３月）、https://www.mlit.go.jp/toshi/daisei/content/001469009.pdf (2023年１月17日にアクセス)
20) 農林水産省：食育に関する意識調査報告書（令和３年３月）、https://www.maff.go.jp/j/syokuiku/ishiki/r03/index.html (2023年１月17日にアクセス)
21) 佐々木渓円ほか：幼児と保護者の健康・食生活・生活習慣に関する研究～新型コロナウイルス感染症(COVID-19)流行拡大後の実態～．厚生労働行政推進調査事業費補助金成育疾患克服等次世代育成基盤研究事業 「幼児期の健やかな発育のための栄養・食生活支援に向けた効果的な展開のための研究」（研究代表者：

17) Yuasa K, Sei M, Takeda E, et al.: Effects of Lifestyle Habits and Eating Meals Together with the Family on the Prevalence of Obesity Among School Children in Tokushima, Japan: A Cross-sectional Questionnaire-based Survey, The Journal of Medical Investigation, 55, 71-77 (2008)
18) Shirasawa T, Ochiai H, Yoshimoto T, et al.: Effects of Eating Dinner Alone on Overweight in Japanese Adolescents: A Cross-sectional Survey, BMC Pediatrics, 18；36 (2018)
19) Hammons AJ, Fiese BH：Is Frequency of Shared Family Meals Related to the Nutritional Health of Children and Adolescents?, Pediatrics, 127, e1565-e1574 (2011)
20) 小西史子：「朝食の孤食頻度」、「夕食の楽しさ」、「家族満足度」ならびに「学校適応感」が中学生の「主観的健康感」に及ぼす影響、日本健康教育学会誌、11、1-11 (2003)
21) 土屋芳子・大賀英史・小山修ほか：高校生の孤食の実態とその要因―生活習慣、食行動、家族関係、食卓イメージとの関連―、日本健康教育学会誌、12、9-18 (2004)
22) 石塚理香・岩坂英巳・牧野裕子ほか：子どもの食を中心とした生活習慣と健康関連QOLとの関連、小児保健研究、74、939-947 (2015)
23) 会退友美・市川三紗・赤松利恵：幼児の朝食共食頻度と生活習慣および家族の育児参加との関連、栄養学雑誌、69、304-311 (2001)
24) 黒川通典・角谷千尋・吉田幸恵ほか：乳幼児の朝食と夕食の共食頻度とその関連要因、醫學と生物學、157、170-175 (2013)
25) 野末みほ・石田裕美・硲野佐也香ほか：小学5年生の家庭での食事の手伝いと保護者のゆとり感や子どもの共食の状況との関連、栄養学雑誌、73、195-203 (2015)
26) 中堀伸枝・関根道和・山田正明ほか：子どもの食行動・生活習慣・健康と家庭環境との関連：文部科学省スーパー食育スクール事業の結果から、日本公衆衛生雑誌、63、190-201 (2016)
27) Sugiyama S, Okuda M, Sasaki S, et al. : Breakfast Habits among Adolescents and Their Association with Daily Energy and Fish, Vegetable, and Fruit Intake: A Community-based Cross-sectional Study, Environmental Health and Preventive Medicine, 17, 408-414 (2012)
28) 林達也・永井雅人・小宮秀明ほか：朝食における「主食」「主菜」「副菜」の摂取状況とライフスタイルとの関連性、保健の科学、51、349-358 (2009)
29) Kusano-Tsunoh A, Nakatsuka H, Satoh H, et al.: Effects of Family-Togetherness on the Food Selection by Primary and Junior High School Students: Family-Togetherness Means Better Food, The Tohoku Journal of Experimental Medicine, 194, 121-127 (2001)
30) 浅野真智子・深蔵紀子・尾立純子ほか：児童から大学生にいたる若年者層のファーストフードの利用実態調査、栄養学雑誌、61、47-54 (2003)
31) 松島悦子：子育て期の母親が友人と行う「共食」の実態と効果―料理への関心と、ネットワーク形成に関する考察―、日本家政学会誌、55、785-797 (2004)
32) 松島悦子：友人との共食による育児サポート効果―乳幼児を持つ専業主婦を対象として―、日本家政学会誌、57、379-391 (2006)
33) Ishikawa M, Takemi Y, Yokoyama T, et al.: “Eating Together” Is Associated with Food Behaviors and Demographic Factors of Older Japanese People Who Live Alone, The Journal of Nutrition, Health and Aging, 21, 662-672 (2017)
34) Kimura Y, Wada T, Okumiya K, et al.: Eating Alone among Community-dwelling Japanese Elderly: Association with Depression and Food Diversity, The Journal of Nutrition, Health and Aging, 16, 728-731 (2012)
35) 赤利吉弘・小林知未・小林千鶴ほか：成人における年代別・性別の共食頻度と生活習慣、社会参加および精神的健康状態との関連、栄養学雑誌、73、243-252 (2015)
36) 衛藤久美、會退友美：家族との共食行動と健康・栄養状態ならびに食物・栄養素摂取との関連―海外文献データベースを用いた文献レビュー―、日本健康教育学会誌、23、71-86 (2015)
37) University of Minnesota , School of Public health : Project EAT, http://www.sphresearch.umn.edu/epi/project-eat/ (2023年1月17日アクセス)
38) Larson NI, Neumark-Sztainer D, Hannan PJ, et al.: Family Meals During Adolescence Are Associated with Higher Diet Quality and Healthful Meal Patterns During Young Adulthood, Journal of American Dietetic Association, 107, 1502-1510 (2007)
39) Berge JM, Miller J, Watts A, et al.: Intergenerational Transmission of Family Meal Patterns from Adolescence to Parenthood: Longitudinal Associations with Parents’ Dietary Intake, Weight-related Behaviours and Psychosocial Well-being, Public Health Nutrition, 21, 299-308 (2018)
40) Utter J, Larson N, Berge JM, et al.: Family Meals Among Parents: Associations with Nutritional, Social, and Emotional Wellbeing, Preventive Medicine, 113, 7-12 (2018)
41) Dwyer L, Oh A, Patrick H, et al.: Promoting Family Meals: A Review of Existing Interventions and Opportunities for Future Research, Adolescent Health, Medicine and Therapeutics, 6, 115-131 (2015)
42) Johnson DB, Birkett D, Evens C, et al.: Promoting Family Meals in WIC: Lessons Learned from A Statewide Initiative, Journal of Nutrition Education and Behavior, 38, 177–182 (2006)

44) 足立己幸（主任研究者）：小学生について家族との共食とその食生態に関する国際比較研究――英国調査、並びに５ヵ国（日韓豪米英）の比較報告、平成19年度飯島記念食品科学振興財団の学術研究以外の助成に関わる事業「子どもの食行動に関する内外比較調査」（2007）
45)①Eto K, Koch P, Contento IR, Adachi M:Variables of the Theory of Planned Behavior are associated with family meal frequency among adolescents, Jounal of Nutrition Education and Behavior,43,525-530(2011)
45)②足立己幸：栄養・保健の現場に開かれた大学、開かれた研究室・ロンドン大学の例、『世界栄養文化大全 Nutrition & Dietitian イギリス』、172-180、東京書房（1988）
45)③Eto K, Binns C, Lee MK, Adachi M, et al：Family Meals and Dietary Patterns of Schoolchildren：A Comparative Study in Japan and Australia from the Viewpoints of Food and Human Ecology, Annals of Institute of Nutrition Sciences , Kagawa Nutrition University, 12, 89-96（2004）
46) Sung C J, Adachi M, Mo SM, et al：An Ecological Study of Food and Nutrition in Elementary School Children in Korea,Korean Journal of Community Nutrition,6,150-161（2001）
47) International Conference on Nutrition：World Declaration and Plan of Action for Nutrition（1992）
48) 足立己幸・西田千鶴監訳：『食物ベース食生活指針の開発と活用――FAO/WHO合同専門家会議報告書 Preparation and Use of Food -based Dietary Guidelines』第一出版（2002）
49) Adachi M：Dietary Guild line and Visual Guide for Japanese, J of the Korean Dietic Association ,7,176-179（2001）
50) 足立己幸・武見ゆかり：『アメリカのFood guide pyramid に学ぶ』社団法人全国食糧振興会（1995）
51) 足立己幸：世界［栄養・食生活］交流、栄養と料理、1月号から12月号まで連載（1998）
52) 厚生労働省：「誰一人取り残さない日本の栄養政策～持続可能な社会の実現のために～」（2020）
53) Eto K, Piscopo SM, Lohse BA：Eating together towards healthy life and better well-being throughout lifecourse https://confit.atlas.jp/guide/event/icn2022/session/2R801-03/category（2023年7月4日アクセス）
54) 足立己幸・衞藤久美・佐藤都喜子監訳：『これからの栄養教育論』（Isobel R. Contento著）、第一出版（2015）

## 第３章

1) 農林水産省：食育基本法（平成27年9月11日最終改正）、https://www.maff.go.jp/j/syokuiku/attach/pdf/kannrennhou-20.pdf（2023年1月17日アクセス）
2) 厚生労働省：平成17年国民健康・栄養調査の結果の概要（平成18年国民健康・栄養調査「速報」を含む）、https://www.mhlw.go.jp/houdou/2007/05/dl/h0516-3c.pdf（2023年1月17日アクセス）
3) 独立行政法人日本スポーツ振興センター：平成22年度児童生徒の食事状況等調査報告書［食生活編］、https://www.jpnsport.go.jp/anzen/kankobutuichiran/tyosakekka/tabid/1490/Default.aspx（2023年1月17日アクセス）
4) 公益財団法人日本学校保健会：平成30年度～令和元年度児童生徒の健康状態サーベイランス事業報告書（2020）
5) 農林水産省：食育に関する意識調査報告書（令和4年3月）、https://www.maff.go.jp/j/syokuiku/ishiki/r04/index.html（2023年1月17日アクセス）
6) 農林水産省：食育に関する意識調査報告書（令和2年3月）、https://www.maff.go.jp/j/syokuiku/ishiki/r02/index.html（2023年1月17日アクセス）
7) 内閣府食育推進室：食育に関する意識調査報告書（平成24年3月）、https://warp.da.ndl.go.jp/info:ndljp/pid/9929094/www8.cao.go.jp/syokuiku/more/research/h24/index.html（2023年1月17日アクセス）
8) 厚生労働省：食生活指針について、https://www.mhlw.go.jp/stf/seisakunitsuite/bunya/0000128503.html（2023年1月17日アクセス）
9) 農林水産省：第2次食育推進基本計画における目標値と現状値、https://www.maff.go.jp/j/syokuiku/plan/attach/pdf/3rd_index-1.pdf（2023年1月17日アクセス）
10) 農林水産省：第3次食育基本推進計画の目標の状況、https://www.maff.go.jp/j/syokuiku/plan/4th/attach/pdf/refer-4.pdf（2023年1月17日アクセス）
11) 農林水産省：食育に関する意識調査報告書（平成30年3月）、https://www.maff.go.jp/j/syokuiku/ishiki/h30/index.html（2023年1月17日アクセス）
12) 會退友美・衞藤久美：共食行動と健康・栄養状態ならびに食物・栄養素摂取との関連ー国内文献データベースとハンドサーチを用いた文献レビューー、日本健康教育学会誌、23、279-289（2015）
13) Eto K, Sakamoto T, Ainuki T：A Review on Eating Together and Its Health, Diet, and Lifestyle Influences among Japanese, Journal of Nutritional Science and Vitaminology, 68, S52-S54（2022）
14) 小西史子・黒川衣代：子どもの食生活と精神的な健康状態の日中比較（第1報）食事状況と精神的な健康状態の関連、小児保健研究、60、739-748（2001）
15) 川崎末美：食事の質、共食頻度、および食卓の雰囲気が中学生の心の健康に及ぼす影響、日本家政学会誌、52、923-935（2001）
16) 蕨迫栄美子・岡田知雄・野口美奈ほか：肥満児童の生活習慣病に関する研究、日本体質医学会雑誌、72、15-23（2010）

アンバランスの中での食生活を中心とした人間生存に関する人間生態学的研究（研究代表者　秋山房雄、昭和50年度科学研究費補助金による研究報告書）、35-53（1976）
14）足立己幸：食の生態学・公衆栄養診断、『公衆栄養』（鈴木健編）、41-106、医歯薬出版（1974）
15）地域保健教育研究会（代表　宮坂忠夫）：大井町における保健調査　その3　食生活に関する保健教育学的調査報告書（1976）
16）足立己幸・金沢扶巳代・宮坂忠夫：家族の食事時間の共有度と老人の食事の関係、女子栄養大学紀要、9、85-95（1978）
17）足立己幸・松下佳代・NHK「65歳からの食卓」プロジェクト：『65歳からの食卓』日本放送出版協会（2004）
18）財団法人すこやか食生活協会（企画・実施・分析・執筆等　足立己幸・武見ゆかりほか）：高齢者の食・健康・QOLに関する調査報告――「元気印」高齢者の健康と食生活行動第1報および第2報（2000、2001）
19）足立己幸・NHK「おはよう広場」：『なぜひとりで食べるの』日本放送出版協会（1983）
20）足立己幸・NHK「子どもたちの食卓」プロジェクト：『知っていますか　子どもたちの食卓』日本放送出版協会（2000）
21）坂小PTA会報委員会：みどり、特集＝見直そう　子どもの食生活、68号（1981）
22）足立己幸：子どもの食生活――行動変容に直接つながる食情報が少ない、日本医師会雑誌、105、1523-1526（1991）
23）足立己幸：都市化とこどもたちの「食事」ばなれ、こども医療センター医学誌、13、199-206（1984）
24）鷲田柔子：給食のあゆみ、こがねい　第10集、103-108、東京都立小金井養護学校（1986）
25）公益社団法人日本栄養士会（足立己幸監修）：はじめよう、つづけよう　健康増進のしおり 2017-2 「主食・主菜・副菜」に注目！簡単に楽しく健康な1食を（2017）
26）足立己幸：食生活指針――QOLの視点からの検討、臨床栄養、97、621-627（2000）
27）日常的な水産物の摂食とその効果に関する食生態学的研究　最終報告書（研究代表者　足立己幸）、11-25、財団法人東京水産振興会（2007）
28）足立己幸：栄養・食教育の枠組み「料理選択型栄養・食教育」の主教材「食事の核料理（主食・主菜・副菜）を組み合わせる」・「3・1・2弁当箱法」による食事法：1970年代からの食生態学研究・理論・実践の環をふりかえり、現在の栄養・食問題解決の課題を問う、名古屋学芸大学健康・栄養研究所年報、9、49-83（2017）
29）足立己幸・安達内美子：持続可能な「栄養・食教材開発のPDCAモデル」の提案：食生態学を視座とする教材開発プロセスで検証、名古屋学芸大学健康・栄養研究所年報、12、67-96（2020）
30）足立己幸：「生活の質」と「環境の質」の持続可能な「共生」をゴールにすることの必要性と具体的な実践事例―食生態学の研究と実践から、フードシステム研究、27（3）、124-136（2020）
31）安達内美子・河合あずさ・足立己幸：モーニングサービスとして提供されるメニューの現状と課題―名古屋圏都市生活者がアクセスしたメニュー分析、名古屋学芸大学健康・栄養研究所年報、4、27-45（2010）
32）安友裕子・西尾素子・足立己幸：留学生の食生活 と食環境 との関連 に関する萌芽的研究―N大学の事例―、生活学論叢、14、83-95（2009）
33）上原正子・西尾素子・足立己幸：「栄養教諭レベルアップのためのワークショップ」のプログラム形成、名古屋学芸大学健康・栄養研究所年報、5、83-89（2012）
34）上原正子・西尾素子・足立己幸ほか：小学校における「さかな丸ごと探検ノート」の食育教材としての可能性―学習者と支援者の共有および発達段階をふまえた学習の視点からの検討、名古屋学芸大学健康・栄養研究所年報、6、1-12（2014）
35）上原正子・西尾素子・足立己幸ほか：食育の学習評価に「観点別学習状況の評価」の視点をとりこむことの可能性の検討―「さかな丸ごと探検ノート」を教材とする授業を基に、名古屋学芸大学健康・栄養研究所年報、7、25-39（2015）
36）上原正子・林紫・足立己幸ほか：食育の学習評価に「観点別学習状況の評価」の視点をとりこむことの可能性の検討（その2）「さかな丸ごと探検ノート」を教材とする授業実践での検討、名古屋学芸大学健康・栄養研究所年報、8、25-47（2016）
37）安達内美子・出原孝示・足立己幸：“食事の楽しさ”と要因の構造について朝食・夕食・給食の特徴―愛知県N学区中学生の事例、名古屋学芸大学健康・栄養研究所年報、7、41-54（2015）
38）安達内美子・足立己幸：小学生における家庭での“食事の楽しさ”とその要因―愛知県N学区小学校5年生の事例、名古屋学芸大学健康・栄養研究所年報、8、13-23（2016）
39）足立己幸：共食がなぜ注目されているか、名古屋学芸大学健康・栄養研究所年報、6特別号、43-56（2014）
40）衞藤久美・武見ゆかり・中西明美ほか：小学5年生の児童における家族との共食頻度及び食事中の自発的コミュニケーションと食態度・食行動・QOLとの関連、日本健康教育学会誌、20、192-206（2012）
41）①足立己幸：家族と“食を共にすること”共食の大切さ、『親子のための食育読本』、13-21、内閣府食育推進室（2010）
41）②農林水産省：食育ガイド、https://www.maff.go.jp/j/syokuiku/guide/pdf/00_jp_guide.pdf（2023年7月11日アクセス）
42）林芙美・坂口景子・小岩井馨・武見ゆかりほか：食行動・食態度および食事中のスマートフォン等の使用と児童の食に関する主観的QOLとの関連、日本健康教育学会誌、28、245-258（2020）
43）社団法人日本栄養士会　子どもの健康づくりと食育の推進・啓発事業委員会（委員長　足立己幸）：食育に関するプログラム（2001）

# 参考文献・資料

## 第1章


1） 足立己幸：食生態学もNPO法人 食生学実践フォーラムも、“もっと人間を大事にしたい・寄り添いたい・寄り添い合いたい”の願いで生まれた、食生態学—実践と研究、11、2-5（2018）
2） 足立己幸：暮らしの中での適塩をさぐる——食塩の食生態学、『食塩』（木村修一・足立己幸編著）、233-298、女子栄養大学出版部（1981）
3） 足立己幸・針谷順子：『3・1・2弁当箱ダイエット法』群羊社（2004）
4） 記念誌「東北大学農学部35年の歩み」出版・編集委員会編：東北大学農学部35年の歩み、191-200、233-240（1982）
5） 高橋己幸・野村友子：豆類蛋白質の消化度に関する研究（第2報）、栄養と食糧、12（3）、79-81（1959）
6） 宮坂忠夫：『衛生教育』績文堂出版（1958）
7） 香川綾：『栄養学の実践』香川栄養学園（1972）
8） 吉川春寿：『栄養学総論』光生館（1979）
9） 柴田義松編：『現代の教授学』明治図書出版（1967）
10） 小原秀雄：『動物の科学』国土社（1968）
11） スミルノフ：柴田義松ほか訳：『心理学（下）』明治図書出版（1965）
12） 足立己幸：専門分野を概観する、現代の科学と大学——現代科学講座の試み、女子栄養大学紀要、4、136-141（1973）
13） 国際シンポジウム「共食」と「孤食」のあいだ—足立己幸先生を囲んで実行委員会編：女子栄養大学最終講義の記録「食生態学」にこめてきたこと（2006）
14） 足立己幸：人間の「食」、『食物の機能と生態』（有山恒編）、115-157、同文書院（1974）
15） 足立己幸：どのように人間生活とかかわるか——砂糖を個性的に食べる、『砂糖』（足立己幸編著）、227-283、女子栄養大学出版部（1979）
16）-① 足立己幸：栄養指導論、月刊学校給食（1972年1月から12月まで1年間連載）
16）-② 足立己幸：家庭での食生活、『よりよく生きるための食事学』（秋山房雄・足立己幸編著）、75-118、有斐閣（1981）
16）-③ 足立己幸編著、秋山房雄共著：『食生活論』医歯薬出版（1987）
16）-④ 足立己幸：離乳食は人間らしい食事の出発点—娘N子への手紙に託して、『乳幼児からの食事学』（足立己幸・巷野悟郎編）、81-118、有斐閣（1991）
16）-⑤ 足立己幸・NHK「おはよう広場」：『なぜひとりで食べるの』日本放送出版協会（1983）
16）-⑥ 足立己幸（指導）・平本福子（調理）：赤ちゃん家族の“食事学”なっとく離乳食「共食」への良いスタート、月刊すくすく赤ちゃん4月号～12月号、日本放送出版協会（1995）
17） 足立己幸・柳川祐子：保育園児の食事の共有に関する食生態学的研究その1——家庭での食事時間の共有の実態、保育の研究、創刊号、67-74（1980）
18） 城市真紀子：私の食台、栄養と料理、1月号、78-79、女子栄養大学出版部（2012）
19）-① 足立己幸・NHK「子どもたちの食卓プロジェクト」：『知っていますか　子どもたちの食卓』日本放送出版協会（2000）
19）-② 足立己幸・松下佳代・NHK「65歳からの食卓」プロジェクト：『65歳からの食卓』日本放送出版協会（2004）


## 第2章


1） 足立己幸編著、秋山房雄共著：『食生活論』医歯薬出版（1987）
2） 足立己幸：都市の食生活研究、『食生活研究』（細谷憲政・鈴木継美編）、160-176、第一出版（1975）
3） 足立己幸：人間の「食」、『食物の機能と生態』（有山恒編）、115-157、同文書院（1974）
4） 足立己幸：料理選択型栄養教育の枠組みとしての核料理とその構成に関する研究、民族衛生、50、70-107（1984）
5） 国際シンポジウム「共食」と「孤食」のあいだ—足立己幸先生を囲んで実行委員会編：女子栄養大学最終講義の記録「食生態学」にこめてきたこと（2006）
6） 足立己幸：食生態学－実践と研究、食生態学—実践と研究、1、2-5（2008）
7） 足立己幸・衞藤久美：食育に期待されること、栄養学雑誌、63、201-212（2005）
8） Adachi M：Theories of nutrition education and promotion in Japan. Enactment of “Food Education Basic Law”, Asia Pac J Clin Nutr, 17, 180-184（2008）
9） 足立己幸：生活の質（QOL）と環境の質（QOE）のよりよい共生を、日本栄養士会雑誌、51、9-14（2008）
10） 足立己幸：セルフケア・参加を重視する健康教育からみた栄養・食行動の特徴、日本健康教育学会誌、7、1-2（2000）
11） 足立己幸：「食事の自己点検」実践から「生活実験」研究法の必要性を学ぶ、『生活学の方法』（中鉢正美編著）、27-42、ドメス出版（1986）
12） 足立己幸：栄養指導から食の学習・食環境づくりへ、『食と教育』（江原絢子編）158-182、ドメス出版（2001）
13） 足立己幸（研究分担者）、磯田厚子ほか（研究協力者）：食生活から見た都市化、都市化によるエコシステム


 ←参考文献・資料は303ページからはじまります。

著者

**衛藤久美**《えとうくみ》

女子栄養大学栄養学部准教授。2001年国際基督教大学教養学部卒。女子栄養大学大学院修士課程、ニューヨーク大学大学院修了(公衆衛生学修士)。女子栄養大学助教、専任講師を経て2021年より現職。博士(栄養学)。専門は公衆栄養学、栄養教育学、国際栄養学。2018年度農林水産省「食育に関する事例検討委員会」のワーキングメンバーとして、「食育ってどんないいことがあるの?」の共食に関する文献レビューを担当。主な研究テーマは、小・中学生の家族との共食や食事中のコミュニケーション。また、幼児期の栄養・食生活支援や学校における食育に関する研究、埼玉県内の食育推進等にも取り組んでいる。

編・著者

**足立己幸**《あだちみゆき》

女子栄養大学名誉教授・名古屋学芸大学名誉教授。保健学博士・管理栄養士。専門は食生態学・食教育学・国際栄養学。1958年、東北大学農学部卒業。高校教諭、東京都保健所・東京都衛生局公衆衛生部管理栄養士を経て、68年より女子栄養大学へ。72年「食生態学」研究室開設、80年教授、同大学院栄養学研究科長等を経て、2006年から名誉教授。同年名古屋学芸大学大学院教授、11年より同大学健康・栄養研究所長、14年から名誉教授。16年から同研究所客員研究員で現在に至る。この間、ロンドン大学人間栄養学部客員教授、カーテン工科大学公衆衛生学部客員教授等。1985年から農水省水産振興審議会委員、1999年厚生労働省「食生活指針」策定検討会委員等。1986年から国際協力事業団青年海外協力隊技術専門委員等。2003年NPO法人食生態学実践フォーラムを設立し、18年間理事長を務める。2014年瑞宝中綬章受章。『食塩―減塩から適塩へ』(女子栄養大学出版部　毎日出版文化賞)、『栄養の世界 探検図鑑』(大日本図書　日本生活学会今和次郎賞)、『なぜひとりで食べるの』(日本放送出版協会)ほか著書多数。
ホームページ「足立己幸のつぶやき」
https://adachi-miyuki.com



**共食と孤食**

**50年の食生態学研究から未来へ**

2023年8月30日　初版第1刷発行

編　者　足立己幸
著　者　足立己幸・衛藤久美
発行者　香川明夫
発行所　女子栄養大学出版部
〒170-8481
東京都豊島区駒込3-24-3
電話　03-3918-5411(販売)
03-3918-5301(編集)
URL https://eiyo21.com/
印刷・製本　中央精版印刷株式会社




ISBN978-4-7895-5006-2




編集協力／OCHI NAOMI OFFICE
カバーデザイン／中山詳子
本文デザイン／せきねめぐみ
校正／くすのき舎